U0265700

全科医师诊疗与处方手册

主　编　杜振双　张诚华
　　　　陈晓阳　潘志刚

中国健康传媒集团
中国医药科技出版社

内容提要

　　本书是一部指导基层临床实际工作的参考用书。全书共包括16章，内容涉及全科医药，病谱广泛，按常见症状、急诊科、内科、外科、儿科、妇产科、眼科、耳鼻咽喉科和皮肤科等，分类阐述各常见症状及疾病的初诊依据、并发症、鉴别诊断、诊疗处方、转诊、注意事项、诊疗新进展及预后。全书内容精练，对诊疗流程的叙述简明扼要，具有科学性和前瞻性，实用性强，设计精巧，方便基层全科医师、急诊科医师、临床各专科医师、实习医师以及广大临床护理工作者在实际工作中随身携带，随时参阅。

图书在版编目（CIP）数据

　　全科医师诊疗与处方手册/杜振双等主编.—北京:中国医药科技出版社，2021.2（2024.8重印）

　　ISBN 978-7-5214-2247-4

　　Ⅰ.①全⋯　Ⅱ.①杜⋯　Ⅲ.全科医学—处方—手册　Ⅳ.①R4-62

　中国版本图书馆CIP数据核字(2020)第269183号

美术编辑　陈君杞
版式设计　友全图文

出版　**中国健康传媒集团**｜**中国医药科技出版社**
地址　北京市海淀区文慧园北路甲22号
邮编　100082
电话　发行：010-62227427　邮购：010-62236938
网址　www.cmstp.com
规格　787×1092mm $^1/_{32}$
印张　17
字数　453千字
版次　2021年2月第1版
印次　2024年8月第4次印刷
印刷　河北环京美印刷有限公司
经销　全国各地新华书店
书号　ISBN 978-7-5214-2247-4
定价　**58.00元**

获取新书信息、投稿、为图书纠错，请扫码联系我们。

编委会

编　委（以姓氏汉语拼音为序）

序

XU

　　医学除科学外还涉及人类学、社会学、经济学、语言学、艺术、心理学等。凡和人有关的一切学问都应加以整合，并用之为人服务，所以医学必然进入整合医学时代。"过去，医学只用来治病，现在人们更多追求健康。在卫生服务发生巨大变迁的同时，医和药的关系必然发生改变，否则健康将失去保障。"近些年，我们提倡整合医学，提倡全民健康，强调健康不仅是个人的事，而是与整个社会相关；提倡全程健康，强调个体整个生命历程的健康；提倡全身健康，强调生命体各器官的健康；提倡全能健康，强调生命体功能的健康。

　　推广整合医学理念的践行者，大多是健康一线的守门人。整合医学时代的到来，要抓好全科医师队伍同质化建设，不断加强全科医师的培养，规范全科医生的诊疗行为，提高全科医师诊疗技术水平，实现"强规范、抓同质、招之来、能胜任"的培养目标，从而发挥好全科医生的作用，充分落实预防为主的方针，更好地为人民健康服务。全科医生应该是综合程度较高的医学人才，主要在基层承担预防保健，常见病、多发病的诊疗和转诊，康复和慢病管理，健康管理等一体化服务，做居民健康的"守门人"。

　　本书由多家医院医疗专家精心撰写而成，特点是实用性强，具有科学性和前瞻性，通过简化诊疗流程，使基层一线临床工作者吸收快、易领会、会实践。本书虽是多位专家临床经验的积累总结，但尚不完善，仍存在不足之处，还不能完全反映整合医学的概念，但我相信，通过同行们的努力，日后不断修订再版，定会越来越全面，越来越完善。

中国工程院院士　樊代明

2020年6月

前言
QIAN YAN

　　《全科医师诊疗与处方手册》是为了适应现代全科执业医生、进修实习医生以及广大基层执业医师工作需要而编写的。本书是编者们根据多年的临床和科研实践经验，并参阅大量医药文献资料，充分吸收了近三年来医学发展的先进理论和成熟经验编撰而成的。

　　近年来，随着临床医学的迅速发展，新的疾病谱不断被认识，越来越多的人认识到输入性疾病的重要性。信息化资源共享带动医学知识不断更新、不断发展、不断进步、不断迈向新的前沿。医学新理论的更新形成了一个可持续发展的特性，输入性疾病的及时诊断和有效防治对医学从业人员提出了新的要求。针对这种情况，我们编写了这本全科医学工具书，旨在将全科医学的学术进展和不断更新的内容介绍给广大学者，以适应学科不断发展的要求。全书本着科学性、先进性、启发性、实用性的原则，编写中力求做到结构严谨、条理清楚、重点突出、概念明晰，既突出高、新、尖，又兼顾大、全、浅。鉴别诊断中除类似疾病的鉴别外，更多地是通过收集临床上已造成误诊的教训中总结而来；并发症介绍了疾病本身易产生的并发症，以及治疗、检查等手段所产生的医源性并发症；医嘱按接诊处置流程编写；新进展中有最新的病因报告、治疗新方法、检查新手段，既有西医新理论，亦有中医新观点。本书是一部指导实际工作的医学工具书，其内容涉及全科医药，病谱广泛，适合大、中、小医院全科执业医师和进修实习医生案头查阅。

全书共16章，按常见症状，常用急救技术及常见急症，心血管系统、呼吸系统、消化系统、血液系统、内分泌系统及代谢性疾病，泌尿系统、神经系统、传染性疾病，常见外科、儿科、妇产科、眼部、耳鼻咽喉和皮肤疾病分编。每种疾病详细阐述了初诊依据、并发症、鉴别诊断、诊疗处方、转诊、注意事项、诊疗新进展和预后。

本书主要有以下三个特点：一是紧贴全科医生临床需求，注重实用性，对指导各级医护人员临床实践有较大参考价值；二是内容力求反映当前最新的学科研究进展；三是重点突出，层次分明，内容全面，信息量大，有利于读者全面系统地借鉴。

本书既是临床工作经验的总结，同时又吸收了近3年来学术研究报告中的新技术、新观点、新发现、诊断治疗等成功的经验，严谨性和可读性强。虽然编者尽了很大努力，但限于经验不足，书中难免存在疏漏之处，恳请广大医学专家及读者批评指正。

杜振双

2020 年 8 月

目录

MU LU

第一章　常见症状

第一节　昏　迷

【初诊依据】

1.意识

意识完全丧失，对外界语言、声音、光线、疼痛均无反应，随意运动消失，出现病理反射等。

2.体征

体征出现异常变化，如血压下降、呼吸急促、心跳减慢等。

3.检查

（1）实验室检查：血液生化检测电解质、血糖、尿素氮、肌酐、血气分析、肝功能、血氨、血清酶等可了解内脏器官功能。疑有一氧化碳中毒应做一氧化碳定性试验；疑有有机磷农药中毒，应测胆碱酯酶活力；疑有中枢神经系统病变者，应做脑脊液检查，但颅内压明显增高者做腰椎穿刺应慎重，以防脑疝形成，加重病情；尿常规检查有助于肾脏损害、糖尿病、肝脏病的诊断；粪便镜检和隐血试验有助于消化道感染和出血的诊断。

（2）颅脑CT和MRI检查：可明确颅内病变的性质和部位。

（3）X线检查：有助于骨折、肺部肿瘤和炎症等的诊断。

（4）腹部B超：可发现腹腔积液、积血和内脏破裂。

（5）心电图检查：疑有心脏病者作心电图或心电监护。

（6）眼底检查：昏迷患者一定要注意检查眼底。如发现视乳头水肿和（或）眼底出血则提示有颅内压升高，急性昏迷伴眼底出血常提示由大量蛛网膜下腔出血所致的颅内压急剧升高引起。

【并发症】

（1）若舌后坠，易阻塞气道。

（2）鼻饲食物，易发生反流、误吸。

（3）易发生感染、结石、皮肤压疮等。

【鉴别诊断】

注意与去大脑皮质状态、运动不能性缄默症、闭锁综合征、嗜睡、昏睡、意识模糊、谵妄等症状及疾病相鉴别。

【诊疗处方】

（1）全科医学科护理常规（建立特别护理记录单）。

（2）氧气吸入（必要时气管插管或气管切开）。

（3）鼻饲饮食或暂禁食。

（4）病重或病危通知。

（5）留置导尿。

（6）记24h出入量。

（7）吸痰（必要时）。

（8）持续性心电、血压、呼吸、血氧饱和度监测。

（9）血常规，血气分析（酌情选查血培养、疟原虫、肝肾功能、血电解质、血氨、血糖、出凝血时间等，必要时查脑脊液、头颅CT、头颅MRI等）。抗HAV-IgM、抗HBc-IgM、HBsAg、HBV-DNA、抗-HCV、抗-HDV、HDVAg、抗-HEV（IgG、IgM）检测，甲胎蛋白（AFP），抗-HIV，梅毒螺旋体明胶凝集试验（TPPA）。

（10）床旁脑电图、脑血流图、脑电地形图、脑诱发电位、眼底检查。

（11）心电图，胸部X线检查。

（12）口腔护理，qid。

（13）膀胱冲洗，bid。

（14）防压疮护理（每2h翻身一次）。

（15）20%甘露醇250ml，静脉滴注，立即；或125ml静脉滴注，q6h（有颅内压增高或脑水肿者）。

（16）5%葡萄糖注射液500ml+纳洛酮4.0~8.0mg，静脉滴注，qd（慢）。

（17）5%葡萄糖注射液500ml+10%氯化钾注射液10ml+

维生素 C 1.0g+维生素 B$_6$ 100mg+ATP 20～40mg+辅酶 A 50～100U+细胞色素 C 15～30mg，静脉滴注，qd。

（18）10% 葡萄糖注射液 250ml+50% 葡萄糖注射液 40ml+胞磷胆碱 250mg，静脉滴注，bid。

（19）内科各专科或神经外科会诊（必要时）。

【注意事项】

（1）诊断与治疗同步进行：急诊治疗强调诊断与治疗同步进行，紧急处理首要注意保持呼吸道通畅，迅速建立静脉通道，维持有效血液循环。

（2）低血糖昏迷：临床以交感神经兴奋和（或）脑细胞缺糖为主要特点的综合征，主要补高渗葡萄糖。

（3）颅内压增高者：尽早使用 20% 甘露醇 250ml 静脉推注或快速静脉滴注，或选用呋塞米、利尿酸钠脱水治疗，外伤引起的脑水肿可短期静脉滴注地塞米松，还可选用人血白蛋白 10g 静脉滴注。抽搐、兴奋躁动者用地西泮 10～20mg 静脉推注，抽搐停止后再静脉滴注苯妥英钠 100mg，可在 4～6h 内重复应用，无效者可用苯巴比妥 0.1g 稀释后缓慢静脉注射。

（4）注意保持呼吸道通畅：呼吸衰竭者给予静脉注射呼吸中枢兴奋药。但中枢呼吸功能衰竭不宜用洛贝林，肝肾功能不全禁用二甲弗林。

（5）维持循环功能：根据病情使用升压药，尽快使收缩压稳定在 100mmHg 左右，及时纠正心律失常；有心肌收缩力减弱者应给强心剂；心脏骤停立即行心肺复苏。

（6）静脉补液：排除糖尿病高渗性昏迷或高血糖高渗状态，采血测定血糖后常规给予 50% 葡萄糖注射液 40～60ml 静脉滴注（成人）；维持水、电解质平衡，纠正酸碱紊乱；酌情应用抗菌药物及脑代谢营养剂。

（7）创伤治疗：及时处理开放性伤口，对脑血肿及内脏出血必须及时诊治。

（8）纳洛酮的应用：对于麻醉药过量、乙醇中毒、地西泮药物中毒、脑卒中等昏迷应用纳洛酮 0.4～0.8mg，肌内注射或静脉注射，若无反应可隔5min重复用药一次，或大剂量纳洛酮4.0～8.0mg加入5%葡萄糖注射液缓慢静脉滴注，可使昏迷和呼吸抑制减轻。肝病患者、肾功能不全者、老年患者、孕妇、哺乳期妇女慎用纳洛酮。患儿或新生儿使用纳洛酮，需对其进行至少24h的密切监护。

（9）有以下情况者慎用胞磷胆碱：癫痫及其病史者，低血压患者，心、肾功能不全者，伴有脑出血、脑水肿和颅内压增高的严重颅内损伤急性期患者，妊娠和哺乳期妇女。

【诊疗新进展】

近年有应用脑血氧饱和度作为评估综合重症监护病房内重症昏迷患者神经功能预后的新研究。

【预后】

预后取决于基础疾病的严重程度和正确及时的治疗措施。

第二节 发 热

【初诊依据】

1. 以口腔温度为标准

（1）低热：体温为37.5～37.9℃。

（2）中度热：体温为38.0～38.9℃。

（3）高热：体温为39.0～40.9℃。

（4）超高热：体温为41℃以上。

2. 热型

（1）稽留热：是指体温明显升高，24h内体温波动相差不超过1℃。多见于传染性非典型肺炎、伤寒、大叶性肺炎的高热期和甲型H1N1流感的重危病例。

（2）弛张热：是指体温在39℃以上，24h内体温波动相差超过2℃，但最低点仍高于正常水平的体温曲线类型。常见于伤寒的缓解期、脓毒血症、感染性心内膜炎等。

（3）间歇热：是指体温骤升达39℃以上，持续数小时，又迅速降至正常水平，一日至数日后又重复出现的体温曲线类型。常见于疟疾、淋巴瘤、胆道感染等。

（4）回归热：是指高热骤升达39℃以上持续数日后自行消退至正常体温，但数日后又再出现高温的体温曲线类型，其高热期与无热期呈规律性的交替。可见于回归热、霍奇金病等。

（5）波状热：是指体温逐渐上升，数天内达39℃以上，发热数日后逐渐下降至正常水平，数日后又逐渐升高，反复多次的热型。可见于布氏杆菌病、登革热等。

（6）不规则热：是指发热患者体温曲线无一定规律。可见于流行性感冒、脓毒血症、癌性发热等。

3.辅助检查

（1）血液检查：白细胞计数（WBC）、中性粒细胞（N）、淋巴细胞（L）、血沉（ESR）、C-反应蛋白（CRP）、细菌培养。以上6项实验室检查可为临床提供鉴别诊断依据。如白细胞计数增高及中性粒细胞升高，多见全身或局部细菌感染、白血病、肿瘤引起的类白血病反应；若正常，则多见病毒性感染、疟疾、结核病等。若血培养阳性，可诊断脓毒血症等。

（2）尿、粪便常规：出现白细胞、脓细胞多见泌尿系感染。粪便有黏液脓血见于细菌性痢疾等。

（3）胸部X线检查：排除呼吸系统或心血管系统疾病。

（4）特殊检查：腰椎穿刺取脑脊液检查、超声波检查、CT、MRI检查以排除或诊断肿瘤、脓肿、结石等疾病。用免疫学方法检测患者血清中抗某病原体抗原的IgG、IgM抗体。用分子生物学检测标本中病毒的DNA或RNA片段。

【并发症】

（1）高热易引起惊厥、昏迷等。

（2）脑外伤高热可导致脑水肿，促进脑疝形成。

【鉴别诊断】

1.急性感染性发热

（1）呼吸道病毒感染：诊断主要依据临床表现、白细胞计数、X线检查、免疫学检查病原体。

（2）肾综合征出血热：诊断主要依据流行病学资料、临床三大主症（发热、出血、肾损害）、五期经过（发热期、低血压休克期、少尿期、多尿期、恢复期）、白细胞计数增高、血小板减少、蛋白尿，抗体IgM、IgG检测有助诊断。

（3）传染性单核细胞增多症：由EB病毒引起。发热、咽峡炎、颈后淋巴结肿大、肝脾肿大，抗EBV-IgM阳性。

（4）流行性乙型脑炎：诊断主要依据流行季节、高热、意识障碍、脑脊液异常、乙脑特异性抗体IgM、乙脑病毒抗原检测。

（5）斑疹伤寒：诊断主要依据是起病急、稽留热、剧烈头痛、病后3～5天出现皮疹、外斐氏试验≥1∶160或恢复期较早期滴度上升4倍以上。

（6）败血症：有原发性感染灶，出现全身性脓毒血症症状，并有多发性迁徙性脓肿，白细胞增高与核左移。血培养有助诊断。

2. 长期高热

（1）感染性疾病：①结核病：肺部X线检查、痰结核杆菌及血结核抗体检测有助诊断。②伤寒与副伤寒：多次血培养或骨髓培养是确诊的依据。③细菌性心内膜炎：多有先天性心脏病或风湿性心脏瓣膜病史，心脏杂音改变，血培养有致病菌等。④肝脓肿：高热、寒战、肝区疼痛、肝肿大有压痛，B超检查、肝脏穿刺可确诊。

（2）非感染性疾病：①原发性肝癌：肝区痛、消瘦、肝肿大、黄疸等，AFP阳性、AKP增高有诊断价值，B超检查、CT扫描有助于定位诊断。②恶性淋巴瘤：不明原因的发热、淋巴结肿大，按炎症治疗或结核治疗1个月无效者，应作淋巴结活检、骨髓穿刺、肝脏穿刺、B超、CT等检查。③间变性大细胞性淋巴瘤：长期不明原因发热，伴有肝脾肿大，淋巴结肿大，而流行病学资料、症状、体征不支持急性感染且有造血功能障碍者，应作骨髓涂片或组织活检。④急性白血病：血涂片、骨髓检查可确诊。⑤结缔组织病：根据临床表现，结合检测血沉、抗核抗体、狼疮细胞等以明确诊断。

3. 超高热

应与中暑或热射病，中枢神经系统疾病（如病毒性脑炎、脑出血、下丘脑前部严重脑外伤等），输液、输血反应等相鉴别。

4. 反复发热

（1）布氏杆菌病：诊断主要依据流行病学资料，反复发热伴多汗、游走性关节痛、肝脾肿大、淋巴结肿大等，血、骨髓培养，血清凝集试验，免疫吸附试验可助诊断。

（2）疟疾：阵发性寒战、高热、大汗，呈隔日或隔2日周期性发作。血涂片找疟原虫。

（3）淋巴瘤：骨髓涂片或骨髓活检有助诊断。

（4）回归热：血、骨髓涂片找到回归热螺旋体即可确诊。

【诊疗处方】

（1）全科医学科护理常规。

（2）一级或二级护理。

（3）流质或半流质。

（4）物理降温，立即。

（5）口腔护理，bid。

（6）维生素 B_1 20mg，口服，tid。

（7）维生素 C 200mg，口服，bid。

（8）5% 葡萄糖氯化钠注射液 1000ml，静脉滴注，qd。

（9）10% 葡萄糖注射液 1000ml，静脉滴注，qd。

（10）林格液 1000ml，静脉滴注，qd。

（11）血常规，血气分析，血培养+药敏，血生化全项，血沉，CRP，血涂片找疟原虫，抗 HAV-IgM、抗 HBc-IgM、HBsAg、HBV-DNA、抗-HCV、抗-HDV、HDVAg、抗-HEV（IgG、IgM）检测，抗-HIV，TPPA，AFP。

（12）胸部 X 线检查。

（13）心电图检查。

（14）骨髓穿刺、淋巴结穿刺、腰椎穿刺（必要时）。

【转诊】

（1）发热患者伴有生命体征不稳定，或达到SIRS或脓毒症标准。

（2）发热患者伴有生命体征不稳定各种原因不明，且经过经验性治疗无效，体温经2周没有下降趋势的患者。

（3）其他可能疾病：各种脑（膜）炎，其他中枢系统感染，伴有咯血、呼吸困难的肺炎，急性心肌炎和心包炎，急性化脓性胆管炎，各种急性传染病。

【注意事项】

（1）病因治疗：在疾病未得到确诊和有效治疗前，不要强行退热，尤其不能使用类固醇激素。最根本、最关键的治疗是针对病因治疗。如化脓性扁桃体炎应用青霉素类、头孢菌素类药物静脉滴注或肌内注射，支原体感染应用红霉素静脉滴注或口服。

（2）紧急降温指征：①热度高低并不是衡量疾病轻重的最重要指标。但41℃以上超高热属重症，仅热度即可损伤某些组织器官，特别是脑组织，需采取紧急降温处理。②体温40℃以上有明显头痛、意识障碍和惊厥者，恶性肿瘤患者，心肌梗死或心功能不全者，应采取紧急降温处理。

（3）药物降温：首选对乙酰氨基酚0.3~0.6g，口服，q4h~q6h，1日量不宜超过2.0g，疗程不宜超过3d；次选复方阿司匹林，肌内注射复方氨基比林、柴胡注射液，或选用地塞米松加入葡萄糖注射液静脉滴注；伴惊厥、谵妄者用冬眠疗法（氯丙嗪50mg、异丙嗪50mg、哌替啶100mg、5%葡萄糖注射液250ml）静脉滴注。

【诊疗新进展】

不明原因发热（FUO），病因分析是治疗的基础，自2020年爆发新型冠状病毒肺炎，接诊此类患者需注意合并症，做好个人防护。

【预后】

预后取决于基础疾病的严重程度和正确及时的治疗措施。

第三节　黄　疸

一、溶血性黄疸

【初诊依据】

（1）皮肤与黏膜黄染：常为轻度呈浅柠檬黄色，无皮肤瘙痒，且常因贫血而伴有皮肤苍白。急性溶血时，常表现为突然寒战、发热、头痛、呕吐、四肢酸痛，并有不同程度少尿、无尿、肌红蛋白尿。溶血性黄疸急性发作时可排出酱油色尿，粪便颜色加深。

（2）诊断：主要靠实验室检查：①粪胆原及尿胆原含量增加；②血清胆红素增加，以非结合胆红素为主；③血中网织红细胞增多；④血清铁含量增加；⑤骨髓红系增生旺盛；⑥尿中尿胆原增多，但无胆红素；急性溶血，伴有血红蛋白尿，尿潜血试验阳性。

【鉴别诊断】

急性溶血所致的黄疸应与黄疸合并败血症区别；溶血所致的黄疸须与肝细胞性黄疸和阻塞性黄疸鉴别；溶血性黄疸须与体质性黄疸鉴别。

【诊疗处方】

（1）全科疾病护理常规。

（2）一级或二级护理。

（3）高蛋白低脂饮食。

（4）卧床休息。

（5）血常规，血小板计数，网织红细胞计数，红细胞比积，血沉，肝、肾功能，血清胆红素，免疫球蛋白，血清钾、钠、氯测定，血型（ABO+RH），血交叉配合试验，HBsAg，抗-HCV，抗-HIV，TPPA。

（6）尿常规，尿三胆（尿胆红素、尿胆原、尿胆素），尿潜血，粪常规，粪胆原检查。

（7）腹部B超。

（8）心电图，胸部X线检查。

（9）骨髓穿刺检查、骨髓铁染色（必要时）。

（10）输新鲜同型红细胞悬液400ml，静脉滴注（必要时）。

（11）5%葡萄糖注射液500ml+地塞米松20mg，静脉滴注，qd。

（12）500ml右旋糖酐40，静脉滴注，qd。

（13）血液科或外科会诊。

【注意事项】

（1）紧急处置：急性溶血危象合并休克、肾衰竭、DIC等并发症者收住综合性重症监护病房（ICU）监护治疗。立即终止溶血进展，停用可疑药物如磺胺类、非那西丁、奎尼丁等，或若误输异型血应立即停止输入，引起感染者选用有效抗生素。积极抗休克及纠正水、电解质紊乱，500ml右旋糖酐40静脉滴注扩容，5%碳酸氢钠100ml纠正酸中毒，应用血管活性药物多巴胺或间羟胺维持血压。输血或输浓缩红细胞，输血时应首先给予地塞米松10～20mg，防止因输血加重溶血。贫血症状显著时给予新鲜洗涤红细胞2u。血型不合造成的溶血反应，在利尿、保护肾功能与扩充血容量的同时，尽早换血治疗。

（2）皮质激素及免疫抑制剂的应用：自身免疫性溶血、药物性溶血、输血性溶血反应，用氢化可的松200～1000mg/d，或地塞米松10～30mg/d，静脉滴注，3～7天。疗效差者可加用免疫抑制剂，如硫唑嘌呤或环磷酰胺等。

（3）脾切除：溶血严重，内科治疗无效时，可切脾治疗。

【诊疗新进展】

对原因不明或者不能用肝炎解释的黄疸以及轻中度黄疸，间接胆红素占总胆红素70%～80%的患者，都应该警惕溶血性疾病的可能，建议作G-6-PD酶活性测定和血红蛋白电泳筛查。

【预后】

药物引起的急性溶血性黄疸演变迅速，预后差。

二、肝细胞性黄疸

【初诊依据】

（1）临床表现：各种肝病如病毒性肝炎、肝硬化、肝癌以及其他原因如钩端螺旋体病、败血症等，可因肝细胞广泛受损而引起黄疸。本病除有原发病表现外，皮肤黏膜呈浅黄色至深黄色，可有轻度皮肤瘙痒。急性病毒性肝炎引起者，多伴有乏力、食欲减退、恶心、呕吐、腹胀、肝大、肝区疼痛等。各类型肝硬化患者均可并发黄疸，多有消瘦，伴蜘蛛痣、肝变小、质硬、无明显压痛，且有腹壁静脉曲张、脾大、腹水等门静脉高压表现。严重肝病可有出血倾向，甚至昏迷。

（2）实验室检查：肝细胞性黄疸的诊断，除病史与临床检查之外，主要依靠实验室检查。血中结合胆红素和非结合胆红素均增加；血液检查有不同程度的肝功能损害；尿中结合胆红素定性试验阳性，尿胆原因肝功能障碍而增高；若肝内胆汁淤积，则尿胆原、粪胆原减少。

【并发症】

可并发静脉曲张、脾肿大、腹水，消化道出血、弥散性血管内凝血、肝昏迷等。

【鉴别诊断】

应与黄疸型病毒性肝炎、黄疸型传染性单核细胞增多症、全身性巨细胞病毒感染、钩端螺旋体病、其他急性全身感染所致的黄疸、原发性急性妊娠脂肪肝、中毒性肝损伤、急性肝炎、心源性黄疸、肝硬化、甲状腺功能亢进症并发黄疸等相鉴别。

【诊疗处方】

（1）内科常规护理，病毒性肝炎按传染病隔离护理常规。

（2）特级护理或一级、二级护理。

（3）传染病报告（病毒性肝炎）。

（4）低蛋白高糖饮食。

（5）病重或病危通知（重型肝炎）。

（6）肝、胆、胰、脾彩超。

（7）血常规，血生化全项，凝血四项（PT+APTT+TT+FIB），胆碱酯酶测定，血氨和血糖测定，抗HAV-IgM、抗HBc-IgM、HBsAg、HBV-DNA，抗HCV，抗-HDV、HDAg，抗-HEV（IgG、IgM），抗-HIV，TPPA，AFP。

（8）尿常规，粪常规+隐血。

（9）心电图、胸部X线检查。

（10）维生素B_1 20mg，口服，tid。

（11）维生素C 0.2g，口服，tid。

（12）大黄苏打片4片，口服，bid。

（13）乳果糖糖浆10～30ml，口服，tid。

（14）支链氨基酸注射液250ml，静脉滴注，qd～bid。

（15）10%葡萄糖注射液250ml+山莨菪碱注射液10～20mg，静脉滴注，qd。

（16）500ml右旋糖酐40+复方丹参注射液16ml，静脉滴注，qd。

（17）10%葡萄糖注射液500ml+普通胰岛素10U+胰高血糖素1.0mg，静脉滴注，qd～bid（慢）。

（18）10%葡萄糖注射液500ml+门冬氨酸钾镁30ml+甘草酸二铵注射液150mg，静脉滴注，qd。

（19）与患者或家属签署必要的知情同意书和告知同意书。

【注意事项】

肝穿刺活检对某些疑难患者的鉴别诊断有重要帮助，但应严格掌握适应证并慎重施行。

【诊疗新进展】

在常规强心、利尿、保肝药物基础上联合使用苦参碱，能有效减轻慢性心功能不全患者肝细胞性黄疸，改善肝功能。

【预后】

患者总胆红素越高，黄疸越深，病情越严重，预后越差，死亡率越高。

第四节　休　克

一、心源性休克

【初诊依据】

（1）急性心肌梗死：心电图ST段抬高及病理性Q波，肌酸磷酸激酶同工酶升高。

（2）心律失常：心律失常导致休克多见于室性心动过速、病态窦房结综合征及高度房室传导阻滞。心电图检查有助于诊断。

（3）心肌炎：以青年人居多，有上呼吸道感染的病史。心脏彩超示心肌弥漫性损害，心电图出现高度房室传导阻滞。确诊依据为心肌活检发现病毒抗体或血清中病毒抗体滴度于发病2～3周后增高4倍以上。

【并发症】

机体并发症与机械并发症同存在：以出血、败血症、肺部感染、肝功能异常、肾功能不全、肢体远端缺血、弥漫性血管内溶血、脑血管意外、多器官功能衰竭等较为常见。对患者实施辅助治疗的过程中出现的多种并发症，对患者的预后均可产生显著的影响。

【鉴别诊断】

应注意与低血容量性休克、感染性休克相鉴别。

【诊疗处方】

（1）全科医学科护理常规（建立急救特别记录单）。

（2）特级护理。

（3）平卧位。

（4）流质或半流质。

（5）持续心电监护。

（6）测血压、脉搏、呼吸，15～30min一次。

（7）吸氧，2～4L/min。

（8）记24h出入量。

（9）留置导尿。

（10）测定中心静脉压、肺毛细血管楔压。

（11）床旁心电图、胸部X线检查。

（12）血型（ABO+RH）、血交叉配合试验。

（13）血常规，血清钾、钠、氯，肝、肾功能及血气分析，红细胞压积，血乳酸浓度，AST、LDH、CK-MB、抗-HIV、TPPA测定。

（14）哌替啶50mg，肌内注射，立即。

（15）口腔护理，bid。

（16）5%碳酸氢钠注射液250ml，静脉滴注，立即。

（17）500ml右旋糖酐40，静脉滴注。

（18）5%葡萄糖注射液500ml+多巴胺20～60mg，静脉滴注。

（19）5%葡萄糖注射液500ml+苄胺唑啉10mg，静脉滴注。

（20）膀胱冲洗，bid。

（21）尿常规，粪常规。

【注意事项】

（1）血流动力学监测：心源性休克病死率极高，治疗难度大，各项抢救措施应在严密的心脏血流动力学监测下进行，给药途径优先考虑经血管直接给药以尽快获得疗效。

（2）镇静止痛：首选吗啡、哌替啶等止痛，同时用镇静剂以减轻患者紧张和心脏负担，以免引起迷走神经亢进，使心率减慢或抑制呼吸。

（3）应用间羟胺：如血压急剧下降，应立即开始静脉滴注间羟胺，以10～20mg稀释于100ml葡萄糖注射液内，亦可同时加入多巴胺20～30mg。必要时在密切观察血压下，缓慢静脉推注间羟胺3～5mg，使收缩压维持在90～100mmHg，保持重要器官的血流灌注。

（4）应用纳洛酮：纳洛酮为阿片受体的拮抗剂，可以逆转休克状态。纳洛酮对正常人无升血压的作用。剂量为首剂

0.4～0.8mg，静脉推注，必要时2～4h重复以上剂量，继而以纳洛酮1.2mg加入500ml 0.9%氯化钠注射液或葡萄糖注射液中滴注。

（5）补充血容量：休克时血容量不是绝对减少，就是相对减少，所以补充血容量极为必要。应根据中心静脉压监测结果来决定输液量。

（6）预防肺水肿：输液过程中还需密切观察患者呼吸、心率、静脉充盈、口渴及尿量等情况，并经常听肺部有无啰音，以防发生肺水肿。

（7）应用血管扩张剂：①硝普钠：5～10mg加入5%葡萄糖注射液100ml静脉滴注。血压降低时可与去甲肾上腺素合用。②酚妥拉明：可减轻后负荷，使左心室充盈压迅速降低，作用较快，但持续时间较短，故必须持续静脉滴注。为防止血压明显下降，可与去甲肾上腺素、间羟胺或多巴胺合用。

（8）机械辅助循环：急性心肌梗死合并心源性休克是导致死亡的主要原因。对药物治疗无效的患者采用机械辅助循环的方法，可以减轻左心室负担及工作量，同时改善冠状动脉及其他重要器官的血液灌注。在多种方法中，以主动脉内气囊反搏术（IABP）和体外加压反搏术等较为适用于急性心肌梗死所致的心源性休克。

【诊疗新进展】

（1）血液净化亚低温治疗，能有效地改善心脏瓣膜病术后心源性休克患者早期的氧供需失衡，延缓病情进展，改善预后，安全有效。

（2）主动脉内球囊反搏联合经皮冠状动脉介入治疗，能够改善急性心肌梗死合并心源性休克患者预后情况，具体表现为保护靶器官功能、降低心脏负荷、减轻炎症反应。

【预后】

认识早期休克症状并尽早诊断和治疗对预后有很大帮助。血管扩张剂引起的低血压预后良好，及时发现、及时停药或减量即可好转。急性心肌梗死合并心源性休克是导致死亡的主要原因。心源性休克急性期病死率约50%，影响因素包括年龄、周围组织低灌注的临床表现、缺氧性脑病、左室射血分数等，年龄大的患者仍可以从早期血运重建中获益。SHOCK试验早期血运重建治疗患者3年和6年生存率分别为41.4%、32.8%。

二、感染性休克

【初诊依据】

（1）继发于全身或局部严重感染，有畏寒或寒战、高热；体温突然升高（39℃以上）或突然下降（36℃以下）。早期常有过度换气、呼吸性碱中毒及神志改变。

（2）继而出现面色苍白，肢体湿凉，发绀，脉搏细速，神志障碍，血压下降（90mmHg）以下，脉压小于20mmHg，尿量减少（少于30ml/h）。

（3）感染性休克可出现"暖休克"现象：皮色红，肢端湿暖，皮肤干燥、血压稍低等。多见于感染性休克早期。

（4）白细胞明显升高，可出现中毒颗粒，或幼稚细胞 >10%。

（5）脓毒症休克临床表现：①高排低阻型：外周血管扩张、阻力降低，心脏能维持较高的心排血量，氧耗相对较高，多见于脓毒症早期。②低排高阻型：常以间歇性高热伴寒战起病，可有体温不升，皮肤四肢厥冷，发绀，少尿或无尿，休克出现较早且持续时间长，常见于革兰阴性菌感染或内毒素血症。

【鉴别诊断】

感染性休克应与低血容量性休克、心源性休克、过敏性休克、神经源性休克等相鉴别。

【诊疗处方】

（1）全科医学科护理常规（建立特别护理记录单）。

（2）病危通知。

（3）特级或一级护理，平卧位。

（4）暂禁食。

（5）吸氧，2~4L/min。

（6）记24h出入量。

（7）留置导尿。

（8）测血压、脉搏、呼吸，30min一次。

（9）血培养＋药敏，血常规，血生化全项，血气分析，CO_2-CP，血浆D-二聚体检测，抗-HIV，TPPA。

（10）中心静脉压测定。

（11）床边心电图、胸部X线检查（必要时）。

（12）尿常规，粪常规。

（13）膀胱冲洗，bid。

（14）口腔护理，bid。

（15）0.9％氯化钠注射液1000ml，静脉滴注，立即。

（16）500ml右旋糖酐40，静脉滴注。

（17）5％碳酸氢钠注射液200ml，静脉滴注（根据血气分析酌情应用）。

（18）10％葡萄糖注射液500ml＋间羟胺10～20mg＋多巴胺20～40mg，静脉滴注。

（19）0.9％氯化钠注射液250ml＋氨苄西林3.0g，静脉滴注，bid。或氧氟沙星200ml，静脉滴注，qd。

（20）甲硝唑注射液250ml（抗厌氧菌感染时），静脉滴注，qd。

【注意事项】

（1）进住重症监护室（ICU），监测血压、呼吸、体温、血氧饱和度、中心静脉压。

（2）积极抗感染治疗，根据药物的适应证、抗菌活性以及耐药性的变迁等因素选用抗菌药物。局部感染灶（原发感染灶和迁徙性病灶）的寻找和处理。早期进行血液滤过。感染性休克除积极控制感染外，应针对休克的病理、生理给予补充血容量，纠正酸中毒，采用血管扩张药物调整微循环，保护心、脑、肾，防治DIC。

【诊疗新进展】

根据个体实际情况，采用控温毯调控目标体温。恰当控制顽固性感染性休克患者的体温，对患者的重要器官功能具有保护作用。

【预后】

预后取决于以下因素：①治疗后患者神志清醒安静、四肢温暖、发绀消失、尿量增多、血压回升及脉压增宽者，预后良好；②原发感染灶彻底清除或控制者，预后较好；③伴严重酸中毒和高乳酸血症者，预后多恶劣，并发DIC或多器官功能衰竭者病死率高；④有严重原发基础疾病，如白血病、淋巴瘤或其他恶性肿瘤者，休克多难以逆转；⑤夹杂其他疾病如糖尿病、肝硬变、心脏病等，预后差。

三、过敏性休克

【初诊依据】

（1）有过敏原接触史：患者表现恐惧感、心慌、烦躁不安、头晕或大声叫喊，并可出现弱视、黄视、幻视、复视等，继而意识朦胧，乃至意识完全丧失，对光反射及其他反射减弱或丧失。

（2）过敏的前驱症状：皮肤潮红或一过性皮肤苍白、畏寒等，周身皮肤发痒或手掌发痒，皮肤及黏膜麻感，多数为口唇及四肢麻感。继之出现各种皮疹，多数为大风团状，重者可见大片皮下血管神经性水肿或全身皮肤均肿。此外，鼻腔、咽喉黏膜亦可发生水肿，而出现打喷嚏、流清水样鼻涕、音哑、呼吸困难、喉痉挛等。不少患者合并有食管发堵、腹部不适，伴恶心、呕吐等。

（3）血压急剧下降至休克水平（90/60mmHg以下）：如果原来患有高血压的患者，其收缩压在原有的水平上猛降至90mmHg，亦可认为已进入休克状态。

【鉴别诊断】

应与迷走血管性昏厥、遗传性血管性水肿相鉴别。

【诊疗处方】

（1）全科医学科护理常规（建立急救特别记录单）。

（2）特级或一级护理。

（3）流质。

（4）病重或病危通知。

（5）平卧位。

（6）吸氧，2～4L/min。

（7）测血压、脉搏、呼吸，15～30min一次。

（8）0.1%肾上腺素注射液1ml，皮下注射，立即。

（9）氯苯那敏10mg或异丙嗪25～50mg，肌内注射。

（10）5%葡萄糖注射液40ml+地塞米松10mg，静脉注射，立即。

（11）10%葡萄糖注射液500ml+间羟胺40～100mg，静脉滴注。

（12）500ml右旋糖酐40，静脉滴注。

（13）5%葡萄糖注射液500ml+维生素C 3.0g，静脉滴注。

（14）尿常规、尿潜血试验，粪常规。

（15）血常规，肝、肾功能，出凝血时间，凝血酶原时间，血清钾、钠、氯化物，CO_2-CP，血气分析，抗-HIV，TPPA。

（16）心电图，胸部X线检查。

【注意事项】

（1）过敏性休克属于急症，必须当机立断，积极处理。立即脱离或停止进入可疑的过敏物质。可在注射或叮咬的局部用0.1%肾上腺素注射液皮下注射以减缓过敏物质的吸收。

（2）如有明显支气管痉挛，可以喷雾吸入0.5%沙丁胺醇溶液0.5ml，以缓解喘息症状，必要时可气管插管。

（3）本病发生很快，因此必须及时做出诊断。凡在接受（尤其是注射）抗原性物质或某种药物，或蜂类叮咬后立即发生全身反应，而又难以药品本身的药理作用解释时，应马上考虑到本病的可能。

【诊疗新进展】

肌内注射肾上腺素为一线救治措施。去除激发物质、寻求帮助、调整患者正确体位、氧气支持、补液治疗、吸入短效 $β_2$ 受体激动剂等为二线救治措施。使用抗组胺药物，口服或经静脉给予糖皮质激素，立即停止给予可疑药物，稳定循环，缓解支气管痉挛，静脉注射肾上腺皮质激素等为三线救治措施。

【预后】

过敏性休克可以引起死亡，其预后主要决定于是否能够及时发现休克的早期症状，并进行有效抢救。此外，接触过敏物质后出现休克症状越迟者预后越好。某些"闪电样"过敏性休克者预后较差。冠状动脉粥样硬化性心脏病（冠心病）患者在发生本症时由于血浆浓缩和血压下降，常易伴发心肌梗死。神经系统症状明显者恢复后易残留脑缺氧后的各种并发症。

四、低血容量休克

【初诊依据】

1.临床表现

取决于血容量丢失程度、休克持续时间、机体的代偿反应、原发病及伴随疾病情况等，包括休克本身的表现和原发病的表现。

（1）轻度休克：血容量减少不足20%，失血量800～1000ml。四肢发凉、面色苍白及血液再灌注延迟、口干、出汗、脉率加快、脉压缩小、皮下静脉塌陷、中心静脉压下降。大多数患者平卧位血压仍可在正常低限。

（2）中度休克：血容量减少20%～40%，失血量1200～1700ml。四肢发冷、肢端发绀、烦躁不安或淡漠、脉搏细速、收缩压明显下降至75～60mmHg，脉压显著缩小、中心静脉压显著下降、尿量减少。

（3）重度休克：血容量减少40%以上，失血量1700～2000ml。面色极度苍白、口唇及肢端明显发绀、呼吸急促或不规则、四肢冰冷、表情极度淡漠、尿量显著下降、收缩压下降至60mmHg以下、中心静脉压极度下降或为零、心电图可显示心肌缺血的表现，如病理性Q波和ST-T段压低。

2.中心静脉压和肺动脉楔压测定

有助于监测休克程度。早期和轻度低血容量休克的诊断往往较困难，原发病尤其是出血或体液丢失现象，对休克病因的诊断十分重要。而皮肤弹性、尿量、血压、脉搏、血细胞比容及血电解质的检测和密切随访则可帮助判断失血或体液不足的程度。

【并发症】

严重者出现血压下降、心律失常等，抢救不及时将造成死亡。

【鉴别诊断】

与心源性休克、感染性休克以及其他原因导致的昏迷相鉴别。

【诊疗处方】

（1）全科医学科护理常规（建立特别护理记录单）。

（2）特级或一级护理。

（3）病危通知。

（4）心电监护。

（5）平卧或中凹卧位。

（6）吸氧，2~4L/min。

（7）测血压、脉搏、呼吸，15~30min一次。

（8）中心静脉压测定。

（9）记24h出入量。

（10）留置导尿。

（11）血型（ABO+RH），血交叉配合试验，血气分析，血常规，电解质，肝、肾功能，血浆D-二聚体检测，凝血四项（PT+APTT+TT+FIB），HBsAg，抗-HCV，抗-HIV，TPPA。

（12）心电图，胸部X线检查。

（13）尿常规，粪常规。

（14）膀胱冲洗，bid。

（15）口腔护理，bid。

（16）人血白蛋白10g，静脉滴注。

（17）0.9%氯化钠注射液1000～2000ml，静脉滴注，立即（45min内）。

（18）多巴胺40mg，静脉注射（补足液量后）。

（19）500～1000ml右旋糖酐70，静脉滴注。

【注意事项】

（1）补充血容量：治疗低血容量休克的首要措施是迅速补充血容量，可短期内快速输入生理盐水、右旋糖酐、全血或血浆、白蛋白以维持有效回心血量。在补充血容量的同时给予止血药物并迅速止血或防止继续失液。补足血容量后血压仍低时，可使用升压药物如多巴胺。

（2）补充电解质、维生素：轻度休克常用生理盐水、平衡液、右旋糖酐及血浆，其中以晶体溶液为首选。在抢救中、重度休克时，液体种类的选择常有较多矛盾，一般情况下补充细胞外液容量以平衡液为主，右旋糖酐有利于血容量的维持。存在大量失血时，适当输新鲜全血。

（3）输血注意：内出血未被污染时，可进行自体血回输。宜行静脉切开或深静脉置管，大号针头快速输血、输液。大量输血易引起出血和低钙血症，可给予静脉补充氯化钙或葡萄糖酸钙，必要时给予新鲜血浆或凝血酶原复合物。大量快速输血可使患者体温骤然下降，故大量输血时应注意监测体温。另外，大量输血要注意肺栓塞的可能等。

（4）手术治疗：药物止血或纠正失液无效时，应在补充血容量的同时尽快手术治疗。

【诊疗新进展】

早期大量、快速补液抗休克治疗可使血浆内容量短期内快速增加，血细胞浓度及凝血因子相对被稀释，血管内已经形成的血栓可再次发生脱落，加重出血症状，使休克症状进一步加重，是导致患者死亡的一个重要因素。适当限制复苏液体量，按比例应用晶体和胶体液，彻底止血后再充分液体复苏，顺应急性低血容量休克患者的生理、病理变化。对急性低血容量休克初期患者联合应用晶体和胶体液进行限制性复苏，可提高抢救成功率，改善患者预后。药物复苏休克只是抢救基础，重点应明确诊断、及时手术、彻底治疗止血，从而充分保障患者安全。

【预后】

（1）预后与病因关系密切，及时找出病因，积极处理，争分夺秒，争取在代偿性休克期去除病因，预后良好。

（2）低血容量休克患者的预后关键在于抢救措施是否及时有效。

（3）乳酸在机体内的堆积速度可用于判断疾病的严重程度及较准确地评价预后。单一时间的动脉血乳酸不能完全有效地判断休克患者的预后，而连续的乳酸监测才能全面地反映疾病的严重程度和疗效。

第五节　胸　痛

【初诊依据】

1. 病史

注意发病年龄，重点询问胸痛的部位、性质、程度、放射范围、持续时间、诱发因素、加重或缓解规律、伴随疾病和既往病史。

（1）胸痛的形式：典型的心肌缺氧为胸骨下方有重物压迫感，亦可能只有轻微的胸闷；胃食管反流引起的胸痛为胸骨下方灼热样疼痛；肺栓塞引起胸膜性胸痛；心包炎为轻微至严重的前胸尖锐性疼痛；主动脉剥离多为严重撕裂样疼痛；左房室瓣脱垂症候群为模糊的胸痛、心悸。

（2）胸痛的发作与持续：自发性气胸与肺栓塞常为突然发生、发作于休息时的胸痛；典型心绞痛与心肌梗死为渐进性，常发作于运动、紧张、饭后、天冷时的胸痛；冠状动脉痉挛疼痛的性质与心绞痛相似，但多在休息时发作；致命性胸痛为只持续数秒或超过2h仍未缓解的胸痛。

（3）肺、胸膜或纵隔疾病的胸痛特点：部位较局限，可沿神经分布向肩背或上腹部放射，深呼吸、咳嗽、体位改变时胸痛加剧，伴胸闷、喘息、咳嗽、咳痰等。

（4）心血管疾病引起的胸痛：往往在劳累或精神紧张时诱发，发作突然，疼痛位于胸骨后或心前区，呈压榨性，持续数分钟或数小时，常伴胸闷、呼吸困难。

（5）癌性胸痛：常为持续进行性顽固性胸痛，随病情进展而加剧，服用常规止痛药物难以奏效，伴刺激性咳嗽或血丝痰。

（6）消化系统疾病引起的胸痛：多为神经反射所致，常伴反酸、呕吐，其部位多在胸骨下部或肩背部。

（7）持续数天或数月的胸痛：可基本排除器质性心血管疾病，而阵发性胸痛多考虑器质性病变所致。

（8）其他：脊髓或脊椎病变、带状疱疹、肋间神经痛，胸痛部位常在神经分布区域并伴相应部位的皮肤感觉异常。

2. 体征

（1）心音低钝、心律不齐、心脏杂音提示心血管疾病。

（2）肺部闻及干、湿啰音，胸膜摩擦音常为呼吸系统疾病。局部压痛为胸壁神经肌肉疾病或肋骨炎所致。

3. 伴随疾病

（1）伴休克：见于急性心肌梗死、急性心包填塞、肺梗死、自发食管破裂。夹层动脉瘤可有休克的临床表现，但血压不低，心电图、心肌酶谱正常。若瘤体破裂，则发生出血性休克。

（2）伴咳嗽、发热：若咳嗽时加重，表示病变已侵及胸膜，见于肺炎、肺结核、肺脓肿、胸膜炎。

（3）伴放射性痛：心肌缺氧所致的胸痛可沿左手臂内侧延伸，或至颈部、下腭处。亦可能有不典型的表现如左手指尖疼痛、刺痛感、麻木感而无手臂及左肩外侧疼痛。主动脉剥离、胆囊疾病、胰腺炎皆可能有背部牵涉痛。膈下脓肿、肝脓肿可放射到病侧胸部。

（4）伴吞咽困难：见于食管癌及食管疾病等。

（5）伴胸闷、呼吸困难：气胸、支气管哮喘、肺气肿等，也可见于心血管病变。

4.辅助检查

（1）心脏疾病：心电图、心肌酶谱学检查。

（2）呼吸系统疾病：胸部X线检查、B超、放射性核素肺扫描。

（3）主动脉夹层动脉瘤：胸部X线检查、超声心动图、CT、减数血管造影。

（4）脊柱病变：脊椎X线检查、CT。

【并发症】

不同病因并发症各异。严重的心绞痛及心肌梗死可导致死亡。

【鉴别诊断】

应注意与带状疱疹、痛性肥胖症、流行性胸痛、骨源性疼痛、神经源性疼痛、呼吸系统疾病、心血管系统疾病、纵隔及食道疾病、横膈病变等相鉴别。

【诊疗处方】

1.心脏疾病

（1）全科医学科护理常规。

（2）特级或一级护理。

（3）卧床休息。

（4）病重通知。

（5）低盐低脂半流饮食。

（6）吸氧，4～6L/min。

（7）记24h出入量。

（8）心电、血压、呼吸监护。

（9）血常规，电解质，血CK—MB、AST、LDH、血气分析，抗–HIV，TPPA。

（10）哌替啶 50 ~ 100mg，肌内注射，立即。

（11）地西泮 10mg，静脉注射。

（12）请专科会诊。

2. 肺部疾病

（1）全科医学科护理常规。

（2）一级护理。

（3）半流或普食。

（4）卧床休息。

（5）吸氧，2 ~ 4L/min。

（6）胸部 X 线检查、胸部 CT。

（7）血常规，血电解质，血沉，抗–HIV，TPPA。

（8）痰涂片或培养。

（9）可待因 15 ~ 30mg，口服，tid。

（10）地西泮 2.5 ~ 5mg，口服，tid。

（11）哌替啶 50 ~ 100mg，肌内注射（必要时）。

（12）0.9%氯化钠注射液 100ml+ 头孢唑林钠 1.0g，静脉滴注，bid ~ tid。

（13）链霉素 0.5g，肌内注射，bid。

3. 食管和纵隔疾病

（1）全科医学科护理常规。

（2）三级护理。

（3）半流饮食（化学灼伤者禁食）。

（4）吸纯氧（纵隔气肿）。

（5）内镜检查，X 线造影。

（6）甲氧氯普胺 20mg，口服，tid。

（7）西咪替丁 200mg，口服，tid。

4. 创伤胸痛

（1）全科医学科护理常规。

（2）一级护理。

（3）吸氧，2 ~ 4L/min。

（4）破伤风抗毒素（TAT）皮试（开放性损伤）。

（5）普鲁卡因皮试。

（6）TAT1 500U，肌内注射，立即（开放性损伤）。

（7）胸部X线检查或CT。

（8）心电图检查。

（9）监测血压、脉搏、呼吸。

（10）哌替啶100mg，肌内注射，立即。

（11）拉氧头孢钠0.5～1.0g，肌内注射，bid（深部肌内注射）。

【转诊】

（1）致命性胸痛，包括任何不能排除急性冠状动脉综合征（ACS）、主动脉夹层、肺栓塞的胸痛等，需要在保证安全的情况下立即转诊。

（2）各种长期慢性疼痛，不能明确病因的患者。

【注意事项】

（1）防止发生心源性猝死：所有胸痛首诊皆应按照可能致命的急诊对待。迅速建立静脉通道，给予吸氧，心电监护，床旁放置心电除颤仪等。对新发生的胸痛，特别是首次发生胸痛的30～50岁男性患者，应引起高度重视。

（2）尽快止痛：对起病急、病情危重者应尽快控制胸痛发作，如胸部创伤、心肌梗死、肺栓塞所致急剧胸痛可用镇痛剂哌替啶100mg肌内注射或吗啡10mg皮下注射。

【诊疗新进展】

对于急性胸痛患者，及早确诊并开始确定性治疗是关键。对急性胸痛为主诉的患者，为避免错误诊断、延误诊断和遗漏诊断等情况，在急诊抢救室应按照急性胸痛筛查流程救治，可以明显减少致死性胸痛误诊率，缩短就诊至确诊的时间。

【预后】

致死性胸痛患者早期得到确定性治疗可以明显改善患者预后，减少并发症。

第六节　呼吸困难

【初诊依据】

（1）既往有慢性心肺疾病病史者，多见于原发性心肺疾病急性发作或心肺功能衰竭。如慢性支气管炎患者出现呼吸困难可能并发急性肺部感染或气胸；器质性心脏病患者出现呼吸困难则可能为心力衰竭、肺淤血等。

（2）既往身体健康者出现急性呼吸困难，多见于非心源性肺水肿、气胸、急性左心衰竭等。

（3）青少年突然出现呼吸困难或既往反复发作者，以支气管哮喘居多，而中老年人以心血管疾病并发心功能不全为多见。

（4）呼气性呼吸困难是由于肺组织弹性减弱及支气管痉挛所致，可见于慢性支气管炎、肺气肿、支气管哮喘；而吸气性呼吸困难多因上呼吸道或主支气管狭窄所致，多见于喉头水肿、气管肿瘤或异物。

（5）劳累、用力、精神刺激、情绪紧张时诱发，卧位加重，伴胸闷、胸痛者，见于器质性心脏病、心力衰竭；有职业性或其他毒物接触史者考虑急性中毒性疾病。

（6）胸部透视或胸部X线检查有助诊断。

（7）疑有心脏病者，行心电图、超声心动图、心导管检查。

【鉴别诊断】

（1）上呼吸道疾病：咽后壁脓肿、喉及气管内异物、喉水肿、咽或喉白喉、急性喉炎、喉癌。

（2）支气管和与肺部疾病：急性细支气管炎、慢性支气管炎、支气管哮喘、支气管阻塞、肺炎、慢性阻塞性肺气肿、肺不张、肺结核、肺癌、结节病、肺血栓栓塞、急性肺水肿、急性呼吸窘迫综合征、弥漫性间质性肺纤维化。

（3）胸膜疾病：自发性气胸、胸腔积液、胸膜间皮瘤。

（4）纵隔疾病：急性纵隔炎、纵隔气肿、纵隔肿瘤。

（5）心源性疾病：充血性心力衰竭、心包积液。

（6）中毒性疾病：化学毒物中毒、药物中毒、酸中毒。

（7）贫血：重症贫血、大出血、休克。

（8）神经精神性疾病：脑炎、脑膜炎、脑血管意外、颅脑损伤、脑水肿、脑肿瘤、癔病。

【诊疗处方】

（1）全科医学科护理常规。

（2）一级或二级护理。

（3）半流质饮食。

（4）半卧位。

（5）吸氧，4~6L/min。

（6）血常规，血糖，心肌酶，血沉，CO_2-CP，肝、肾功能，血气分析，抗-HIV，TPPA。

（7）痰培养+药敏（必要时）。

（8）尿常规，粪常规。

（9）尿糖，尿素氮（必要时）。

（10）胸部X线检查。

（11）心电图检查。

（12）肺功能、支气管镜检查（必要时）。

（13）肺血管造影、放射性核素肺扫描检查（必要时）。

（14）监测末梢血血氧饱和度，qd。

（15）5%葡萄糖注射液500ml+尼可刹米3.75g，静脉滴注。

（16）10%葡萄糖注射液40ml+氨茶碱0.25g，静脉滴注。

（17）地塞米松10mg，静脉注射，bid。

【注意事项】

1.病因治疗

呼吸道炎症、水肿所致者，给予抗生素如青霉素、氨苄西林等治疗，必要时短期使用肾上腺糖皮质激素；异物所致者须立即在内镜下取出，非异物阻塞、位置较高者可行气管切开及插管。肺部炎症者应用头孢菌素类抗生素。中毒性肺炎者须及时用血管活性药物，同时注意纠正酸中毒并加强抗生素治疗。肺梗死者予以抗凝及纤溶治疗，重者先纠正循环衰竭。凡确诊为Ⅲ期以前的肺癌且无确定手术禁忌证者，均应考虑手术切除。各种原因所致的心功能不全，需予吸氧、强心、利尿等治疗。

2. 对症治疗

（1）保持呼吸道通畅：痰液黏稠者、咳痰不畅者，口服溴己新16mg，tid，或选用氯化铵、α-糜蛋白酶等；支气管痉挛、呼气不畅者，口服氨茶碱0.1g，tid，重者氨茶碱0.25g加入10%葡萄糖注射液40ml静脉推注，或0.5g加入10%葡萄糖注射液250～500ml静脉滴注，必要时选用肾上腺糖皮质激素；呼吸道分泌物多且无力咳出者，可用导管吸痰，在紧急情况下应做气管插管或气管切开。

（2）纠正缺氧：慢性心肺疾病者，可予持续性低流量吸氧，注意每日一次监测末梢血血氧饱和度，直至病情缓解。

（3）改善通气：病情变化急剧，危及生命，意识障碍者，首选无创性正压通气，若无效立即行气管插管或气管切开进行机械通气。在PaO_2过低，$PaCO_2$过高，或出现肺性脑病表现，或呼吸节律、频率异常时，应考虑使用呼吸兴奋剂，常用药有尼可刹米、洛贝林、阿米西群、二甲弗林、利他林、多沙普仑。其中以尼可刹米为常用，首次0.75g静脉注射，然后以3.75g加入5%葡萄糖注射液500ml静脉滴注。多沙普仑除具有兴奋呼吸中枢外，还可通过颈动脉体化学感受器反射性地兴奋呼吸中枢，对改善低氧血症和高碳酸血症优于其他呼吸兴奋药，用100mg加入液体500ml中以1.5～3mg/min静脉滴注。

（4）纠正酸中毒和电解质紊乱：积极改善通气可纠正呼吸性酸中毒。并发代谢性酸中毒时，可选用5%碳酸氢钠治疗。如有电解质紊乱者，根据血清电解质的变化予以纠正。

3. 用药注意

严重心功能不全和活动期消化性溃疡及惊厥患者禁用氨茶碱。

【预后】

（1）心源性呼吸困难：患者B型脑钠肽（BNP）水平呈现高表达状态。心源性呼吸困难患者的BNP值明显高于肺源性呼吸困难患者，表明BNP可作为鉴别肺源性呼吸困难与心源性呼吸困难的可靠指标，并且BNP水平越高，说明患者心功能越差，病情越严重，短期内死亡率越大。

（2）急性肺栓塞：患者BNP升高发生休克、低氧血症等不良临床事件及死亡的比例明显升高。

第七节　咯　血

【初诊依据】

（1）病史：咯血因其病因不同病史各异，详细地询问病史可为诊断与鉴别诊断提供重要的依据。如询问患者有无肺结核病，其他呼吸系统疾病及出血性疾病等，同时询问咯血前有无用力过度、剧烈运动及摒气动作，每次咯血的量、颜色和持续天数等，还要询问患者有无肝病或胃及十二指肠疾病等病史，便于与呕血相鉴别，并注意询问伴随症状。

（2）胸部X线检查、胸部CT、纤维支气管镜检查可明确疾病性质，病原诊断须行痰液镜检或培养。

（3）疑有心血管病者行胸部正侧位片、心脏超声、心电图检查，必要时行血管造影术。

（4）出凝血时间、凝血酶原时间、血小板计数检查，有助于出血性疾病的诊断；红细胞计数与血色素测定，有助于推断出血程度；嗜酸性粒细胞增多提示寄生虫病的可能。

（5）有呼吸衰竭体征者查电解质、尿素氮、肌酐、血糖。

【鉴别诊断】

（1）应与口腔、鼻腔出血或上消化道的呕血鉴别。

（2）应与肺结核、支气管扩张、肺癌、肺脓肿、慢性支气管炎、肺炎、肺真菌病、肺阿米巴病、肺吸虫病、恶性肿瘤肺转移、尘肺、支气管结石、肺包虫病、良性支气管瘤等呼吸系统疾病鉴别。

（3）应与风湿性心脏病二尖瓣狭窄、肺血栓栓塞、肺动静脉瘘等心血管系统疾病鉴别。

（4）应与血液病、肺出血型端螺旋体病、流行性出血热、白塞病、结缔组织病、肺出血-肾炎综合征等全身性疾病及其他疾病鉴别。

【诊疗处方】

（1）全科医学科护理常规（建立特别护理记录单）。

（2）一级护理或特级护理。

（3）半流饮食或禁食。

（4）端坐体位或患侧卧位。

（5）病重或病危通知。

（6）吸氧，2~4L/min。

（7）胸部X线检查、胸部CT。

（8）痰标本涂片检查（抗酸杆菌、肿瘤细胞）、痰培养+药敏。

（9）血常规，凝血四项（PT+APTT+TT+FIB），血小板计数，血型（ABO+RH），血交叉配合试验，抗-HIV，TPPA。

（10）普鲁卡因皮试。

（11）纤维支气管镜检查并止血（必要时）。

（12）支气管动脉造影及止血（必要时）。

（13）新鲜红细胞悬液200ml，静脉滴注（根据出血情况酌情决定）。

（14）地西泮10mg，肌内注射（必要时）。

（15）可待因30mg，口服，qd~bid。

（16）25%葡萄糖注射液40ml+垂体后叶素10U，静脉注射，立即。

（17）10%葡萄糖注射液500ml+普鲁卡因300mg，静脉滴注，qd。

（18）5%葡萄糖注射液250ml+酚磺乙胺2.0~3.0g，静脉滴注，qd～bid。

【注意事项】

（1）患者取端坐体位或患侧卧位，松解领扣、腰带，保持呼吸道通畅，防止窒息。迅速建立静脉通道，肌内注射地西泮10mg，禁用吗啡。

（2）酌情选用1～2种止血药物。如少量咯血者，肌内注射卡巴克洛10mg、bid，酚磺乙胺0.5g、bid，口服云南白药0.5g、tid。中等量以上咯血，垂体后叶素10U加入葡萄糖注射液20ml，稀释后缓慢静脉推注（孕妇、高血压、冠心病患者禁用），bid，也可用酚妥拉明、6-氨基己酸、普鲁卡因等药。

（3）内科治疗无效，有明确出血部位，无心肺功能不全者，宜尽早选用手术治疗。对缺乏手术指征而药物治疗不能控制出血者，可选用支气管动脉栓塞治疗或纤维支气管镜止血。

（4）以下情况禁用垂体后叶素：妊娠高血压综合征、高血压、冠状动脉疾病、心力衰竭、肺源性心脏病患者均禁用。垂体后叶素静脉滴注时，应注意药物浓度及滴速，一般为每分钟20滴，滴速过快或静脉推注均易引起腹痛或腹泻。

【诊疗新进展】

药物治疗无效的活动性大咯血是急诊介入手术的指征，而对于药物治疗有效的大咯血患者，行介入手术同样能大幅度降低短期及长期复发率，术前行胸部血管CT有助于评估血管起源位置及体肺侧支循环。

【预后】

（1）小儿咯血多数呈自限性，或经内科对因、对症治疗后咯血很快停止，多数预后良好。

（2）肺曲霉菌病、高龄、大咯血及未行手术治疗者预后较差。

（3）肺结核而大咯血者如延误抢救，可导致窒息或失血性休克，甚至死亡。

（4）针对大咯血患者，规范、快速的急诊手术治疗，辅以支气管镜检查及ECMO，可以有效治疗大咯血以改善患者预后。

第八节　上消化道出血

【初诊依据】

（1）十二指肠悬韧带以上的消化道病变引起的出血，在短时间内失血量超过1000ml或循环血量丢失20%以上。以呕血和（或）黑便为主要症状，并伴有血容量减少导致的急性周围循环衰竭。

（2）确定出血部位：有呕血必有黑便。下消化道出血如出血速度缓慢，血在肠道停留时间长，也可以黑便形式出现。上消化道出血，如出血量大，出血速度快，胃肠蠕动加速也可排出暗红色血便。病变在幽门以上且出血量较多者，常有呕血。病变在幽门以下十二指肠球部，如短期内大量出血，血液反流入胃，也可引起呕血。

（3）估计出血量：粪便隐血试验阳性时，出血量约5ml。出血量达50~75ml，即可出现黑便。呕血表示短期内出血量超过250~300ml。若出血量超过500ml，患者可有头晕、乏力、心悸、心动过速、血压偏低。

（4）大出血的诊断标准：①循环血量减少30%~40%（失血量1500~2000ml）；②收缩压<70mmHg；③全身情况不稳定，皮肤苍白，有虚脱及缺氧。

（5）内镜检查可帮助消化道出血定位、定性诊断；胶囊内镜主要用于小肠疾病的诊断。

（6）X线钡剂检查仅适用于出血已停止和病情稳定的患者，其对急性消化道出血病因诊断的阳性率不高。

（7）放射性核素显像对梅克尔憩室合并出血有较大诊断价值。

（8）选择性血管造影对急性、慢性或复发性消化道出血的诊断及治疗具有重要作用。

（9）各种检查均不能明确原因时，应剖腹探查。术中内镜是明确诊断不明原因导致的消化道出血，尤其是小肠出血的可靠方法，对确定血管畸形、小息肉、肿瘤等具有很大价值。术中选择性血管造影或注射亚甲蓝，可以帮助明确诊断。

【并发症】

（1）三腔管压迫止血的并发症：呼吸道阻塞和窒息，食管壁缺血、坏死、破裂，吸入性肺炎。

（2）药物治疗并发症：可能引起门静脉系统内血栓形成、冠状动脉血管收缩等并发症。

【鉴别诊断】

（1）首先应与鼻出血、拔牙或扁桃体切除而咽下血液所致出血者加以区别。也需与肺结核、支气管扩张、支气管肺癌、二尖瓣狭窄所致的咯血相区别。

（2）凡患者出现急性周围循环衰竭时，需与中毒性休克、过敏性休克、心源性休克或急性出血坏死性胰腺炎、妊娠破裂、自发性或创伤性肝、脾破裂、动脉瘤破裂、胸腔出血等相鉴别。

【诊疗处方】

中、重度出血

（1）全科医学科护理常规。

（2）特级护理。

（3）病重或病危。

（4）暂禁食。

（5）平卧位或足高位。

（6）吸氧，2～4L/min。

（7）心电监测，测血压、脉搏每30min～2h一次。

（8）记24小时出入量。

（9）密切观察呕血和黑便情况。

（10）红细胞计数，血红蛋白，血型，血交叉试验，出凝血时间，血电解质，肝、肾功能，CO_2-CP，血气分析，

HBsAg，抗 –HCV，抗 –HIV，TPPA。

（11）尿常规，粪常规，粪便、呕吐物隐血试验。

（12）输新鲜红细胞悬液800ml。

（13）上消化道内镜检查及内镜下止血。

（14）冰0.9%氯化钠注射液100ml+去甲肾上腺素8mg，胃管注入，q8h（老年人慎用）。

（15）云南白药0.5g，胃管注入，tid。

（16）凝血酶1.0～2.0kU，经内镜直视下局部喷洒。

（17）胶囊内镜、X线钡剂检查、血管造影、心电图、胸部X线检查、ECT（必要时）、腹部B超（必要时）、腹部CT或MRI（考虑肝胆疾病所致出血者）。

（18）凝血酶1.0kU，静脉注射，q8h。

（19）5%葡萄糖注射液500ml+酚磺乙胺3.0g+氨甲苯酸0.3g，静脉滴注，qd。

（20）0.9%氯化钠注射液100ml+奥美拉唑40mg，静脉滴注，bid。

（21）0.9%氯化钠注射液48ml+生长抑素6mg，静脉泵入（2ml/h）。

（22）双气囊三腔管压迫止血（必要时）。

（23）心电图。

【注意事项】

（1）经内科积极治疗，大多数患者可达到止血目的，少数患者在入院后24～48h仍不能止血者，应考虑紧急手术治疗。

（2）胃肠减压（双气囊三腔管备床边，以便急救）。

（3）对生长抑素过敏者，妊娠、产妇和哺乳期妇女禁用生长抑素。

【预后】

（1）据临床资料统计，约80%～85%急性上消化道出血患者除支持疗法外，无需特殊治疗出血可在短期内自然停止，仅有15%~20%的患者持续出血或反复出血，而主要是这类患者由于出血并发症而导致死亡。如何早期识别再出血及死亡危险性高的患者，并予加强监护和积极治疗，成为急性上消化道出血处理的重点。

（2）提示预后不良危险因素有高龄患者（60岁），有严重伴随疾病（心、肺、肝、肾功能不全，脑血管意外等），出血量大或短期内反复出血，特殊原因和部位的出血（如食管胃底静脉曲张破裂出血），消化性溃疡伴有内镜下活动性出血，或近期出血征象（如暴露血管或溃疡面上有血痂）。

第九节　头　痛

【初诊依据】

（1）头痛通常是指额、顶、颞及枕部的疼痛。

（2）颅外的皮肤、肌肉、腱膜、骨膜和颅内的血管、脑膜、神经组织因炎症、血管扩张或牵引、压迫等因素的刺激，均可引起头痛。

（3）面部器官的病变常累及并反射到头部，并常伴有头痛。

（4）头痛可以是劳累、精神紧张和焦虑的一般表现，或是许多全身性疾病的一种伴随症状。

【并发症】

神志逐渐不清，颅内压增高，脑疝。

【鉴别诊断】

（1）颅内感染：如脑炎、脑膜炎及中毒性脑病。头痛较剧烈，伴有发热、呕吐、脑膜刺激征和脑脊液的炎性改变。

（2）颅内血管性疾病：包括急性脑血管疾病、脑动脉瘤、脑血管畸形等。

（3）颅内占位性病变：疼痛呈进行性加重，大便、咳嗽、直立时加重，晚间头痛明显。主要引起颅内压增高症状和对脑组织压迫的局部定位症状。

（4）**颅脑损伤**：如脑震荡、脑挫伤后遗症及硬脑膜下血肿等。

（5）**五官科疾病**：耳病以中耳炎、乳头炎常见，眼病以青光眼所致的头痛最剧。

（6）**脑神经病**：三叉神经痛、舌咽神经痛等。

【诊疗处方】

（1）全科护理常规。

（2）一级护理或二级护理。

（3）普食或流食。

（4）测血压、脉搏、呼吸，tid。

（5）血常规、血生化全项、血浆D-二聚体检测。

（6）心电图、头颅CT、头颅MRI及腰椎穿刺脑脊液、脑血管造影、鼻窦CT检查（必要时）。

（7）眼科、耳鼻喉科专科检查。

（8）**镇静止痛**：如口服地西泮、苯巴比妥、索米痛片等。

（9）颅内压增高者，可用20%甘露醇125ml，静脉滴注，于15～20min内滴完；呋塞米20mg静脉推注。

（10）请神经内科或神经外科会诊。

（11）必要时手术治疗。

【注意事项】

监测生命体征和意识状况，观察头痛的部位和严重性。应用镇痛剂、减少刺激等方法来缓解头痛。准备诊断性检查如头颅CT、腰椎穿刺或脑动脉造影。

【转诊】

头颅占位性病变、外伤、颅内血管破裂出血急需外科手术治疗者，应及时转诊专科治疗。

【预后】

头痛是一个常见的症状，大多预后较好，但由颅内疾病引起者预后常较差；全身性疾病引起者，常与原发病的预后有关；浅表性头痛预后良好，常在病因消失后自愈；深部头痛预后较差，但在原发病控制后，头痛也可消失。

第十节　咳　嗽

【初诊依据】

咳嗽是呼吸道疾病中最常见症状之一，是由于气管、支气管黏膜或胸膜受炎症、异物、物理或化学性刺激引起，表现先是声门关闭，呼吸肌收缩，肺内压升高，然后声门张开，肺内空气喷射而出，通常伴随声音，并反复出现。是人体的一种保护性措施，具有清除呼吸道异物和分泌物的保护性作用。

【并发症】

（1）伴高热，易引起惊厥、昏迷等。

（2）伴大咯血，易引起窒息、发绀等呼吸道梗阻。

（3）肺部重症感染，可引起呼吸衰竭、多脏器功能损害。

【鉴别诊断】

（1）上呼吸道疾病：上呼吸道感染、咽炎、咽喉异物、喉炎、喉结核、喉肿瘤等。

（2）支气管疾病：支气管炎、支气管异物、支气管哮喘、支气管癌、支气管扩张、百日咳等。

（3）肺部疾病：各种类型的肺炎、肺结核、肺癌、肺脓肿、肺水肿、肺吸虫、肺梗死、肺真菌病等。

（4）胸腔疾病：结核性胸膜炎、化脓性胸膜炎、纵隔肿瘤等。

（5）心脏疾病：心包炎、心包积液。

（6）其他：吸入刺激性气体、灰尘、烟雾，过敏反应及神经因素亦可引起咳嗽。

【诊疗处方】

（1）全科护理常规。

（2）一级护理或二级护理。

（3）普食或流食。

（4）测血压、脉搏、呼吸、血氧，q4h。

（5）吸氧（必要时）。

（6）血常规、血生化全项、血浆D-二聚体检测、血气分析、痰培养、结核菌素试验、呼吸道病毒。

（7）尿常规，粪常规。

（8）心电图、肺功能、胸部X线检查、胸部CT、心脏彩超、喉镜。

（9）纤维支气管检查及病灶组织活检（必要时）。

（10）尽快确诊、按病因治疗，如抗感染、抗过敏、抗结核、抗肿瘤、取异物等。

（11）对症止咳：干咳者可用可待因，痰多者可用祛痰药物或体位排痰。

（12）5%葡萄糖氯化钠注射液250ml+维生素C 2.0g，静脉滴注，qd。

（13）必要予请呼吸内科会诊。

【注意事项】

监测生命体征和意识状况，大多数的咳嗽是不能靠抗生素治疗的，应寻找咳嗽原因，进行相应治疗。

【预后】

咳嗽一般预后较好，尤其是外感咳嗽，因其病轻，及时治疗多能短时间内治愈。

第十一节 腹 痛

【初诊依据】

腹痛是临床上常见的症状，多由腹内组织或器官受到某种强烈刺激或损伤所致，也可由胸部疾病及全身性疾病所致。腹痛可分为急性腹痛和慢性腹痛。急性腹痛发病急、病程短，慢性腹痛起病缓、病程长。

【鉴别诊断】

（1）突发剧痛多见于胃穿孔、肠穿孔、胆道蛔虫症、泌尿系结石等。

（2）腹痛伴发热者，多为痢疾、胆囊炎、胆石症、急性阑尾炎、急性胰腺炎等。

（3）腹痛而见面色苍白、冷汗、血压下降等症者，多为脏器穿孔、内脏出血、异位妊娠破裂等危重病变。

（4）突起腹痛且呕泻明显者，见于霍乱、急性肠炎等病。

（5）腹痛伴血尿，多为泌尿系统疾病，如急性膀胱炎、泌尿系结石、肾癌等。

（6）腹痛伴便血者，应考虑肠癌、肠结核、克罗恩病等疾病。

（7）痛经、异位妊娠之腹痛与月经的关系密切。

（8）腹痛伴盗汗、潮热等症时，可见肠系膜、腹膜结核等病。

【诊疗处方】

（1）全科护理常规。

（2）一级护理或二级护理。

（3）普食、流食或禁食。

（4）测血压、脉搏、呼吸，q4h。

（5）吸氧（必要时）。

（6）记24h尿量。

（7）血常规、血生化全项、血浆D-二聚体检测。

（8）尿常规，粪常规。

（9）心电图、胸部X线检查、腹部彩超、妇科彩超。

（10）腹部CT（必要时）。

（11）尽快确诊，按病因治疗，如抗感染、解痉、制酸等。

（12）5%葡萄糖氯化钠注射液250ml+维生素C 2.0g，静脉滴注，qd。

（13）必要时行手术治疗。

（14）必要时请消化内科、普外科、妇科会诊。

【注意事项】

急性腹痛者在未明确诊断前，不能给予强效镇痛药，以免掩盖病情或贻误诊断。只有当诊断初步确定后，才能应用镇痛药或解痉药，减轻患者的痛苦。

【预后】

腹痛的转归与预后取决于其所属疾病的性质和患者的体质。

第十二节 腹 泻

【初诊依据】

（1）腹泻指排便次数明显超过平日习惯的频率，粪质稀薄，水分增加，每日排便量超过200g，或含未消化食物或脓血、黏液或脱落的薄膜。

（2）腹泻常伴有排便急迫感、肛门不适、失禁等症状。

（3）腹泻分为急性和慢性两类，急性腹泻发病急剧，病程在2～3周之内；慢性腹泻指病程在2个月以上或间歇期在2～4周内的复发性腹泻。

【并发症】

脱水，电解质平衡紊乱，低容量休克。

【鉴别诊断】

1.急性腹泻

（1）细菌感染：食用被大肠埃希菌、沙门菌、志贺菌等细菌污染的食品，或饮用被细菌污染的饮料后可能发生肠炎或菌痢，出现不同程度的腹痛、腹泻、呕吐、里急后重、发热等症状。

（2）病毒感染：如感染轮状病毒、诺瓦克病毒、柯萨奇病毒、埃可病毒等后，可出现腹泻。

（3）食物中毒：由于进食被细菌及其毒素污染的食物，或食用未煮熟的扁豆等引起的急性中毒性疾病。变质食品、污染水源是主要传染源，不洁的手、餐具和带菌苍蝇是主要传播途径。患者可出现呕吐、腹泻、腹痛、发热等急性胃肠道症状。

（4）喜食生冷食物，常饮冰啤酒，可导致胃肠功能紊乱，肠蠕动加快，引起腹泻。

（5）消化不良、饮食无规律、进食过多、进食不易消化的食物，或者由于胃动力不足导致食物在胃内滞留，引起腹胀、腹泻、恶心、呕吐、反酸、烧心、嗳气（打嗝）等症状。

（6）着凉：夏季炎热，长时间待在空调房或开空调睡觉，腹部容易受凉，可使肠蠕动加快而导致腹泻。

2. 慢性腹泻

（1）肠道感染性疾病：慢性阿米巴痢疾、慢性细菌性疾病、肠结核、梨形鞭毛虫病、血吸虫病、肠道念珠菌病。

（2）肠道非感染性疾病：炎症性肠病（克罗恩病和溃疡性结肠炎）、放射性肠炎、缺血性结肠炎、憩室炎、尿毒症性肠炎。

（3）肿瘤：大肠癌，结肠腺瘤病（息肉），小肠恶性淋巴瘤，胺前体摄取脱羧细胞瘤、胃泌素瘤、肠血管活性肠肽瘤等。

（4）小肠吸收不良：原发性小肠吸收不良、继发性小肠吸收不良。

【诊疗处方】

（1）全科护理常规。

（2）二级护理。

（3）普食或流食。

（4）测血压、脉搏、呼吸，tid。

（5）血常规、血生化全项。

（6）心电图、X线钡剂检查、腹部X线检查、腹部CT、腹部血管造影（必要时）。

（7）粪常规、粪便培养、粪便OB检查。

（8）内镜和活组织病理检查。

（9）小肠吸收功能试验、血清及尿中胃肠道激素与化学物质测定（必要时）。

（10）直肠指诊：对直肠病变，如直肠癌、溃疡性直肠炎、直肠息肉等的诊断极有价值。

（11）脱水、休克患者需要补液扩容：口服补液盐、静脉滴注糖盐水，注意补充电解质。

（12）抗生素的应用。

（13）适当补充益生菌：口服双歧杆菌、酪酸梭菌肠球菌三联活菌。

（14）止泻药物的使用：蒙脱石散3.0g，口服，tid。

（15）必要时请消化内科会诊。

【注意事项】

监测生命体征和意识状况，观察大便的次数和性状。

【预后】

腹泻是一个常见的症状，大多预后较好，但慢性腹泻病程较长，病史复杂，常迁延不愈，由肿瘤疾病引起者预后常较差；腹泻引起重度脱水、休克者，应尽快补液扩容，监测生命征，腹泻症状好转后一般无遗留严重后遗症。

第十三节　便　秘

【初诊依据】

便秘主要指排便频率减少，一周内大便次数少于2~3次，或者2~3天大便一次，粪便量少且干结，是临床常见的复杂症状。常表现为便意少、排便次数减少、粪便量减少，粪便干结、排便费力，排便不净感，偶伴有腹痛或腹部不适。必须结合粪便的性状、平时排便习惯和排便有无困难进行判断。

【并发症】

（1）导致痔疮、肛裂、直肠炎等肛肠疾病。

（2）损害肝脏功能。

（3）引起胃肠神经功能紊乱。

（4）形成粪便溃疡，甚至肠穿孔。

（5）诱发心、脑血管疾病发作。

【鉴别诊断】

（1）结肠梗阻性便秘：除便秘外，常有腹胀、腹痛、恶心与呕吐等症状。结肠肿瘤、肠粘连等慢性肠梗阻者，起病较缓慢，逐渐加重，少数左半结肠癌患者大便可变细，腹部X线检查发现阶梯状液平，X线钡剂灌肠或结肠镜检查发现息肉、癌肿等病变可协助诊断。

（2）肠易激综合征（便秘型）：便秘常受情绪紧张或忧虑等因素的影响。患者常有阶段性的腹泻史，少数患者只以便秘为主要表现。钡剂灌肠检查有时可发现部分肠段呈痉挛性改变，但肠壁光滑。结肠镜检查有时可发现肠镜通过痉挛肠管时较困难，且患者有疼痛等不适感，但无明显器质性病变。

（3）张力减退性便秘：多见于老年人，有内脏下垂，或长期营养不良者。病变系因肠蠕动功能减弱所致，其中不少患者有长期使用泻剂史。口服钡剂检查时，可见钡剂通过小肠、结肠的时间明显延长。结肠镜检查常无器质性病变。

（4）直肠性便秘：多因有肛裂、瘘管、痔核等肛周病变，排便时有疼痛感而惧怕排便，久而久之缺乏便意，排便反射迟钝而发生便秘，大便积聚在直肠内，粗大且坚硬，有时大便带鲜血。少数患者大便干结如栗子状，同时有左下腹隐痛，多系乙状结肠痉挛所致。肛诊时可发现肛周痔核、肛裂及肛瘘等病变。钡剂灌肠时可见到痉挛的结肠呈狭窄状，但肠壁光滑无缺损。结肠镜检查除见到肛周病变外，直肠及上端结肠均无器质性病变。

【诊疗处方】

（1）全科护理常规。

（2）二级护理。

（3）普食或流食。

（4）测血压、脉搏、呼吸，q12h。

（5）吸氧（必要时）。

（6）血常规、血生化全项。

（7）尿常规、粪常规、粪便培养。

（8）心电图、腹部X线检查、腹部CT、钡剂灌肠。

（9）内镜和活组织病理检查。

（10）使用泻剂：润滑性泻剂、渗透性泻剂、容积性泻剂、刺激性泻剂等。

（11）促动力剂：莫沙必利、伊托必利有促进胃肠动力作用，普芦卡必利可选择性作用于结肠。

（12）结肠水疗或清洁灌肠。

（13）必要时请外科会诊，考虑手术治疗，如结肠梗阻所致便秘。

【注意事项】

治疗时应注意清除远端直肠内过多的积粪；重视生活治疗，加强对患者的教育，采取合理的饮食习惯，如增加膳食纤维含量、增加饮水量以加强对结肠的刺激，并养成良好的排便习惯、如晨起排便、有便意及时排便，避免用力排便，同时应增加活动。

【预后】

便秘一般预后较好，一旦便秘，应及时到医院检查找便秘原因，以免耽误原发病的诊治，避免滥用泻剂。

第十四节　关节痛

【初诊依据】

关节痛是临床上常见的症状，由关节本身或全身性病变所引起。主要由骨关节炎、类风湿关节炎、关节外伤、化脓性关节炎、结核性关节炎以及发热性疾病等而导致关节疼痛、红肿、炎症和活动受阻、功能受限。轻者因疼痛影响活动与睡眠，重者严重影响劳动与生活料理。多侵犯、累及或损伤膝、髋、肩、肘、腕、踝关节，也可影响指、趾关节。按主要病变部位分五类：膝痛、髋痛、肩痛、肘痛、腕与手部疼痛。

1. 膝痛

（1）各种关节炎所致的膝痛。

（2）关节内损伤与病变：①半月板损伤：多有外伤史，关节间隙可有压痛点，休息后疼痛消失，半月板回旋挤压试验阳性，可有关节交锁。②交叉韧带损伤：多有外伤史，关节不稳，抽屉试验阳性。③软骨损伤：关节软骨损伤后可发生骨折。④关节游离体：关节出现交锁现象休息后疼痛消失，X线检查可确诊或关节镜检查亦可确诊。⑤髌骨软骨软化症：青壮年易发生膝前疼痛，坐后站立、上下楼梯疼痛，压股试验阳性。⑥盂唇损伤：关节镜检查可诊断并行镜下手术治疗。⑦脂肪垫炎：多见肥胖女性，站立、行走均可疼痛，脂肪垫处压痛点。

（3）滑膜病变。

（4）关节部位肿瘤：表现为关节痛，股骨远端胫骨近端是骨肿瘤的好发部位。多见于骨巨细胞瘤、软骨母细胞瘤、滑膜肉瘤、骨肉瘤等。X线检查及CT可协助诊断。

2. 髋痛

（1）股骨颈骨折：外伤史及X线检查可确诊。

（2）股骨头骨骺滑脱：髋部疼痛关节活动障碍，X线检查可确诊。

（3）类风湿关节炎：早期关节有晨僵现象，后逐渐髋痛，实验室检查及X线检查可协助诊断。

（4）强制性脊柱炎：HLA-B27、X线检查可协助诊断。

（5）化脓性骨关节炎。

（6）髋关节结核：发病隐匿，早期可为髋部疼痛，逐渐加重可有结核中毒症状，X线检查对本病的早期诊断极为重要。

（7）股骨头缺血性坏死：X线检查、CT、MRI是诊断本病的常用方法。

（8）髋部肿瘤及瘤样病变：多见的有骨软骨瘤、软骨瘤、骨巨细胞瘤、骨囊肿、骨肉瘤、骨纤维结构不良、滑膜软骨瘤等。X线检查可协助诊断，活组织检查可确诊。

3. 肩痛

（1）肩部软组织疾病与损伤：①肩关节周围炎：多见于40岁以上中老年人，患肩终日疼痛，夜间尤甚，肩部活动明显受限，尤以外展、外旋更为突出。肌膜炎、类风湿关节炎等常为诱发病因，肩外因素常由颈椎病、心脏病、肩部制动等引起。X线检查可协助诊断。②肩袖撕裂：多见于青壮年，有外伤史。③肩峰下滑囊炎：青壮年人多见，肩峰下压痛可有疼痛弧，损伤是本病的病因。④肱二头肌长头腱鞘炎：中老年人多见，肩或上臂外侧疼痛，肩部活动部分受限，阻力下做主动屈肘和前臂旋后动作时患部疼痛。

（2）肩关节炎。

（3）肩部肿瘤：X线检查可提示肿瘤的良恶性及较明确的诊断。CT、MRI提示肿瘤范围，血运丰富与否及与邻近组织、器官的关系，有助于手术治疗。

4. 肘痛

（1）肘关节的滑膜炎。

（2）肘关节鹰嘴尖部囊性肿物。

（3）增生性骨性关节炎：可出现肘关节肿胀、关节活动时有摩擦感常伴有疼痛。

（4）肘关节结核：肘关节进行性肿胀，活动时疼痛加剧，J线检查有骨质破坏者应注意。

（5）化脓性关节炎：肘关节肿胀，并伴有红、肿、热、痛时应考虑本病。

（6）肘关节肿瘤：关节肿痛，夜间疼痛更加明显，J线检查有骨质破坏者应考虑本病，必要时行活组织病理检查。

（7）肱骨外上髁炎：俗称"网球肘"，主要表现为肘关节外侧疼痛，疼痛可沿前臂放射至手腕，肱骨外上髁以及肱桡关节间隙处有明显的压痛点，腕伸肌紧张试验阳性，前臂伸肌腱牵拉试验阳性。X线检查多阴性，偶见肱骨外上髁处骨质密度增高的钙化阴影或骨膜肥厚影像。

5. 腕与手部疼痛

（1）创伤性疼痛：如软组织挫伤、肌腱损伤、骨皮质撕裂等，常在外伤后出现疼痛、肿胀和功能障碍。

（2）腕管综合征：主要为正中神经受压，示指和无名指麻木，刺痛或烧灼样痛，局部性疼痛可放射到肘部及肩部，拇指外展肌力差，偶有端物、提物时突然失手。

（3）类风湿关节炎：由一个关节起病，以手中指指间关节首发疼痛，继而出现其他指间关节和腕关节的肿胀疼痛。

【诊疗处方】

（1）全科护理常规。

（2）二级护理。

（3）普食。

（4）测血压、脉搏，q12h。

（5）血常规，血生化全项，血浆D-二聚体检测，类风湿因子，红细胞沉降率（血沉），C反应蛋白，抗链球菌溶血素"O"（抗"O"）试验，抗核抗体检测，免疫球蛋白和补体检测，HLA-B27（必要时）。

（6）尿常规，粪常规。

（7）心电图，关节疾患部位X线检查。

（8）必要时可行关节镜检查、关节疾患部位CT或MRI等。

（9）对症止痛：适当应用非甾体抗炎药，必要时行封闭治疗。

（10）尽快确诊，按病因治疗，如抗感染、免疫抑制剂等。

（11）必要时行手术治疗。

（12）必要时请骨科会诊。

【注意事项】

关节疼痛剧烈者，可根据病情选择封闭疗法。不可滥用止痛药物，因其只有改善症状的作用，长期应用易发生消化性溃疡。

【预后】

关节痛的转归与预后取决于其所属疾病的性质。

第二章 常用急救技术及常见急症

第一节 急救基本技术

一、心肺脑复苏

【初诊依据】

（1）大动脉搏动消失，听不到心音，测不到血压，面色发绀或灰白，手术创面颜色变紫、渗血或出血停止，无肢体运动征象。

（2）原来清醒的患者意识突然丧失。

（3）呼吸停止或呈叹息样呼吸。

（4）瞳孔散大，对光反应消失。

（5）心电图示心室颤动，心室停搏，无脉性电活动。

【并发症】

可并发呼吸心跳骤停而死亡。

【鉴别诊断】

应与昏厥、脑卒中、低血糖、中毒、气道急性阻塞等相鉴别。

【诊疗处方】

（1）全科医学科护理常规（建立急救特别记录单）。

（2）肾上腺素1mg，静脉注射，立即。

（3）吸氧，4～6L/min（呼吸机辅助呼吸）。

（4）5%碳酸氢钠注射液40～60ml，静脉注射，立即。

（5）5%葡萄糖注射液250ml+肾上腺素1～3mg，静脉滴注（持续）。

（6）5%葡萄糖注射液50ml+利多卡因100mg，静脉注射（除颤不成功或复发）。

（7）尼可刹米3～3.75g+5%葡萄糖注射液500ml，静脉滴

注（30滴/分，无自主呼吸者）。

（8）持续心电监护。

（9）地塞米松10～20mg，静脉注射，立即。

（10）头部冰帽。

（11）吸痰（必要时）。

（12）安置临时心脏起搏器（必要时）。

（13）10%葡萄糖注射液500ml+利多卡因500mg，静脉滴注（室性心律失常时24h维持）。

（14）20%甘露醇250ml，快速静脉滴注。

（15）呋塞米20～100mg，静脉注射。

（16）10%葡萄糖注射液250ml+多巴酚丁胺20～40mg，静脉滴注。

（17）500～1000ml右旋糖酐40，静脉滴注（酌情加用多巴胺）。

（18）血常规，血糖，血生化全项，血气分析，HBsAg，抗–HIV，TPPA。

（19）床边心电图检查。

（20）胸部X线检查。

（21）病危通知。

（22）留置导尿。

（23）记24h出入量。

（24）暂禁食（复苏成功后）。

（25）测血压、脉搏、呼吸，15min（复苏成功后）一次。

【注意事项】

（1）疏通气道：头尽量向后仰，向上抬颈或向后上抬颌，用指套或纱布保护手指后清除患者口腔内的异物，如分泌液体、呕吐物、泥沙、血凝块等。

（2）心前区拳击：胸骨中段用拳猛力捶击1～2次，对心脏病猝死及触电猝死者主张应用。如不成功，尽快施行胸外心脏按压术。

（3）人工呼吸：不管是口对口人工呼吸、气囊面罩辅助呼吸，还是建立人工气道后的辅助呼吸，急救者每次人工通气时应持续1s，并应产生明显的胸廓起伏。口对口人工呼吸注意向口内吹气时要捏紧患者的鼻孔，使之紧闭，吹气停止后将手放开。婴幼儿采用口对鼻的方法吹气。

在人工气道建立前的人工呼吸，呼吸频率为10～12次/min，胸外按压和人工通气的比例为30：2；在建立人工气道后呼吸频率为8～10次/min，胸外按压保持约100次/min，此时不要求胸外按压和人工呼吸同步进行。

对于还有自主循环（可触摸到脉搏）的患者，人工呼吸保持在10～12次/min，也就是每5～6秒给予一次人工呼吸。

（4）胸外按压：在10s内急救人员不能明确触摸到脉搏，应立即开始胸外按压。按压位置：胸骨下半部，即乳头连线与胸骨交界处。按压手法：确保患者仰卧位平躺于坚实的平面上，急救人员跪于患者胸旁，一手掌根部置于乳头连线与胸骨交界处，另一手掌根部平行放于第一手掌之上，双手紧扣进行按压，成人按压深度为4～5cm（最新理论增加到≥5cm）。新生儿按压深度为前后胸直径1/3左右。胸外按压和人工呼吸比例：目前推荐人工气道建立前使用按压/通气为30：2的比例；双人心肺复苏（CPR）时，一旦人工气道（如气管内导管、食管气管联合气道、喉罩气道）建立，则胸外按压不应被人工呼吸所中断，应该做的是：一名急救人员进行连续的、频率约为100次/min的胸外按压，另一名急救人员给予8～10次/min的人工通气，注意避免通气频率过高。每隔2min，负责胸外按压和负责人工通气的急救人员应当交替轮换位置，以避免胸外按压者疲劳以及按压的质量和频率下降。

（5）电击除颤：80%死亡患者的直接原因为室颤，有条件者争取尽快非同步电除颤。电量在200～360J。当心室颤动或无脉性室性心动过速发生时，急救人员应迅速给予电击除颤一次，然后立刻进行5轮的CPR（大约2min），之后再检查心律和脉搏，必要时再进行另外一次的电击除颤。

（6）用药注意：尼可刹米对呼吸肌麻痹者无效。无中枢性呼吸衰竭、抽搐、惊厥患者禁用尼可刹米。盐酸利多卡因用于抗心律失常时，静脉给药应同时监测心电图，并备有抢救设备。心电图P-R间期延长或QRS波增宽，出现其他心律失常或原有心律失常加剧者应立即停药。

【诊疗新进展】

关于穿戴式心脏除颤仪（WCD）预防心脏性猝死的科学解读：尽管多项临床研究证实植入式心律转复除颤器（ICD）可以降低高危患者的死亡。这主要包括两类患者：一类是明知有心脏猝死风险，如冠状动脉重建术后、新诊断的急性心肌梗死或缺血性心脏病等，但并未达到ICD的适应证；第二类是有明确的ICD使用指征，但同时也存在植入ICD禁忌证的患者，如活动性感染或预后不明等。WCD主要适用于有心脏猝死发生危险，但由于各种原因而未能立即植入ICD的患者。WCD装置包括两部分，即一个可穿戴的背心和一个由电池提供能量的监测除颤器。WCD应用的监测算法（包括室性心动过速和心室颤动）的敏感性为90%～100%，特异性为98%～99%。研究中不适当电击的发生率约1%～2%。当WCD监测到心律失常后会自动启动检测和治疗。一旦达到了心律失常的图形、节律、频率等标准，WCD会启动患者应答检测，包括发出震动、声光报警，如果患者认为无明显心悸而有可能是误感知，则按下反应按钮，WCD的检测进程就会终止，不再放电复律。如果患者未按下反应按钮，则WCD会自动充电，并通过背心上的电极进行电击复律，依心律失常的类型（室性心动过速或心室颤动）以及设定程序的不同，从监测到实施电击约需25～60s。WCD的双相电击能量在75～150J之间，电击后的转复率在69%～99%之间。WCD能够放发5次电击，一旦设备进行过电击治疗，套装和电极就必须更换。绝大多数的WCD疗效来自于成年人，9～17岁的儿童也有报道。

【预后】

多数预后不佳。

二、控制出血和抗休克处理

【初诊依据】

1.失血表现

一般15min内失血量少于全血的10%，机体可代偿；当超过总血量的20%，即可出现休克；当超过50%时可导致死亡。失血量较多时，患者可出现面色苍白、口渴、大汗淋漓、手足发凉、呼吸紧迫、心慌气短、表情淡漠甚至神志不清。

2.出血的种类

（1）外出血：动脉出血为鲜红色，速度快，量多，易危及生命；静脉出血为暗红色，速度稍缓慢，量中等；毛细血管出血，血液由鲜红变为暗红，量少，多能自行凝血。

（2）内出血：深部组织和内脏损伤可形成脏器血肿或积血，难以看出，只能根据伤者全身或局部症状来判断重要脏器有无出血。内出血对患者的健康和生命威胁很大，必须密切注意。

【诊疗处方】

（1）全科医学科护理常规（建立急救特别记录单）。

（2）平卧位。

（3）测脉搏、呼吸、瞳孔、血压、体温、心率，立即。

（4）检查出血部位并立即止血（用最简单手法控制出血和污染）。

（5）心电监护。

（6）吸氧，6~8L/min（必要时呼吸机辅助呼吸）。

（7）建立两条静脉通道，立即。

（8）0.9%氯化钠注射液1000~2000ml，静脉滴注，立即。

（9）血型（ABO+RH），血交叉配合试验，血糖，血气分析，血常规，血电解质，肝、肾功能，血浆D-二聚体检测，抗-HIV，TPPA。

（10）TAT皮试（开放性损伤）。

（11）TAT 1500~3000U，肌内注射，立即（开放性损伤）。

（12）输血（根据病情紧急备血）。开始ICU复苏，重点包括液体复苏、机械通气、复温、纠正酸中毒及凝血障碍。

（13）记录尿量。

（14）手术治疗。

【注意事项】

（1）立即平卧，头低位，保暖。开放气道并保持通畅，必要时建立人工气道。高流量吸氧，保持血氧饱和度在95%以上。

（2）建立双静脉通道，容量复苏，经适当容量复苏后仍持续低血压则给予血管活性药物治疗，并快速补充等渗晶体液及胶体液。

（3）迅速判断休克类型。监护心电、血压、脉搏、呼吸。

（4）如果休克由体表出血所致，尽早压迫止血或结扎止血。必要时给予输血治疗。

三、软组织伤及包扎

【初诊依据】

（1）挫伤：软组织挫伤，由不良活动、意外碰撞、挤压等造成。局部出现疼痛、肿胀、触痛，皮下瘀血或缺血等改变。

（2）浅部刺伤：刺伤多由木刺、针具、铁钉等造成。刺伤因带有细菌污染，可能引起感染或异物存留。

（3）浅部切割伤：浅部切割伤多为刀刃、玻璃、锐利器皿等造成，有不同程度的伤口。伤口边缘一般比较平整。如果并发感染，局部出现红肿、疼痛、伤口化脓等表现。

【并发症】

可并发感染、出血；注意预防破伤风。

【鉴别诊断】

注意伤情评估，有无骨折和大血管损伤等情况。

【诊疗处方】

（1）平卧位，建立急救记录单。

（2）测脉搏、呼吸、瞳孔、血压、体温、心率，立即。

（3）清创止血，立即（检查并记录伤口大小、形状、出血情况、皮肤淤斑或水疱、皮肤温度，指端循环、肢体活动、感觉等）。

（4）伤部X线检查。

（5）TAT皮试，立即。

（6）TAT 1500U，肌内注射，立即。

（7）头孢唑林钠0.5～1.0g，肌内注射，tid~qid（必要时）。

【注意事项】

（1）挫伤：早期局部可用冷敷和压迫包扎，抬高或放平受伤的肢体。挫伤24～48h后局部改用热敷或红外线治疗，促进局部淤血吸收。有血肿，局部隆起明显者，暂予加压包扎。若水肿严重，影响血液循环，应早期切开减张，将皮肤、深筋膜和肌膜纵行多处切开并放置纱布条引流。若中毒症状严重，保留患肢将危及生命时，应行截肢处理。挫伤如果是强大暴力所致，必须检查其深部组织器官有无损伤，避免延误治疗而造成严重后果。

（2）刺伤：小刺伤的伤口出血，直接压迫3～5min，止血后用70%乙醇或碘伏消毒，并用无菌敷料包扎，保持局部干燥24～48h。若为建筑工地钉子刺伤，受伤部位周围皮肤先用生理盐水擦洗，后用碘伏进行消毒，再用生理盐水棉球擦洗。抽取少量2%利多卡因对着原钉眼处注入，约5min后在原伤口内清刮坏死组织、血块、异物等，使创口扩大，再用注射器依次抽取生理盐水、过氧化氢溶液（双氧水），对伤口进行加压冲洗，边清刮、清理边冲洗，直全把伤口内的污质、异物彻底清除干净。并予常规破伤风抗毒素治疗，酌情使用抗生素。

（3）开放性创伤：浅表小伤口，长度1cm左右的皮肤浅层组织伤口，经外科清创消毒处理后，可用蝶形胶布或创口贴对合皮肤裂口固定。创口大者，要根据伤情、伤口部位和形状等选用麻醉方法及清创术。

【预后】

一般预后较好。挫伤若中毒症状严重，保留患肢将危及生命时需要截肢处理。

四、骨折急诊处理

【初诊依据】

（1）有直接暴力或间接暴力所致的受伤部位，或积累性劳损。

（2）临床特点包括休克，发热，局部肿胀、疼痛、皮下淤血，伤肢畸形或成角畸形、异常活动、骨擦感、骨擦音等。

（3）X线检查可以确诊。

【诊疗处方】

（1）全科医学科护理常规（建立急救特别记录单）。

（2）平卧位。

（3）测脉搏、呼吸、瞳孔、血压、体温，立即。

（4）检查骨折部位，患处止血、固定。

（5）伤部X线检查。

（6）吸氧，2~4L/min。

（7）0.9%氯化钠注射液500~1000ml，静脉滴注，立即。

（8）血型（ABO+RH），血交叉配合试验，血糖，血气分析，血常规，血电解质，肝、肾功能，血浆D-二聚体检测，抗-HIV，TPPA。

（9）TAT皮试（开放性损伤）。

（10）TAT 1500~3000U，肌内注射，立即（开放性损伤）。

（11）观察记录甲床血运情况。

【注意事项】

（1）首先检查患者全身情况，如处于休克状态，应注意保温，尽量减少搬动，有条件时应立即输液输血，处于昏迷状态患者，应注意保持呼吸道通畅。

（2）开放性骨折伤口出血绝大多数可用加压包扎止血。加压包扎不能止血时，可采用充气止血带止血，并记录所用压力和时间。创口用无菌敷料或清洁布条予以包扎，减少再污染。若骨折端已戳出伤口，并已经污染，且未压迫重要血管神经者，不应将其复位，以免将污染物带入伤口深处，应送至骨科经清创处理后再行复位，若在包扎时骨折端自行滑入伤口内，应做好记录，以便在清创时进一步处理。

（3）急救时不必脱去患肢衣裤和鞋袜，以免过多地搬动患肢，增加疼痛。若患肢肿胀严重，可用剪刀将患肢衣袖和裤脚剪开，减轻压迫。骨折有明显畸形，并有穿破软组织或损伤附近重要血管神经的危险时，可适当牵引患肢，使之变直后再进行固定。

五、创伤急诊处理

【初诊依据】

1. 初级评估

（1）维持呼吸道通畅，保护颈椎（打开气道、清除分泌物、建立人工气道、固定颈椎）。

（2）维持呼吸及换气功能（给氧，处理气胸、血胸，胸廓固定）。

（3）维持循环及控制出血（观察意识状态、脉搏、肤色，止血，建立静脉通道，补液）。

（4）评估神志状况（GCS评分）。

（5）裸露伤患，防治失温（暴露伤口、检查伤口，保暖）。

2. 次级评估

在初级评估完成、患者生命体征稳定后由专科进行次级评估。次级评估是对创伤患者从头到足的彻底检查，包括完整病史、体格检查及所有生命体征的再次评估。

【诊疗处方】

（1）全科医学科护理常规（建立急救特别记录单）。

（2）平卧位。监测呼吸、心率、瞳孔、血压、体温、尿量，立即。

（3）检查出血部位，立即止血（用最简单手法控制出血和污染）。

（4）心电监护。

（5）吸氧，4～6L/min（必要时呼吸机辅助呼吸）。

（6）气管插管，气管切开（必要时）。

（7）建立两条静脉通道，立即。

（8）血常规，血气分析，血型（ABO+RH），血交叉配合试验，肝、肾功能，凝血三项（PT+APTT+TT），HBsAg，抗–HCV，抗–HIV，TPPA。

（9）胸部、骨盆、颈椎X线检查。

（10）心电图。

（11）胃肠减压。

（12）留置导尿。

（13）乳酸林格氏液1000ml，静脉滴注，立即。

（14）TAT皮试。

（15）TAT 1500～3000U，肌内注射，立即。

（16）输血（根据病情紧急备血）。

（17）0.9%氯化钠注射液100ml+头孢唑林钠1.0g，静脉滴注，tid～qid。

（18）0.9%氯化钠注射液100ml+奥美拉唑注射液40mg，静脉滴注，bid。

【注意事项】

（1）立即建立双静脉输液通道，补液，必要时输同型血或O型血。一般不用血管活性药、激素。

（2）昏迷患者注意保持口咽气道通畅，必要时行气管插管或气管切开。

（3）合并张力性气胸者，急救需迅速将粗针头穿刺胸膜腔减压，并外接单向活瓣装置，使胸腔内高压气体易于排出。进一步处理应安置胸腔闭式引流及使用抗生素防感染，给氧，监测血氧饱和度。

（4）根据伤情，尽早进行清创处理。酌情应用抗生素。若创面深、血循环差者，要采用高压氧治疗。

（5）常规预防予破伤风类毒素注射。

第二节 急性中毒

一、急性有机磷农药中毒

【初诊依据】

（1）有明确的有机磷农药接触史或误服、自服史，应详细地对中毒途径、时间、毒药剂量及浓度、呼气及呕吐物的特殊气味加以了解和检查。

（2）患者身体污染部位、呼出气味、呕吐物及洗胃抽出液具有特殊的大蒜味（有些有机磷农药可无蒜臭味）。

（3）毒蕈碱样：多汗、流泪、流涎、腹泻、心跳减慢、瞳孔缩小、恶心、呕吐，肺部大量湿啰音。

（4）烟碱样毒表现：骨骼肌兴奋、肌束挛缩、肌纤维颤动、抽搐，晚期呼吸肌麻痹，引起呼吸衰竭。

（5）中枢神经系统表现：头晕、头痛、言语不清、共济失调、烦躁不安、嗜睡、昏迷、脑水肿等。

（6）中间型综合征：少数患者在急性中毒后24～96h，出现以部分脑神经支配的肌肉、屈颈肌肉、四肢近端肌肉和呼吸肌的肌力减退或麻痹为主要表现的综合征，严重者可发生猝死。其发生机制与胆碱酯酶受到长期抑制，影响神经-肌肉接头处突触功能有关。

（7）迟发性周围神经病变：少数急性中毒患者在急性症状消失后2～4周，出现进行性肢体麻木、刺痛，呈对称性手套、袜套型感觉异常，伴肢体萎缩无力。重症患者出现轻瘫或全瘫。一般下肢病变重于上肢病变，6～12个月逐渐恢复。神经-肌电图检查显示神经源性损害。

（8）局部损害：敌敌畏、美曲膦酯、对硫磷、内吸磷接触皮肤后可引起过敏性皮炎，并可出现水疱和剥脱性皮炎。有机磷农药滴入眼部可引起结膜充血和瞳孔缩小。

（9）其他：可出现心、肝、肾损害和急性胰腺炎等表现。

（10）辅助检查：胆碱酯酶活力测定、阿托品试验、尿液有机磷农药分解产物测定，均可反映毒物吸收情况。

【鉴别诊断】

应与氨基甲酸酯类农药中毒、拟除虫菊酯类中毒、食物中毒、急性胃肠炎、中暑等鉴别。

【诊疗处方】

（1）全科医学科护理常规（建立急救特别记录单）。

（2）特级或一级护理。

（3）病危或病重通知。

（4）暂禁食（中度以上中毒）。

（5）吸氧，2~4L/min。

（6）血常规，血气分析，血胆碱酯酶活性测定，血清钾、钠、氯化物，CO_2-CP，肝、肾功能，HBsAg，抗-HCV、抗-HIV、TPPA。

（7）清洗皮肤或反复洗胃，立即。

（8）阿托品1~10mg（根据病情用药），静脉注射，立即。

（9）氯解磷定0.5~1.0g（根据病情用药），肌内注射，立即。

（10）5%碳酸氢钠注射液100ml，静脉注射，立即。

（11）5%葡萄糖氯化钠注射液500ml+10%氯化钾注射液20ml，静脉滴注，立即。

（12）10%葡萄糖注射液500ml+山莨菪碱注射液10~20mg，静脉滴注，立即。

（13）心电图检查。

（14）测血压、脉搏、呼吸，30min一次。

（15）记24h出入量。

【注意事项】

（1）紧急处置：立即脱离污染环境，脱除污染衣物，用肥皂水冲洗体表。用2%碳酸氢钠溶液或生理盐水冲洗眼部。口服中毒者用清水，或2%碳酸氢钠（美曲膦酯中毒忌用）或

1 : 5000浓度高锰酸钾溶液（对硫磷、甲基对硫磷、内吸磷、甲基内吸磷、倍硫磷、杀螟松、乐果、马拉硫磷、甲拌磷、谷硫磷、苏化203等中毒忌用高锰酸钾洗胃）反复洗胃后再给予硫酸钠20～40g，溶于20ml水中，一次口服，导泻，观察30min无导泻时再饮水500ml。在迅速清除毒物的同时，应争取时间及早用解毒药治疗，以挽救生命，缓解中毒症状。

（2）特效解毒药：有机磷农药中毒最理想的治疗是胆碱酯酶复活剂与阿托品合用，应用原则是早期、足量、联合、重复用药，尤其应重用胆碱酯酶复活剂辅以适量的阿托品，尽快达到阿托品化。轻度中毒亦可单独使用胆碱酯酶复活剂。两种解毒药合用时，阿托品的剂量应减少，以免发生阿托品中毒。阿托品等抗胆碱能药加量宜快，撤药宜慢，维持用药一般5天左右。乐果、马拉硫磷中毒时应维持7～10天。发现阿托品中毒时应立即停药和补液，必要时可用毛果芸香碱解毒。

【诊疗新进展】

危重症有机磷中毒患者的常规急救基础上联合使用血液灌流、血液透析治疗，可提高救治效果，改善患者预后。

【预后】

轻、中度中毒患者经及时治疗均能治愈，重度中毒有并发症者预后较差，病死率较高。基层医院无治疗条件时应及时转入上级医院治疗，以免延误病情。

二、安眠镇静剂中毒

【初诊依据】

（1）有误服或自服大量安眠镇静药物史，或现场查出残留的安眠镇静药物。了解服毒剂量，若为巴比妥类药物，约催眠剂量的2～5倍即可出现嗜睡、判断和定向障碍，超过催眠剂量10倍以上，视为致死量。

（2）初期可出现兴奋症状，如躁狂、惊厥，随后转为嗜睡、昏迷，出现呼吸浅慢、脉搏微弱、血压下降、瞳孔缩小、肌肉松弛、腱反射减弱或消失。重度中毒患者早期可有四肢肌张力增强，腱反射亢进，病理反射阳性。后期全身肌肉弛缓，各种反射消失，呼吸及循环衰竭而死亡。

（3）长期服用过量的药物，可出现类似中毒的症状。大量服药超过2个月而突然停药时，可发生严重的停药反应。一般在停药的第2~3天，也可在停药的第3~7天出现精神症状，如幻觉和定向力障碍，症状可持续3天至3个月。

【并发症】

注意并发心律失常、肺水肿、上消化道出血，水、电解质及酸碱平衡紊乱等。

【鉴别诊断】

对病史不详者，应注意与脑血管意外、癫痫、糖尿病酮症酸中毒昏迷、尿毒症昏迷及其他药物中毒相鉴别。生物样品毒物分析可辅助诊断。

【诊疗处方】

（1）全科医学科护理常规（建立急救特别记录单）。

（2）特级或一级护理。

（3）病重通知。

（4）鼻饲饮食。

（5）吸氧，2~4L/min。

（6）送血液、呕吐物、尿液作药物浓度测定。

（7）血常规，血清钾、钠、氯化物及$PaCO_2$测定，凝血四项（PT+APTT+TT+FIB），抗–HIV，TPPA。

（8）心电图检查。

（9）温清水或1∶5000高锰酸钾溶液洗胃，立即。

（10）20%甘露醇250ml或呋塞米20~40mg，静脉滴注（快速）。

（11）5%碳酸氢钠注射液100~200ml，静脉滴注。

（12）0.9%氯化钠注射液5ml+氟马西尼0.3mg，静脉注射，立即。

（13）5%葡萄糖注射液2000ml+维生素C 3.0g，静脉滴注，qd。

（14）5%葡萄糖氯化钠注射液1000ml+10%氯化钾注射液30ml+维生素B$_1$100mg，静脉滴注，qd。

（15）每小时测血压、脉搏、呼吸。

（16）记24h出入量。

【注意事项】

（1）紧急处置：洗胃、导泻以排除毒物；吸氧，保持呼吸道通畅，必要时气管插管，若呼吸停止给予人工呼吸，慎用兴奋剂，可用美解眠、可拉明、洛贝林，但剂量不宜过大；输液排毒和维持水、电解质及酸碱平衡，利尿、碱化尿液，生理盐水及5%葡萄糖注射液3000ml加维生素C静脉滴注，用20%甘露醇250ml快速静脉滴注，或呋塞米20～40mg稀释后静脉注射，5%碳酸氢钠100～200ml静脉滴注。静脉注射纳洛酮0.8mg，或2.0～4.0mg加入葡萄糖注射液500ml中静脉滴注，有助于缩短昏迷时间。密切监护，维持生命功能，加强护理。

（2）洗胃：不论中毒时间多长，均应立即用温清水彻底洗胃，然后经胃管注入20%药用炭悬液或硫酸钠10～15g导泻。忌用硫酸镁，因镁离子吸收会加重中枢神经系统的抵制。

（3）特效解毒药：氟马西尼，初始剂量为0.3mg。如在1min内未达到要求的清醒程度，可重复注射。总剂量为2.0mg。氟马西尼用药后可致癫痫发作，故用药应个体化。快速注射氟马西尼若引起戒断症状，可通过缓慢静脉注射地西泮5mg或咪达唑仑5mg缓解。

（4）血液净化：血液透析是有效的方法。若患者不宜搬动，可尽快行腹膜透析。

【诊疗新进展】

血液灌流联合纳洛酮联合抢救安眠药中毒，可明显提高安眠药中毒治愈率，减少并发症，不良反应少。

【预后】

轻度中毒者无需治疗即可恢复。中度中毒者经精心护理和适当治疗，在24～48h内可恢复。重度中毒者可能需要3～5

日才能恢复意识。本病病死率低于5%。

三、急性乙醇中毒

【初诊依据】

（1）有饮酒或误用酒类溶液史，呼气及呕吐物有强烈的酒精气味。了解饮酒时间及饮用量、发病时间，注意检查神志、瞳孔、心肺情况。

（2）早期面红或苍白、脉速、多言、精神激动、自控力丧失、恶心、呕吐；血乙醇浓度达1500mg/L时，可出现共济失调；血乙醇浓度达2500mg/L以上时，进入昏睡，可发生低血糖，出现脑水肿、高热、惊厥等，严重的出现呼吸麻痹、循环衰竭而死亡。

【并发症】

常见的并发症有呼吸障碍、消化道出血、神经系统失常、肝脏器官受损等。酒精还可诱发心脏病、低血糖、脑出血、代谢性酸中毒、胰腺炎等。

【鉴别诊断】

应注意排除药物、化学性气体及其他原因所致的昏睡、昏迷。

【诊疗处方】

（1）全科医学科护理常规（建立急救特别记录单）。

（2）特级或一级护理。

（3）病重通知。

（4）血乙醇浓度测定，抗–HIV，TPPA。

（5）1%碳酸氢钠洗胃。

（6）10%葡萄糖注射液10ml+纳洛酮0.4mg，静脉注射，立即。

（7）吸氧，4～6L/min。

（8）每小时测血压、脉搏、呼吸。

（9）50%葡萄糖注射液100ml，静脉滴注，qd。

（10）10%葡萄糖注射液500～1000ml+维生素C 3.0g+维

生素 B_1 100mg+维生素 B_6 100mg+正规胰岛素 20U+烟酸 100mg，静脉滴注，qd。

【注意事项】

（1）一般处理：轻者多饮糖水及酸性饮料，不主张饮咖啡和茶水，因为茶碱的利尿作用虽可加速乙醇排泄，但由乙醇转化的乙醛未能分解即排出，会影响肾脏功能。乙醇与咖啡因同样有兴奋大脑皮层的作用，酒与咖啡同饮可加重对大脑的刺激，出现神经及血管系统的病变。对中毒症状轻者注意保暖，防止呕吐物吸入而致窒息或吸入性肺炎，定时翻身，防止压迫性横纹肌坏死，导致肌红蛋白性急性肾功能衰竭。重者应迅速催吐，并用 1%～5% 碳酸氢钠溶液洗胃，洗胃后注入牛奶、蛋清等保护胃黏膜。狂躁兴奋者可肌内注射小剂量地西泮注射液（5mg），禁用吗啡或巴比妥类药物。

（2）输液排毒：10% 葡萄糖注射液 500～1000ml 加入大剂量维生素C，用利尿剂加速乙醇排泄，可给予能合剂加维生素 B_6 及烟酸静脉滴注，肌内注射维生素 B_1 以加速乙醇在体内氧化，也可静脉注射 50% 葡萄糖注射液 100ml，防止低血糖。昏迷者可用美解眠 50mg 加入葡萄糖注射液 10～20ml 静脉注射，或用纳洛酮 0.4～0.8mg 加入葡萄糖注射液静脉注射。

（3）透析治疗：重度昏迷或出现呼吸中枢抑制，或乙醇血浓度在 6000mg/L 左右，应行紧急透析治疗。

【诊疗新进展】

在常规纳洛酮静脉滴注基础上联合应用醒脑静静脉滴注治疗急性酒精中毒疗效更佳，患者清醒时间明显缩短，可有效降低不良反应的发生率。

【预后】

轻度中毒者一般无需处理可自行清醒，中度以上急性酒精中毒者应及时抢救。中毒如经治疗能生存超过 24h 者多能恢复，且无后遗症。

第三节　环境意外伤害

一、中暑

【初诊依据】

（1）轻度中暑：出汗、恶心、呕吐、面色潮红或苍白、肢冷、血压轻度下降，体温在38℃左右。

（2）重度中暑：晕厥、面色苍白、血压下降、口渴、尿少、肌肉疼痛及痉挛、抽搐、神志模糊，体温高达40℃以上。

（3）危重指标：①体温持续高达41℃以上；②昏迷超过48h伴频繁抽搐；③重度脱水出现休克；④出现脑水肿，心、肝、肾衰竭，DIC。

【并发症】

多器官功能障碍是严重的并发症。

【鉴别诊断】

（1）必须与脑型疟疾、脑膜炎、脑血管意外、中毒型菌痢、糖尿病酮症酸中毒等疾病相鉴别。

（2）与消化道出血、宫外孕内出血、低血糖以及其他能够引起低血压和虚脱的疾病相鉴别。

（3）与各种急腹症相鉴别。

【诊疗处方】

重度中暑

（1）全科医学科护理常规（建立急救特别记录单）。

（2）一级护理。

（3）半流饮食。

（4）病重或病危通知（必要时）。

（5）吸氧，2～4L/min，立即。

（6）冷水浴，立即。

（7）冰水纳肛，立即。

（8）血常规，肝、肾功能，凝血四项（PT+APTT+

TT+FIB），抗–HIV，TPPA。

（9）心电图检查。

（10）测血压、脉搏、呼吸，30min一次。

（11）0.9%氯化钠注射液500ml+氯丙嗪50mg，静脉滴注，立即。

（12）0.9%氯化钠注射液1000ml，静脉滴注，qd（4℃，快速）。

（13）5%葡萄糖氯化钠注射液1000ml+山莨菪碱注射液10～20mg，静脉滴注，qd。

【注意事项】

（1）紧急处置：立即将患者移到阴凉通风处，脱去外衣利于散热，饮淡盐水或凉开水。轻度中暑者给予口服藿香正气水或十滴水，用凉水擦浴。重度中暑者要立即吸氧，保持呼吸道通畅，必要时应行气管插管，防止呕吐物误吸，并迅速降温，头部、腋下及腹股沟大血管处放置冰袋，同时用冷水或乙醇擦浴，冰水纳肛，可用冰5%葡萄糖氯化钠注射液1000～2000ml静脉滴注，开始时滴速应控制在30～40滴/min，或用氯丙嗪注射液25～50mg加入0.9%氯化钠注射液500ml静脉滴注，有调节体温中枢、扩张血管、松弛肌肉、降低氧耗的作用，但低血压患者禁用氯丙嗪。地塞米松注射液10～20mg静脉注射或静脉滴注，有助于降温和减轻脑水肿。山莨菪碱注射液10～20mg加入冰5%葡萄糖氯化钠注射液500ml静脉滴注。纳洛酮0.4～1.2mg静脉注射，有明显降温、促醒、升血压等效应。

（2）中暑患者体温升高程度和持续时间与死亡率相关，因此需要及早降低体温，以测量肛温为准，当肛温降至38℃时，应停止降温。

（3）小分子葡萄糖苷有抗凝作用，不应作为扩容药输注过多，以免加重凝血功能障碍。

（4）治疗低血压应用血管收缩药时，会引起皮肤血管收缩，影响散热。

（5）健康青壮年人发生热射病时，常有横纹肌溶解，需注意急性肾损伤和致命性高钾血症的发生。

【诊疗新进展】

积极血管内降温治疗可成功控制中暑相关的多器官功能障碍。

【预后】

（1）先兆中暑、轻症中暑、热痉挛、热衰竭只要及时发现后迅速转移至阴凉通风处，给予适当含盐饮料，必要时补充葡萄糖盐水等，除原有慢性病、热衰竭严重者外，可很快恢复，预后良好。

（2）热射病只要及时发现和正确处理，大多预后良好。其预后决定于以下五点：①一般认为，体温在 40～42℃者死亡率为 50%，42℃以上者死亡率为 90% 左右；②高热持续时间长短；③患者年龄>60 岁的重症中暑死亡率为 76%；④有无合并慢性疾病；⑤抢救是否及时正确。中暑致死的主要原因是：休克、呼吸衰竭、循环衰竭、MODS、脑水肿、肺水肿、急性肾损伤、继发严重感染、DIC 等。

二、冻伤

【初诊依据】

患者有受冻过程的环境史。体温降低（直肠温度），全身冰冷，血压下降，肌肉、关节僵硬，意识模糊或昏迷，心律失常，瞳孔散大等。

【并发症】

（1）休克。

（2）骨髓炎：重度冻伤、感染，或截肢术后骨端外露，容易招致细菌感染引起骨髓炎。多发于外在冻伤 2 个月以后。

（3）脓毒血症：与冻伤的程度、面积、病程长短和有无感染有关。

（4）急性肾功能衰竭：若冻僵救治不及时，则并发急性肾功能衰竭的概率会增高。

（5）气性坏疽：初期处理不当，有厌氧菌残留；硬厚痂皮将创面与外界环境隔绝；重度冻伤的动、静脉血栓，使组织严重缺血、缺氧；冻伤坏死组织增多，合并需氧菌感染。

（6）上呼吸道感染、肺炎：长时间寒冷刺激，小儿和老年人容易发生上呼吸道感染，进而继发肺炎。

（7）破伤风。

【鉴别诊断】

注意鉴别严重冻伤后的并发症与合并症，如休克、骨髓炎、脓毒血症、急性肾功能衰竭、气性坏疽、肺炎、破伤风等。

【诊疗处方】

（1）全科医学科护理常规（建立急救特别记录单）。

（2）特级或一级护理。

（3）病危通知。

（4）心电图检查，心电监护。

（5）平卧位。

（6）吸氧，4～6L/min。

（7）测血压、脉搏、呼吸，15～30min一次。

（8）40℃恒温水复温，立即。

（9）血常规、肝、肾功能，血气分析，CO_2–CP，血流动力学检查，抗–HIV，TPPA。

（10）温热鼻饲饮食。

（11）TAT皮试。

（12）TAT 1500U，肌内注射。

（13）500ml右旋糖酐40+维生素C 2.0g+三磷酸腺苷（ATP）40mg+辅酶A 100U+地塞米松10mg，静脉滴注，qd。

（14）头孢唑林钠0.5～1.0g，肌内注射，tid～qid。

（15）高压氧治疗。

（16）腹膜透析复温（必要时）。

【注意事项】

（1）紧急处置：迅速将患者移至温暖处，脱去湿冷的衣服。搬动时要小心、轻放，避免碰撞后引起骨折。立即测量直肠温度、呼吸、脉搏、血压，注意神志，检查四肢皮温、肌肉关节僵硬程度、心肺及神经反射等情况。在未获得确切死亡证据前,必须积极抢救。

(2)复温:患者体温在32~33℃时,可用毛毯或被褥裹好身体,使患者在温暖条件下逐渐自行复温。体温<31℃时,应加用热风或用44℃热水袋温暖全身,或将患者浸泡于40~44℃水浴中,使其缓慢复温。还可于鼻饲管内灌入加温饮料。

(3)对症治疗:心跳呼吸停止者,立即行心肺复苏。有室颤者,电击除颤,纠正心律紊乱和酸中毒。忌用肾上腺素;纠正缺氧,给予抗感染、抗休克治疗;纠正血液浓缩,预防血栓形成和脏器功能衰竭,争取尽早腹膜透析。应用500ml右旋糖酐40,qd,静脉滴注,连用7天,防止静脉血栓形成。

【诊疗新进展】

快速冻僵、体温低于30℃的患者,宜用热水浴方法复温。将患者的躯干、颈部放入42℃的热水中,四肢和头部露在水外。慢速冻僵、年老体弱及体温在30℃以上的患者,宜用热水袋、湿热毛巾、红外线灯、毛毯等物在患者的躯干、腋下、大腿根部、颈部等向体内导热快的部位加热。施行上述复温方法时,要记住以下两个原则。

(1)要先恢复患者中心部位的体温,不能先将四肢部分复温,因为冻僵时四肢的血管处在强烈收缩状态,一旦四肢复温,将引起外周部位的血管扩张,血压很快下降到零,从而引起严重的复温休克。同时,外周冷血回流心脏,使心脏的温度进一步"继发下降",便有可能发生心室颤动而死亡。

(2)当肛温上升到34℃或恢复到有规律心跳和呼吸时,应当停止复温。不能复温到37℃,否则可能会导致外周血管过度扩张,引起复温休克。此外,在低温期,组织中所积累的乳酸及其他酸性代谢产物突然进入血液,会引起酸中毒或心室颤动,导致猝死,因此复温不可过于急迫。

【预后】

严重冻僵者如不及时急救,随时可发生死亡。严重冻僵恢复后可能有四肢血管内血栓和组织缺血性坏死。

第三章　心血管系统疾病

第一节　急性左心衰竭

【初诊依据】

（1）病史：原发性高血压、冠心病、心肌病、心肌梗死、心脏瓣膜病等。根据病史及典型临床表现即可诊断。

（2）症状：突然发生严重的呼吸困难、端坐呼吸、咯粉红色泡沫痰，常于夜间发作，频繁咳嗽，伴或不伴哮鸣音，大汗淋漓，焦虑不安，有濒死感。

（3）体征：心尖区抬举样搏动、心界扩大、心率加速、舒张期奔马律；交替脉，两肺部出现湿啰音或哮鸣音，及原有心脏病体征。

（4）X线检查：早期肺静脉充盈、肺门淤血、肺纹理增粗和肺小叶间隔增厚。急性肺泡水肿时，肺门阴影呈蝴蝶状，并常有胸腔积液。

（5）心电图检查：心电图上 V_1 的 P 波终末电势负值增大。有心肌缺血改变或急性心肌梗死图形。

（6）动脉血气分析：肺水肿期 PaO_2 明显下降，$PaCO_2$ 增高。

（7）血流动力学监测：左心室舒张末压增高，PCWP18mmHg以上。

【鉴别诊断】

应与支气管哮喘相鉴别。支气管哮喘无心脏病体征，双肺布满哮鸣音，可有肺气肿征。

【诊疗处方】

（1）全科医学科护理常规（建立急救特别记录单）。

（2）特级或一级护理。

（3）病危通知。

（4）坐位或半卧位（双腿下垂）。

（5）低盐流质。

（6）高流量吸氧，6～8L/min（氧气通过50%乙醇；必要时呼吸机辅助呼吸）。

（7）持续心电、血压、血氧饱和度监测。

（8）吗啡3～5mg，静脉注射，必要时每隔15分钟重复1次，共2～3次。

（9）5%葡萄糖注射液20ml+毛花苷C 0.2～0.4mg，缓慢静脉注射。

（10）0.9%氯化钠注射液20ml+呋塞米20～40mg，静脉注射。

（11）5%葡萄糖注射液250ml+硝普钠25mg，缓慢静脉滴注。

（12）10%葡萄糖注射液20ml+氨茶碱0.25g，缓慢静脉注射。

（13）血常规，血电解质，肝、肾功能，AST，CK、CK-MB、LDH及其同工酶，血气分析，抗-HIV，TPPA。

（14）尿常规，粪常规。

（15）床旁心电图。

（16）超声心动图。

（17）胸部X线检查。

（18）留置导尿。

（19）记24h出入量。

（20）膀胱冲洗，bid。

【转诊】

（1）心力衰竭经规范治疗病情加重。

（2）已接受治疗的患者出现药物不良反应需调整治疗方案。

（3）出现肺部感染、电解质紊乱、恶性心律失常等并发症。

（4）导致心衰的基础病因加重。

【注意事项】

（1）去乙酰毛花苷用药注意：适用于病情紧急而2周内未

用过洋地黄毒苷的患者，能增加心肌收缩力。凡是有下列情况者应禁忌使用：强心苷制剂中毒、室性心动过速、心室颤动、梗阻性肥厚型心肌病、预激综合征伴心房颤动或扑动、二～三度房室传导阻滞患者。

（2）紧急处置：患者入住监护病房，迅速取坐位或半卧位，双腿下垂，四肢轮流结扎止血带。高流量吸氧，氧气流经50%乙醇或使用有机消泡剂。强心、利尿及扩血管治疗。

（3）镇静止痛：早期可给皮下或静脉注射吗啡5～10mg，必要时15min后可重复，共2～3次，可减轻烦躁不安和呼吸困难，并可扩张周围静脉，减少回心血量。

（4）利尿：呋塞米20～40mg或利尿酸钠25～50mg加0.9%氯化钠注射液20ml稀释后缓慢静脉注射，注意防止低血容量及电解质紊乱。

（5）有严重血流动力学紊乱者可行主动脉内气囊反搏术或超滤等治疗。

【诊疗新进展】

经桡动脉介入治疗冠心病伴慢性左心衰竭患者的效果较经股动脉介入治疗方案更佳，且较少并发症。

【预后】

近期预后与基础病因、心功能恶化程度及抢救是否及时合理等因素有关。由于血压急剧升高、严重心律失常、输液过多过快等引起的预后较好。急性心肌梗死、瓣膜病、扩张型心肌病引起者死亡率较高。

第二节　心脏瓣膜病

一、二尖瓣狭窄

【初诊依据】

（1）左心房衰竭期：有风湿热病史，女性占2/3。因慢性肺充血，逐渐出现劳力性呼吸困难，出现咯血、咳嗽、发绀、声嘶、胸痛等。患者呈二尖瓣面容，双颧绀红，心尖区可闻及第一心音亢进，出现开瓣音，舒张中晚期出现隆隆样杂音，呈递增型。

（2）右心衰竭期：长期肺动脉高压引起右心衰竭，肺动脉瓣区第二心音亢进分裂，并有舒张早期吹风样杂音。三尖瓣区有高调全收缩期杂音。

（3）X线检查：胸片后前位可见不同程度的左房增大，肺动脉段突出，右心房增大，肺门阴影增加，主动脉变小。

（4）心电图：可见二尖瓣型P波及右心室肥厚，部分伴有心房颤动。

（5）超声心动图：可见二尖瓣口狭窄，瓣膜增厚粘连，二尖瓣活动曲线呈"城墙"样改变。左心房及右心室内径增大。

【并发症】

（1）心房颤动：初始为阵发性心房扑动和颤动，之后转为慢性心房颤动。可突然出现严重呼吸困难，甚至急性肺水肿。

（2）急性肺水肿：为重度二尖瓣狭窄最严重的并发症。患者突然出现呼吸困难和发绀，不能平卧，咳嗽，咳粉红色泡沫样痰。听诊双肺布满干、湿啰音，若不及时救治可导致死亡。

（3）血栓栓塞：血栓大多来源于左心耳或左心房：左心房带蒂球状血栓或游离漂浮球状血栓可突然阻塞二尖瓣口，导致猝死。心房颤动和右心衰竭时，可在右心房形成附壁血栓，导致肺动脉栓塞。慢性二尖瓣狭窄长期卧床休息者可发生外周静脉血栓形成。

（4）右心衰竭：为二尖瓣狭窄晚期常见的并发症。临床表现为右心衰竭的症状和体征。

（5）感染性心内膜炎：较少见，近年来器械检查和瓣膜手术增加了感染机会。

（6）肺部感染：较常见，可诱发和加重心功能不全。

【鉴别诊断】

（1）急性风湿性心脏炎：杂音出现在舒张早期且柔和，每日变化较大，为左心室扩大，二尖瓣相对狭窄所致，风湿活动控制后可消失。

（2）"功能性"二尖瓣狭窄：杂音历时较短，无开瓣音，性质较柔和，吸入亚硝酸异戊酯后减轻，应用升压药后加强。

（3）左房黏液瘤：症状和体征与二尖瓣狭窄相似，但呈间歇性，随体位而变更，无开瓣音，有肿瘤扑落音。超声心动图可见二尖瓣后面收缩期和舒张期有一团云雾状回声波。心导管检查显示左心房压力明显升高，造影示左心房内充盈缺损。

（4）三尖瓣狭窄：胸骨左缘闻及低调的隆隆样舒张期杂音，吸气时杂音增强，呼气时减弱。超声心动图可明确诊断。

（5）原发性肺动脉高压：多发生于女性，无心尖区舒张期杂音和开瓣音，肺动脉楔嵌压和左心房压力正常。

【诊疗处方】

（1）全科医学科护理常规。

（2）一级护理。

（3）低盐普食。

（4）病重通知。

（5）记24h出入量。

（6）硝酸异山梨醇酯10mg，口服，tid。

（7）呋塞米20mg，口服，bid；螺内酯20mg，口服，qd。

（8）地高辛0.125～0.25mg，口服，qd。

（9）美托洛尔12.5～25mg，口服，bid。

（10）复合维生素B 2片，口服，tid。

（11）血常规，血型，肝、肾功能，血沉，抗"O"试验，CRP，血气分析，HBsAg，抗-HCV，抗-HIV，TPPA。

（12）血培养＋药敏试验（发热者）。

（13）尿常规，粪常规。

（14）心电图检查，胸部X线检查。

（15）喉镜检查（必要时）。

（16）心脏X线侧位片。

（17）多普勒超声心动图。

（18）心功能、肺功能检查（必要时）。

（19）抗风湿治疗（风湿活动者）。

（20）请心胸外科会诊。

【转诊】

（1）首诊心脏瓣膜病患者，需行进一步检查明确瓣膜病变的性质、类型和严重程度。

（2）随访过程中出现新的并发症，或原有并发症加重。

（3）需心脏外科或心脏介入专业医生判断干预指征。

【注意事项】

（1）大量咯血，急性肺水肿时，处理原则与急性左心衰竭相似，应选用减轻心脏前负荷为主的扩张静脉系统的药物。

（2）心尖部舒张期震颤一经发现，即可肯定二尖瓣狭窄的存在。部分患者在合并心力衰竭、左心房血栓形成、严重肺气肿及肺动脉高压等情况下，心尖部舒张期杂音可减弱甚至听不到，此时诊断必须结合全面的检查及超声心动图的结果，防止误诊及漏诊。

（3）注意左心房附壁血栓，及时抗凝治疗。

【预后】

预后取决于瓣膜狭窄程度、心脏大小、是否有多瓣膜损害、手术治疗的可能性。风湿性二尖瓣狭窄代偿期一般可保持轻至中度劳动力20年以上，如心脏显著增大，则只有40%患者可生存20年；从出现明显症状到丧失工作能力平均7年，从持续心房颤动到死亡一般为5年。及时手术治疗可维持中等体力劳动及正常生活。在医生监护下可维持常人寿命。

二、二尖瓣关闭不全

【初诊依据】

（1）临床特点：轻度者可无症状，随病变进展或心功能减低逐渐出现劳力性呼吸困难、疲乏、心悸、气促，少数左心房增大显著者可有右侧胸痛及吞咽不适感，严重者可有急性肺水肿和咯血。

（2）主要体征：心尖区有响亮、粗糙、音调高、时限较长的收缩期吹风样杂音，向左腋下或背部传导，杂音常掩盖第一心音，伴增强的第三心音，肺动脉瓣区第二心音分裂。严重者心尖区出现低调、短促舒张中期杂音。

（3）X线检查：胸部X线检查示左心房、左心室增大及肺淤血。

（4）心电图：早期提示左心房肥大、左心室肥厚伴劳损；后期有肺动脉高压时可出现双室肥厚的表现。

（5）超声心动图：可见二尖瓣肥厚及关闭不全；并可测量左心房、左心室扩大及室壁增厚程度，多普勒可在左心房内探及二尖瓣反流频谱。

【并发症】

并发感染性心内膜炎较多见，栓塞较少见。急性患者和慢性患者发生腱索断裂时，短期内发生急性左心衰竭甚至急性肺水肿预后较差。

【鉴别诊断】

二尖瓣关闭不全的杂音应与下列情况的心尖区收缩期杂音相鉴别：相对性二尖瓣关闭不全，可发生于高血压性心脏病、心肌炎、扩张型心肌病、贫血性心脏病等；功能性心尖区收缩期杂音，原因消除后杂音即消失。室间隔缺损，声学造影可证实心室水平左向右分流存在，有助鉴别。三尖瓣关闭不全，超声心动图可明确诊断。

【诊疗处方】

（1）全科医学科护理常规。

（2）二级护理。

（3）低盐饮食。

（4）尿常规，粪常规。

（5）血常规，血型，肝、肾功能，血沉，抗"O"试验，

CRP，HBsAg，抗-HCV，抗-HIV，TPPA。

（6）血培养+药敏试验（发热者）。

（7）胸部X线后前位片、左侧位吞钡摄片。

（8）心电图、超声心动图。

（9）食管超声心动图检查（必要时）。

（10）心功能、肺功能检查（必要时）。

（11）毛花苷C（西地兰）0.2～0.4mg，静脉注射（重者）。

（12）呋塞米20mg，口服，bid（重者可静脉注射）。

（13）硝酸异山梨醇酯10mg，口服，tid。

（14）卡托普利12.5～25mg，口服，tid。

（15）地高辛0.125mg，口服，qd。

（16）请心胸外科会诊。

【注意事项】

（1）典型病例通常由临床检查与胸部X线检查可确诊。不典型者可进行超声心动图检查，提示左心房与左心室增大，二维超声可见瓣膜闭合不全，多普勒超声可见瓣口左房侧收缩期湍流。

（2）相对性二尖瓣关闭不全，可发生在高血压性心脏病、贫血性心脏病、主动脉瓣病、扩张型心肌病、心肌炎等。心尖区收缩期杂音要根据原发病的存在以及病因治疗，好转后杂音减轻或消失的情况，与器质性二尖瓣收缩期杂音相鉴别。

（3）注意预防风湿活动和感染性心内膜炎的发生，尤其在拔牙、手术、外伤时，应使用有效抗菌药物，术前术后各用3～4天。

【预后】

生存寿命取决于病因、二尖瓣反流的严重性及症状出现后的时间。慢性二尖瓣反流确诊后5年生存率为80%，10年为60%；如果出现严重症状，5年生存率仅为45%。而因马方综合征、冠状动脉疾病、心内膜炎引起的二尖瓣反流预后更差，其次是慢性风湿性心脏病，二尖瓣脱垂长期预后最好。

三、主动脉瓣狭窄

【初诊依据】

（1）临床特点：轻者可无症状，较重者可有疲乏无力、劳力性呼吸困难、心绞痛、眩晕或晕厥，甚至突然死亡。

（2）主要体征：脉搏细弱、心界扩大、心底部可触及收缩期震颤。主动脉瓣区可闻及音调高、粗糙的收缩期喷射性杂音，向两侧颈部及锁骨下动脉传导；主动脉瓣区第二心音减弱或消失并有逆分裂。左心功能不全时，在心尖区可有第四心音奔马律。

（3）X线检查：胸部X线检查示左心室增大，心尖部呈肥圆形，可见主动脉钙化影。

（4）心电图：左心室肥厚和劳损。

（5）超声心动图：主动脉瓣狭窄、瓣叶增厚和钙化以及室壁增厚等表现。

【并发症】

（1）充血性心力衰竭，50%～70%的患者死于充血性心力衰竭。

（2）栓塞，多见于老年钙化性主动脉瓣狭窄。以脑栓塞最常见，亦可发生于视网膜、四肢、肠、肾和脾脏。

（3）亚急性感染性心内膜炎，可见于二叶式主动脉瓣狭窄。

【鉴别诊断】

主动脉瓣区收缩期杂音要与以下疾病相鉴别。

（1）肥厚性梗阻型心肌病亦称特发性肥厚性主动脉瓣下狭窄，超声心动图示左心室壁不对称性肥厚，室间隔明显增厚。

（2）主动脉扩张，超声心动图可明确诊断。

（3）三尖瓣关闭不全，超声心动图可证实。

（4）二尖瓣关闭不全，心尖区全收缩期吹风样杂音，向左腋下传导。吸入亚硝酸异戊酯后杂音减弱。

【诊疗处方】

（1）全科医学科护理常规。

（2）一级护理。

（3）普通饮食。

（4）适当限制活动。

（5）血常规，血型，血糖，肝、肾功能，血沉，抗"O"试验，CRP，凝血四项（PT+APTT+TT+FIB），HBsAg，抗-HCV，抗-HIV，TPPA。

（6）血培养+药敏试验（发热者）。

（7）尿常规，粪常规。

（8）胸部X线检查。

（9）心电图检查、多普勒超声心动图。

（10）心导管检查（必要时）。

（11）硝酸异山梨醇酯10mg，口服，tid（心绞痛者）。

（12）合并心衰者，可予地高辛0.125~0.25mg，口服，qd；或毛花苷C 0.2~0.4mg，静脉注射（重者）。呋塞米20mg，口服，bid（重者可静脉注射）。

（13）请心胸外科会诊。

【注意事项】

（1）风湿性主动脉瓣狭窄，男性多见，症状出现较晚，晚期以晕厥和心绞痛为突出症状，晕厥可导致突然死亡。确诊困难时可行左心导管检查；左心室造影可显示主动脉瓣口狭窄程度。

（2）解除主动脉瓣狭窄的手术治疗是关键，依据瓣膜狭窄的情况选用经皮穿刺主动脉瓣球囊分离术，或直视下主动脉瓣交界分离术，或者人工瓣膜置换术。

【诊疗新进展】

（1）过渡性经皮球囊主动脉瓣成形术（PBAV）治疗暂时不宜行外科主动脉瓣置换术和经导管主动脉瓣置入术（TAVR）危重主动脉瓣狭窄患者可取得良好的早期临床结果，有望成为一种安全的过渡性治疗手段。

（2）经导管主动脉瓣置换术通过导管置入主动脉瓣，无需开胸，为主动脉瓣狭窄患者提供了新的治疗手段。

【预后】

预后与左心室–主动脉之间的压力阶差有关。轻度瓣口狭窄者，可有20～30年的无症状期；中度狭窄者，可有10～20年的无症状期；重度狭窄的患者也可有较长的缓慢进行的病程。但多合并严重的并发症，出现晕厥、心绞痛、心力衰竭者，寿命2～3年。约20%的主动脉瓣狭窄患者可发生猝死。

四、主动脉瓣关闭不全

【初诊依据】

（1）轻症者可无症状。心功能失代偿时有劳力性呼吸困难、夜间阵发性呼吸困难、端坐呼吸等左心衰竭症状，可出现卧位性心绞痛和体位性头昏。

（2）主动脉瓣区叹气样杂音为主动脉瓣关闭不全的特征性杂音。主动脉瓣关闭不全的舒张杂音在主动脉瓣第二听诊区最响，并可向左下方传导至胸骨下端或心尖部。主动脉瓣区第二心音减弱或消失，有时可闻及奥·弗（Austin Flint）杂音。该杂音是一种功能性杂音，仅在左心衰竭的情况下出现。吸入亚硝酸异戊酯后，奥·弗杂音减弱或消失；如为器质性二尖瓣狭窄，则杂音增强。重者毛细血管搏动，水冲脉，枪击音，脉压增大。

（3）胸部X线检查示左心室增大，并有主动脉弓凸出并有显著搏动。

（4）心电图示左心室高电压、左心室肥厚并ST-T改变。

（5）超声心动图示主动脉瓣关闭不全及左心室腔增大。

【并发症】

并发充血性心力衰竭多见，为本病的主要死亡原因。出现心力衰竭后，往往在2～3年内死亡。出现心绞痛者多于4年内死亡。感染性心内膜炎亦可见，栓塞较少见。

【鉴别诊断】

（1）肺动脉瓣关闭不全：颈动脉搏动正常，肺动脉瓣区第二心音亢进，胸骨左缘舒张期杂音吸气时增强，用力握拳时无变化。心电图示右心房和右心室肥大，X线检查肺动脉主干突出。多见于二尖瓣狭窄，亦可见于房间隔缺损。

（2）主动脉窦瘤破裂：有突发性胸痛，进行性右心功能衰竭，主动脉造影及超声心动图检查可确诊。

（3）冠状动静脉瘘：可闻及主动脉瓣区舒张期杂音，但心电图及X线检查多正常，主动脉造影可见主动脉与右心房、冠状窦或右心室之间有交通。

【诊疗处方】

（1）全科医学科护理常规。

（2）二级护理。

（3）低盐饮食。

（4）血常规，血型，肝、肾功能，血沉，抗"O"试验，CRP，HBsAg，抗–HCV，抗–HIV，TPPA。

（5）血培养+药敏试验（心内膜炎者）。

（6）尿常规，粪常规。

（7）胸部X线检查。

（8）心电图、超声心动图。

（9）心功能、肺功能检查（必要时）。

（10）主动脉造影（必要时）。

（11）氢氯噻嗪25mg，口服，bid。

（12）硝酸异山梨醇酯10mg，口服，tid。

（13）卡托普利12.5～25mg，口服，tid，或依那普利5～10mg，口服，qd。

（14）地高辛0.125～0.25mg，口服，qd，或毛花苷C 0.4mg，静脉注射。

【注意事项】

（1）心脏听诊，主动脉瓣关闭不全的舒张期杂音在坐位上身稍向前倾、深呼气末屏住呼吸时更为清晰。

（2）奥·弗杂音与器质性二尖瓣狭窄杂音的鉴别较困难。超声心动图对两者鉴别最有价值。

【诊疗新进展】

（1）早期结果表明"不接触冠状动脉开口"灌注技术在严重主动脉瓣关闭的手术中有效可行，而长期结果还需要进一步研究。

（2）近年来，经导管主动脉瓣置入术因其创伤小、恢复快等优点得到了快速发展，并广泛应用于临床。目前严重的主动脉瓣关闭不全仍然被列为经导管主动脉瓣置入术的禁忌证。

【预后】

影响预后的因素主要是瓣膜反流程度。轻度主动脉瓣关闭不全者可终生无症状。急性重症主动脉瓣反流如不立即行换瓣术，患者可死于左心衰竭。慢性单纯性主动脉瓣关闭不全者，多数无症状期在10年以上。合并心绞痛、左心衰竭者死亡率增高。

第三节　原发性高血压

【初诊依据】

（1）可无症状或有头痛、头晕等不适，伴乏力，严重者恶心、呕吐。

（2）至少2次以上非同日测得收缩压≥140mmHg和（或）舒张压≥90mmHg。

（3）除血压符合上述条件外，尚须排除慢性肾炎、肾盂肾炎、肾动脉狭窄、嗜铬细胞瘤、原发性醛固酮增多症、妊娠高血压、多发性大动脉炎等继发性高血压。

（4）高血压分类：当收缩压和舒张压分属于不同分级时，以较高级别作为标准。

表3-1 高血压水平分类（单位：mmHg）

分类	收缩压		舒张压
正常血压	<120	和	<80
正常高值血压	120～139	和（或）	80～89
高血压	≥140	和（或）	≥90
1级高血压（轻度）	140～159	和（或）	90～99
2级高血压（中度）	160～179	和（或）	100～109
3级高血压（重度）	≥180	和（或）	≥110
单纯收缩期高血压	≥140	和	<90

（5）高血压分层：高血压危险因素的分层是以血压水平结合危险因素及靶器官的受损情况，将患者分成低、中、高和极高危险组，并根据危险度的分层设计治疗方案。

低危险组：高血压1级，收缩压140～159mmHg，舒张压90～99mmHg，不伴有各种危险因素，治疗以改善生活方式为主，如1～3个月无效，再给予药物治疗。

中度危险组：①高血压1级，伴有1～2个危险因素。②高血压2级，收缩压160～179mmHg，舒张压100～109mmHg，不伴或伴有1个或以上危险因素。治疗除改善生活方式外，应给予药物治疗。

高危险组：高血压1～2级，伴有3个危险因素，必须给予药物治疗。

极高危险组：①高血压3级，收缩压≥180mmHg，舒张压≥110mmHg。②高血压1～2级，伴有心、脑、肾的损害，视网膜病变≥3级，以及有临床心血管疾病或肾脏疾病的所有患者。必须尽快予以强化治疗。

【并发症】

高血压可引起严重的心、脑、肾并发症，是脑卒中、冠心病的主要危险因素。具有较高的致残率和致死率。

【鉴别诊断】

应与主动脉硬化、高动力循环状态、心排量增高时所致的收缩期高血压相鉴别。

【诊疗处方】

（1）全科医学科护理常规。

（2）二级护理。

（3）低盐、低脂、低糖、低胆固醇饮食。

（4）尿常规，尿蛋白定量，粪常规。

（5）血常规，血型，空腹血糖，血胆固醇、三酰甘油，肝、肾功能，血浆肾素活性，血尿酸，血电解质，低密度脂蛋白胆固醇与高密度脂蛋白胆固醇，HBsAg，抗-HCV，抗-HIV，TPPA。

（6）葡萄糖耐量试验（必要时）。

（7）眼底检查。

（8）心电图、超声心动图检查。

（9）肾上腺增强CT检查（必要时）。

（10）心脏三位片。

（11）24h动态血压监测。

（12）氢氯噻嗪12.5～25mg，口服，qd。

（13）非洛地平缓释片5～10mg，口服，qd。

（14）依那普利片10mg，口服，qd。

（15）美托洛尔片12.5～50mg，口服，bid。

【转诊】

起病急、症状重或怀疑继发性高血压以及多种药物无法控制的难治性高血压。

【注意事项】

（1）注意鉴别白大衣高血压或单纯诊室高血压，隐蔽性高血压或单纯动态监测高血压，假性高血压。

（2）确定高血压的存在应注意血压测量的准确性和血压测量结果的可靠性。临床血压测量的金标准是水银柱血压计和训练有素的医生听诊柯氏音。但是已有证据表明血压测量的不准确可导致大量高血压患者的漏诊或误诊，这是由于方法学的缺陷、血压的变异性以及白大衣高血压，对于许多患者，由医生在其诊室内测量的血压实际上可能不可靠，患者在家测量血压以及24h动态血压监测得到广泛认同。

（3）一般血压控制目标<140/90mmHg。糖尿病或慢性肾病合并高血压患者，血压控制目标值<130/80mmHg。老年收缩期性高血压的降压目标为收缩压140～150mmHg，舒张压<90mmHg，但不低于65～70mmHg。

（4）高血压急症的处理：一般应在心电监护下，静脉滴注给药，逐步控制性降压；硝普钠开始以50mg/500ml浓度，每分钟10～25μg。拉贝洛尔开始时缓慢静脉注射50mg，以后可以每隔15min重复注射，总剂量不超过300mg，也可以每分钟0.5～2mg速率静脉滴注。

【诊疗新进展】

降压药物应用原则：①小剂量开始：初始治疗时通常应采用较小的有效治疗剂量，并根据需要，逐步增加剂量，达到降压目的后，可改用维持量以巩固疗效，尽可能用最小的维持量以减少副作用。②尽量应用长效制剂：尽可能使用一天一次给药而有持续24h降压作用的长效药物，以有效控制夜间血压与晨峰血压，更有效预防心脑血管并发症发生。③联合用药：在低剂量单药治疗疗效不满意时，可以采用两种或多种降压药物联合治疗。几种药物共同发挥作用，可减少各药的单剂量，减少每种药物的副作用，或使一些副作用互相抵消，使血压下降较为平稳。④个体化：用药需因人而异，根据患者具体情况和耐受性及个人意愿或长期承受能力，选择适合患者的降压药物。

【预后】

高血压的自然病程或预后受多种危险因素的影响，不存在其他危险因子，则病程较长，预后较好。一般来说，高血压患者平均寿命较正常人缩短15～20年，但不同个体情况各异。死亡原因多为心力衰竭、脑血管意外、尿毒症等。

第四节　冠状动脉粥样硬化性心脏病

一、无症状性心肌缺血

【初诊依据】

（1）无临床症状，但客观检查有心肌缺血表现，亦称隐匿性冠心病。

（2）静息心电图：出现ST段水平型或下斜型下移≥0.1mV，伴有或不伴T波倒置。

（3）动态心电图：R波为主的导联，J点后0.08s处ST段水平或下斜型下移≥0.1mV，持续时间≥1min；原有ST段压低者在原有基础上再压低≥0.1mV，持续时间≥1min。

（4）二维超声心动图：室壁节段性运动障碍，整体或局部心功能减退。

（5）负荷核素心肌灌注显像，有助诊断。

【并发症】

溶栓治疗可能引起的并发症，易造成死亡。抗凝治疗有关的出血，如消化道、泌尿道、颅内等处出血。因此要正确掌握溶栓治疗的适应证与禁忌证。

【鉴别诊断】

鉴别诊断要考虑引起ST段和T波改变的其他疾病，如各种器质性心脏病，尤其是心肌炎、心肌病、心包病，电解质失调，内分泌疾病和药物作用等情况，都可引起心电图ST段和T波改变。心脏神经官能症患者可因肾上腺素能β受体兴奋性增高而在心电图上出现ST段和T波变化，应予以鉴别。

【诊疗处方】

（1）全科医学科护理常规。

（2）二级护理。

（3）普通饮食。

（4）血常规，AST，CK、CK-MB、LDH及其同工酶，

HBsAg，抗-HCV，抗-HIV，TPPA。

（5）尿常规，粪常规。

（6）心电图、24h动态心电图。

（7）运动负荷心电图、超声心动图检查。

（8）放射性核素心肌显像。

（9）选择性冠状动脉造影、血管内超声显像检查（必要时）。

（10）单硝酸异山梨醇酯20～50mg，口服，qd ～bid（器质性冠状动脉狭窄）。

（11）美托洛尔25～100mg，口服，bid（单纯器质性冠状动脉狭窄）。

（12）硝苯地平缓释片20mg，口服，qd（功能性冠状动脉狭窄）。

（13）阿司匹林75～150mg，口服，qd。

【注意事项】

（1）患者宜适当减轻工作，采用防治动脉粥样硬化的各种措施进行治疗。

（2）硝酸酯类、钙离子拮抗剂和β受体阻滞剂均可减少或消除无症状性心肌缺血的发作，联合用药效果较好。药物治疗仍持续有心肌缺血发作者，应行冠状动脉造影以明确病变的严重程度，并考虑进行血管再通手术治疗。

【预后】

预后的好坏与无痛性缺血的持续时间及严重程度成正比，尤其是合并三支病变（右冠状动脉、左冠状动脉前降支、左冠状动脉回旋支病变）及左主干病变时更为突出，可能引起急性心肌梗死及猝死。

二、心绞痛

【初诊依据】

（1）稳定型心绞痛：亦称稳定型劳力性心绞痛。因劳累、情绪激动、受寒、饱餐而诱发。疼痛多在胸骨后可波及心前区呈钝痛、堵塞、紧缩感或烧灼样感，可放射到左肩、左臂内侧、左手尺侧。发作 3~5min 即缓解，很少长达 10min 以上。每次发作的时限不延长，疼痛部位多无明显改变，发作时含服硝酸甘油能缩短或缓解疼痛。心电图呈缺血性 ST 段下降，T 波倒置或低平等改变，休息时心电图检查多在正常范围。

（2）不稳定型心绞痛：除外稳定型、变异型心绞痛统称为不稳定型心绞痛。表现不典型，如疼痛部位可在上腹部、左或右前胸、颈、下颌。疼痛发作频繁，时间延长，症状加重，不易被硝酸甘油缓解，若治疗不及时，病情可进一步发展为急性心肌梗死和猝死。疼痛发作与体力活动无明显关系。心电图正常或 ST 段轻度下移或 T 波低平、倒置。

（3）变异型心绞痛：疼痛较明显，有定时发作倾向，多在夜间或凌晨发作，历时长，程度重，心电图常见 ST 段抬高，含服硝酸甘油有效。

（4）心电图检查：心绞痛发作时，以 R 波为主的导联多数有 ST 段下移，可出现 T 波低平或倒置。变异型心绞痛可出现相关导联 ST 段抬高，对应导联 ST 段压低，可出现倒置的 u 波。

（5）心电图负荷试验：主要观察患者对分级负荷试验的功能反应。平板运动试验的阳性标准：运动中出现心绞痛或 ST 段水平型或下斜型压低 $\geqslant 0.1mV$，持续 $\geqslant 0.08s$。不稳定型心绞痛及心肌梗死为运动试验的禁忌证。

（6）核素心肌显象：^{201}TI（铊）为心肌细胞所摄取，其摄取量和速率与冠状动脉血流量有关，故可早期显示缺血区。

（7）冠状动脉造影：冠状动脉管腔直径狭窄 $\geqslant 75\%$ 时可引起心绞痛，如无有意义的狭窄，麦角新碱激发试验阳性可证实变异型心绞痛的诊断。

【并发症】

变异型心绞痛，常并发各种类型心律失常。小部分不稳定型心绞痛患者有发生心肌梗死或猝死的危险。

【鉴别诊断】

（1）微血管性心绞痛：疼痛可在休息时发生。发作时或负荷后心电图可示心肌缺血的表现，部分患者超声心动图可示节段性室壁运动异常，核素心肌灌注扫描可发现节段心肌灌注减低和再分布征象。本病多见于绝经期前的女性，冠心病的危险因素不明显，疼痛症状不甚典型。

（2）心脏神经官能症：胸痛短暂（几秒钟）的刺痛或较持久（几小时）的隐痛，患者常喜欢深吸一大口气或叹息性呼吸。胸痛部位多在左胸乳房下心尖部附近，或经常变动疼痛部位。

（3）急性心肌梗死：疼痛性质更剧烈，持续时间可达数小时，含服硝酸甘油多不能缓解，常伴有休克、心律失常及心力衰竭，并有发热。

（4）心肌桥：可表现为类似心绞痛的胸痛、心律失常，甚至心肌梗死或猝死。冠状动脉造影时可显示该节段收缩期血管腔被挤压，舒张期又恢复正常，被称为挤奶现象。血管内超声更能准确地反映出心肌桥的存在，冠状动脉内多普勒可呈现特征性的舒张早期血流加速及收缩期前向血流减弱或逆流现象。

（5）其他疾病引起的心绞痛、严重的主动脉瓣病变、风湿热或其他原因引起的冠状动脉炎、梅毒性主动脉炎引起冠状动脉口狭窄或闭塞、肥厚型心肌病、先天性冠状动脉畸形等引起的心绞痛，要根据其他临床表现进行鉴别。

（6）肋间神经痛：疼痛常累及1~2个肋间，但并不一定局限在前胸，为刺痛或灼痛，多为持续性而非发作性，咳嗽、用力呼吸和身体转动可使疼痛加剧，沿神经走径处有压痛，手臂上举活动时局部有牵拉疼痛。

（7）不典型的心绞痛还需与肋骨和肋软骨病变、食管病变、纵隔病变、食管裂孔疝、溃疡病、肠道疾病、颈椎病等所引起的胸、腹疼痛相鉴别。

【诊疗处方】

（1）全科医学科护理常规。

（2）一级或二级护理。

（3）低脂半流或普通饮食。

（4）病重通知。

（5）吸氧，4～6L/min。

（6）心电、血压监测（不稳定型心绞痛）。

（7）正红花油适量，心前区涂擦，立即。

（8）血常规，血脂，血糖，肝、肾功能，血镁、钾、钠、氯，AST，CK、CK-MB、LDH及其同工酶，血型（ABO+RH），血交叉配合试验，凝血四项（PT+APTT+TT+FIB），HBsAg，抗-HCV，抗-HIV，TPPA。

（9）尿常规，粪常规。

（10）胸部X线检查。

（11）24h动态心电图、超声心动图检查、心电图活动平板试验。

（12）血流动力学监测和冠状动脉造影（必要时）。

（13）硝酸异山梨酯5～10mg（急性心绞痛发作时舌下含服）立即。

（14）低分子肝素钠0.5ml，皮下注射，bid。

（15）阿司匹林0.1～0.3g，口服，qd。

（16）美托洛尔50～100mg，口服，bid。

（17）氯吡格雷75mg，口服，qd，或替格瑞洛90mg，口服，bid。　萆

（18）地尔硫䓬30～60mg，口服，tid。

（19）10%葡萄糖注射液250ml+硝酸甘油5mg，静脉滴注（缓慢维持）。

【转诊】

（1）反复心绞痛发作，心电图有或无ST段压低，但有明显心衰症状或合并严重心律失常。

（2）无典型胸痛发作，但心电图ST-T有动态异常改变。

【注意事项】

（1）美托洛尔不能突然停药，整个撤药过程至少2周，每次剂量减半，减至25mg，并至少持续该剂量4天，停药期间及停药后2～3周应尽量限制活动量。

（2）患者心绞痛发作时的表现常不典型，诊断需谨慎。

诊断有困难者可行放射性核素检查或考虑行选择性冠状动脉造影。血管内超声显像可显示管壁的病变，有助诊断。

【诊疗新进展】

尼可地尔能有效减少顽固性心绞痛患者心绞痛发作频率，缩短心绞痛持续时间，且安全性较高，但其改善心电图ST-T段效果不明显。

【预后】

大多数患者，经治疗后症状可缓解或消失。初发型心绞痛、恶化型心绞痛、卧位型心绞痛、变异型心绞痛和中间综合征中的一部分，可能发生心肌梗死。决定预后的主要因素为冠状动脉病变的性质、范围和心功能。左冠状动脉主干病变最为严重，左主干狭窄和三支病变及心功能减退的患者第一年的生存率约70%。

三、急性冠状动脉综合征

（一）非ST段抬高急性冠状动脉综合征（UA与NSTEMI）

【初诊依据】

（1）主要症状：主要症状是心绞痛。①静息性心绞痛：心绞痛发作在休息时，持续时间通常在20min以上。②初发性心绞痛：1个月内新发心绞痛，可表现为自发性发作与劳力性发作并存，疼痛分级在Ⅲ级以上。③恶化劳力性心绞痛：既往有心绞痛病史，近1个月内心绞痛恶化加重，发作次数频繁、时间延长或痛阈降低。④变异性心绞痛：通常是自发性，其特点是一过性ST段抬高，多数自行缓解，不演变为心肌梗死，仅少数可演变成心肌梗死。硝酸甘油和钙离子拮抗剂可以使其缓解。

（2）体征：无明显体征。高危患者心肌缺血引起的心功能不全可有新出现的肺部啰音或原有啰音增加，出现第三心音（S3）、心动过缓或心动过速，以及新出现二尖瓣关闭不全等体征。

（3）实验室检查：心肌损伤标志物是鉴别是否发生心肌

梗死的主要指标。

（4）心电图：多表现为ST段动态或持续下移≥0.1mV、进行性R波降低、进行性T波倒置或发作时倒置T波呈假性正常化。

【鉴别诊断】

（1）心绞痛：心绞痛的疼痛发作较频繁，每次发作历时短，一般不超过15分钟，发作前常有诱发因素，不伴有发热、白细胞增加、红细胞沉降率增快或血清肌钙蛋白、心肌酶增高，心电图无变化或有ST段暂时性压低或抬高，很少发生心律失常、休克和心力衰竭，含服硝酸甘油疗效好。应注意不稳定型心绞痛可在短期内演变为心肌梗死。

（2）急性心包炎：急性非特异性心包炎患者在疼痛的同时或以前已有发热和血白细胞计数增高，疼痛常于深呼吸和咳嗽时加重，坐位前倾时减轻。体检可发现心包摩擦音，心电图除aVR外，各导联均有ST段弓背向下的抬高，无异常Q波出现。

（3）急性肺动脉栓塞：发热和白细胞增多出现较早，多在24h内。心电图示电轴右偏，Ⅰ导联出现S波或原有的S波加深，Ⅲ导联出现Q波和T波倒置，aVR导联出现高R波，胸导联过渡区向左移，右胸导联T波倒置等。血乳酸脱氢酶总值增高，同工酶和肌酸磷酸激酶不增高，D-二聚体可升高。肺部X线检查、放射性核素肺灌注扫描、CT、肺动脉造影有助于诊断。

（4）急腹症：急性胰腺炎、消化性溃疡穿孔、急性胆囊炎、胆石症等，患者可有上腹部疼痛及休克，可能与急性心肌梗死患者疼痛波及上腹部者混淆。但心电图检查和血清肌钙蛋白、心肌酶等测定有助于明确诊断。

（5）主动脉夹层分离：以剧烈胸痛起病，颇似急性心肌梗死。但疼痛一开始即达高峰，常放射到背、肋、腹、腰和下肢，双上肢血压及脉搏可有明显差别，少数有主动脉瓣关闭不全，可有下肢暂时性瘫痪或偏瘫。X线胸片示主动脉增宽，CT

或MRI以及超声心动图探测到主动脉壁夹层内的血液，可确立诊断。

【诊疗处方】

（1）全科医学科护理常规。

（2）一级护理。

（3）低脂、低盐、低糖饮食。

（4）卧床休息（急性期）。

（5）心电监护。

（6）血常规，肝、肾功能，血清钾，血脂，空腹血糖及2h葡萄糖耐量，凝血四项（PT+APTT+TT+FIB），D-二聚体，血气分析，BNP及CRP，心肌血清标志物（CK、CK-MB、GOT、LDH1、肌钙蛋白、肌红蛋白），HBsAg，抗-HCV，抗-HIV，TPPA。

（7）胸部X线检查。

（8）心电图、超声心动图检查。

（9）核素心肌显像检查，冠状动脉CTA检查，冠状动脉造影。

（10）硝酸甘油0.5mg，舌下含服（立即）。

（11）美托洛尔2.5mg，静脉注射（进行性胸痛者）。

（12）阿司匹林300mg，立即顿服（100mg/d，长期维持）。

（13）氯吡格雷300mg，立即顿服（75mg/d，1年），或替格瑞洛180mg，立即顿服（90mg，bid，1年）。

【注意事项】

（1）患者心绞痛发作时的疼痛部位或不适处常位于胸骨或其邻近部位，也可发生在上腹至咽部之间。有时可位于左肩或左臂，偶尔也可位于右臂、下颌、下颈椎、上胸椎、左肩胛骨间或肩胛骨上区，很少位于左腋下或左胸下者。对于疼痛或不适感分布的范围，患者常需用整个手掌或拳头来指示，仅用一手指的指端来指示者极少。

（2）心电图无改变的患者可考虑做动态心电图和负荷试验。诊断有困难者可行放射性核素检查或行血管内超声显像，光学相干断层成像（OCT）检查。

【预后】

预后与心肌梗死面积、侧枝循环情况、是否有并发症、治疗是否及时等有关。

（二）ST段抬高心肌梗死（STEMI）

【初诊依据】

（1）胸痛是最先出现的症状，多发生于清晨。胸痛持续30min以上，疼痛剧烈，疼痛向左肩、背部、左上肢、颈部等处放射，伴随有恶心、呕吐、烦躁不安、恐惧、出汗等。部分人可有发热、心动过速等全身症状。舌下含服硝酸甘油不能缓解，可出现各型心律失常，严重患者可出现心力衰竭、低血压和心源性休克，甚至猝死。

（2）心肌梗死患者常无特异性体征，根据心肌梗死的部位不同体征差异性较大，常出现心率加快，下壁梗死者心率多减慢；心尖区第一心音减弱；可出现第四心音（心房性）奔马律，少数有第三心音（心室性）奔马律；10%~20%的患者在起病第2~3天出现心包摩擦音；心尖区可出现粗糙的收缩期杂音或伴有收缩中晚期喀喇音；多数患者血压有不同程度的降低，可伴有心律失常、休克、心力衰竭等相关体征。

（3）心电图检查：急性期可见异常高尖两支不对称的T波；随后出现ST段明显抬高，弓背向上。与直立的T波连续，形成单相曲线，并有R波的进行性降低形成Q波，表现为心肌细胞坏死，以后逐渐出现T波降低为平坦或倒置，T波倒置可永久性存在，也可在数月或数年内逐渐恢复。

（4）实验室检查：白细胞、中性粒细胞计数可增多，嗜酸性粒细胞减少或消失；红细胞沉降率增快，C反应蛋白增高。心肌损伤标志物（肌红蛋白、肌钙蛋白Ⅰ或T）增高；肌酸激酶同工酶（CK-MB）增高。

【并发症】

（1）乳头肌功能失调或断裂：心尖区出现收缩中晚期喀喇音和吹风样收缩期杂音，第一心音可不减弱，可引起心力衰竭。多发生在二尖瓣后乳头肌，多见于下壁心肌梗死。心力衰竭明显，可迅速发生肺水肿。

（2）心脏破裂：多为心室游离壁破裂，因产生血性心包积液以致急性心脏压塞和电机械分离而猝死。

（3）栓塞：见于起病后1～2周。如血栓来自左心室，可产生脑、肾、脾或四肢等动脉栓塞；如血栓来自下肢深部静脉，可产生肺动脉栓塞。

（4）心肌梗死后综合征：表现为心包炎、胸膜炎或肺炎，有发热、胸痛、气急、咳嗽等症状。

（5）室壁瘤形成：见于心肌梗死范围较大的患者，常于起病数周后才被发现。体检可发现心浊音界扩大，心脏搏动范围较广泛，可有收缩期杂音。发生附壁血栓时，心音减弱。心电图示ST段持续抬高。X线检查、超声心动图、放射性核素心脏血池显像以及左心室造影可见局部心缘突出，搏动减弱或有反常搏动。易发生心力衰竭、心律失常或栓塞。

（6）其他：呼吸道或其他部位的感染、肩–手综合征等。

【诊疗处方】

（1）全科医学科护理常规。

（2）一级护理。

（3）低脂饮食。

（4）绝对卧床休息（急性期）。

（5）心电监护，bid（记录全导联心电图）。

（6）吸氧，1～2L/min（鼻导管持续给氧）。

（7）病重或病危通知。

（8）记24h出入量。

（9）血常规，肝、肾功能，血清钾，血脂，空腹血糖，凝血四项（PT+APTT+TT+FIB），D–二聚体，血气分析，BNP及CRP，HBsAg，抗–HCV，抗–HIV，TPPA。

（10）心肌血清标志物（CK、CK–MB、GOT、LDH1、肌钙蛋白、肌红蛋白），qd（连续5日）。

（11）胸部X线检查。

（12）心电图，超声心动图检查。

（13）核素心肌显像及心血池检查，冠状动脉CTA检查，冠状动脉造影。

（14）硝酸甘油0.4mg，舌下含服，连用3次（持续性缺血变现）。

（15）吗啡0.3～5mg，肌内注射（胸痛者）。

（16）阿司匹林300mg，立即顿服（100mg/d，长期维持）。

（17）氯吡格雷300mg，立即顿服（75mg/d，1年），或替格瑞洛180mg，立即顿服（90mg，bid，1年）。

（18）美托洛尔2.5mg，静脉注射（合并心律失常、高血压者）。

（19）介入治疗或溶栓治疗或基因治疗及急诊搭桥等。

【转诊】

（1）不明原因的晕厥、血流动力学不稳定。

（2）新近发生或者可疑心力衰竭。

（3）出现其他严重合并症，如消化道出血、脑卒中等需要进一步检查者。

【注意事项】

（1）动态观察心肌血清标志物（CK、CK-MB、GOT、LDH1、肌钙蛋白、肌红蛋白），每日一次，连续5日；溶栓治疗者从溶栓前开始，每2h一次，直至发病后18h以后每日一次，连续5日。

（2）溶栓治疗要注意适应证和禁忌证。溶栓时间的选择，3h内溶栓的成功率等同急诊介入，如发病3h后有条件者应立即行急诊介入治疗开通梗死血管。溶栓治疗患者应根据所使用的溶栓剂的不同采用不同的抗凝方案。

（3）心电监测要5～7天，每天早晚各记录全导联心电图1次，连续1周。

【预后】

预后与心肌梗死面积、侧支循环情况、是否有并发症、治疗是否及时等有关。死亡多见于发病第一周内，与合并室颤、心源性休克、心力衰竭、心脏破裂等有关。20世纪60年代急性期患者住院病死率为30%以上，有了冠心病监护病房（CCU）之后降至15%左右，近年来应用直接PCI后降至4%～6%。

第四章　呼吸系统疾病

第一节　肺部感染性疾病

一、肺炎链球菌肺炎

【初诊依据】

（1）青壮年男性，冬、春季节，多因受寒、疲劳、上呼吸道感染引起。出现寒战、高热、咳嗽、胸痛、咳黏液脓性痰、血性痰或铁锈色痰。重症者可伴休克，典型者病变部叩诊呈浊音。

（2）外周血白细胞计数增加，中性粒细胞达80%以上且有核左移，有中毒颗粒。

（3）胸部X线检查早期肺部有均匀淡影。典型表现为大片均匀致密阴影，呈叶、段分布。

（4）痰涂片可见大量革兰阳性球菌。痰培养、血培养或胸腔积液有肺链球菌生长。

【并发症】

可并发呼吸衰竭、心力衰竭、败血症、肺脓肿、化脓性胸膜炎、支气管扩张、脑膜炎、心肌炎、化脓性心包炎、感染性休克等并发症。

【鉴别诊断】

应与急性呼吸窘迫综合征（ARDS）、充血性心力衰竭、肺栓塞、化学气体吸入、过敏性肺泡炎、药物性肺炎、放射性肺炎、结缔组织疾病累及肺部、白血病或其他恶性肿瘤肺内浸润或转移等相鉴别。

【诊疗处方】

（1）全科医学科护理常规。

（2）二级护理。

（3）半流质。

（4）吸氧（必要时）。

（5）血常规，血培养+药敏试验，血气分析，肝、肾功能，血电解质，HBsAg，抗-HCV，抗-HIV，TPPA。

（6）痰培养+药敏试验。

（7）尿常规，粪常规。

（8）胸部X线检查。

（9）可待因0.03g，口服，tid；塞来昔布胶囊0.2g，口服，qd。

（10）头孢克洛0.25g，口服，tid。

（11）氨溴索30mg，口服，tid。

（12）润肺膏15g，口服，bid。

（13）5%葡萄糖注射液100ml+头孢拉定1.0g，静脉滴注，qid。

（14）5%葡萄糖氯化钠注射液250ml+维生素C 2.0g，静脉滴注，qd（慢）。

【转诊】

（1）治疗48h症状无改善或一度改善后又恶化者，即初始治疗无效，没有条件进一步寻找病因或改进治疗措施。

（2）存在慢性阻塞性肺疾病（COPD）、糖尿病、肾功能不全、恶性肿瘤等基础疾病或相关因素导致治疗困难。

（3）严重、多重细菌耐药性肺炎。

【注意事项】

（1）一经诊断应即给予抗菌药物治疗，不必等细菌培养结果，首选青霉素G。

（2）重症肺炎的治疗首先应选择广谱的强力抗菌药物，并应足量、联合用药。抗生素疗程一般为5~7天。抗菌药物治疗后48~72h应对病情进行评估。如72h后症状无改善，体温不退或再次升高，应考虑药物未能控制致病菌或出现耐药；或特殊病原体感染（如结核分枝杆菌、真菌、病毒等）或并发症的可能。

【诊疗新进展】

青霉素注射剂仍是治疗儿童肺炎链球菌肺炎的经典首选

抗菌药物；大环内酯类抗菌药耐药率94.9%，若仅针对儿童肺炎链球菌感染治疗的经验用药已并不适用。

【预后】

合理治疗者愈后多良好，但严重患者可并发呼吸衰竭、心力衰竭、败血症、肺脓肿、化脓性胸膜炎及支气管扩张。未经适当治疗的患者可发生肺肉质变、机化性肺炎、胸膜炎、脑膜炎、心肌炎、化脓性心包炎等。败血症患者可并发感染性休克、DIC等而危及生命。

二、衣原体肺炎

【初诊依据】

诊断主要靠病原体的分离和血清学抗体的检测。血清肺炎衣原体抗体滴度呈4倍或4倍以上变化（增高或降低），同时肺炎衣原体抗体滴度（微量免疫荧光试验）≥1∶32，可明确诊断。血清肺炎衣原体IgG抗体滴度≥1∶512或IgM抗体滴度≥1∶16（微量免疫荧光试验）为有意义，应高度怀疑肺炎衣原体感染。

【并发症】

可并发心内膜炎、心肌炎、结节性红斑、肝炎、脑膜炎和脑炎等。

【鉴别诊断】

肺炎支原体肺炎、军团菌肺炎及某些病毒性肺炎的临床表现相似，鉴别诊断基本依赖实验室检查。

【诊疗处方】

（1）全科医学科护理常规。

（2）三级护理。

（3）普通饮食。

（4）血常规，血电解质，血冷凝集试验，血清特异性补体结合试验，血特异性抗体测定，血链球菌MG凝集试验，血沉，肝、肾功能，HBsAg，抗-HCV，抗-HIV，TPPA。

（5）痰培养+药敏试验。

（6）尿常规，粪常规。

（7）胸部X线检查。

（8）心电图。

（9）红霉素0.125～0.25g，口服，qid。

（10）苯佐那酯50～100mg，口服，tid。

（11）0.9%氯化钠注射液250ml+阿奇霉素500mg，静脉滴注，qd（2天症状控制后改口服巩固）。

【注意事项】

治疗以大环内酯类抗生素，首选红霉素。四环素口服不宜用于孕妇和儿童。口服疗程均为21天。阿奇霉素口服吸收好，半衰期长，组织浓度高，不良反应小，治疗浓度可维持7～10天。一般用药后24～48h体温下降，症状开始缓解。氟喹诺酮类药物如环丙沙星、氧氟沙星、莫西沙星等对成人衣原体肺炎也有很好的治疗作用。

【诊疗新进展】

本病春、夏季多见。对于在春、夏季出现的急慢性呼吸系统感染的患者应考虑肺炎衣原体感染的可能性。

【预后】

一般在数周后可逐渐自愈。但肺部啰音及X线检查所见病变数月不消。老年患者或某些慢性疾病患者，如COPD患者或继发其他肺部细菌感染的患者，预后较差。

三、肺炎支原体肺炎

【初诊依据】

流行期间根据症状和X线检查表现可做出临床诊断。散发性病例临床特征可提示诊断，但确诊需要病原学检查证据。呼吸道标本培养得到支原体，血清肺炎支原体抗体滴度呈4倍或4倍以上的变化（增高或降低），同时肺炎支原体抗体滴度（补体结合试验）≥1∶64，即可明确诊断。

【并发症】

病情较轻，很少出现并发症。儿童可并发鼓膜炎或中耳炎，少数患者可出现胸腔积液。

【鉴别诊断】

本病轻型应与病毒性肺炎、军团菌肺炎相鉴别。

【诊疗处方】

（1）全科医学科护理常规（呼吸道隔离）。

（2）三级护理。

（3）普通饮食。

（4）血常规，血电解质，血冷凝集试验，血清特异性补体结合试验，血特异性抗体测定，血链球菌 MG 凝集试验，血沉，肝、肾功能，HBsAg，抗-HCV，抗-HIV，TPPA。

（5）痰培养+药敏试验。

（6）胸部 X 线检查。

（7）心电图。

（8）阿奇霉素 0.5g，口服，qd。

（9）5% 葡萄糖注射液 250ml+ 氧氟沙星 0.4g，静脉滴注，qd。

（10）盐酸可待因 15～30mg，口服，tid。

（11）氨溴索 30mg，口服，tid。

（12）润肺膏 15g，口服，bid。

【注意事项】

（1）抗感染治疗的疗程通常为 10～14 天，部分难治性病例的疗程可延长至 3 周左右，不宜将肺部阴影完全吸收作为停用抗菌药物的指征。大环内酯类抗生素治疗 72h 症状仍无明显改善的成人肺炎支原体肺炎患者，可换用喹诺酮类或四环素类抗生素。

（2）大环内酯类抗生素、氟喹诺酮类药物、多西环素及米诺环素等四环素类抗生素是治疗肺炎支原体感染的常用药物。阿奇霉素及克拉霉素等新型大环内酯类药物具有半衰期长、用药次数少、胃肠道反应轻、生物利用度高及细胞内药物浓度高等特点。

（3）喹诺酮类可致胎儿及幼儿关节损害，妊娠、哺乳妇女及未成年人均应慎用。

（4）肺炎支原体介于细菌和病毒之间，兼厌氧，早期使用适当抗菌药物可减少症状及缩短病程，大环内酯类为首选。因肺炎支原体无细胞壁，故青霉素和头孢菌素类等无效。

【诊疗新进展】

（1）用阿奇霉素治疗肺炎支原体性肺炎患儿可以获得良好的效果，并有效降低其血清TNF-α水平。

（2）降钙素原（PCT）是近年来新兴的一种实验室检测方法，在重症感染时PCT可以早期分析病原微生物感染的种类，特别是一般细菌感染时有很好的指导意义。血清PCT浓度在局部细菌性肺炎早期有较高的浓度和较高的阳性率，是早期诊断局部细菌性肺炎的重要指标。

【预后】

本病具有自限性，多数病例不经治疗可自愈，使用适当的抗菌药物可以减轻症状，缩短病程。

第二节　慢性阻塞性肺疾病

【初诊依据】

（1）慢性咳嗽，常伴少量黏液痰，合并细菌感染时可有脓痰，气短或呼吸困难，晚期可有桶状胸，心浊音界缩小或消失，肝浊音界下移，听诊呼吸音减弱，呼气延长。

（2）胸部X线检查，早期可无异常，晚期表现为肺气肿征象。

（3）肺功能检查，$FEV_1/FVC<70\%$。

【并发症】

（1）自发性气胸：并发气胸多为张力性气胸，必须积极抢救。患者肺野透亮度较高，且常有肺大泡存在，故气胸体征不够典型，胸部X线检查可确认。

（2）呼吸衰竭：COPD往往呼吸功能严重受损，有些重症患者处于慢性呼吸衰竭代偿期，在某些诱因如呼吸道感染、不适当氧疗、应用镇静剂过量、外科手术等的影响下，通气和换气功能障碍进一步加重，可诱发急性呼吸衰竭，亦称慢性呼吸衰竭急性加重或失代偿。

（3）慢性肺源性心脏病和右心衰竭：低氧血症和二氧化碳潴留以及肺泡毛细血管床破坏等，可引起肺动脉高压和慢性肺源性心脏病。

（4）胃溃疡：发生机制可能是由于低氧血症、高碳酸血症、代谢紊乱、严重感染、胃肠道瘀血、应激反应及临床应用肾上腺皮质激素、茶碱类药物等，使胃酸分泌增多，严重应激状态下可引起交感神经兴奋和血清儿茶酚胺浓度显著升高，使胃、十二指肠黏膜下层的动静脉分流开放，导致毛细血管床血流量减少，局部黏膜组织持续缺血而致严重损伤和溃疡形成，引起上腹痛、反酸、上消化道出血。患者可因呼吸衰竭并发上消化道大出血而死亡。

（5）睡眠呼吸障碍：阻塞性肺气肿患者睡眠质量降低。可发生低通气或睡眠呼吸暂停，睡眠时氧饱和度下降。尤其是清醒状态下动脉血氧分压低者，睡眠中更易出现低氧血症、心律紊乱和肺动脉高压等。

（6）继发性红细胞增多症：因为低氧引起红细胞数量代偿性增多，以提高血氧含量和机体氧供。红细胞数量增多，全血容量相应增加，血黏滞度增高，从而引起头痛、头昏、耳鸣、乏力、出汗等相应症状，并易发生血管栓塞。

【鉴别诊断】

应与肺结核、哮喘、允血性心力衰竭、闭塞性细支气管炎、弥漫性泛细支气管炎以及职业性肺病等鉴别诊断。

【诊疗处方】

1. 急性加重期

（1）全科医学科护理常规。

（2）一级护理。

（3）半流或普食。

（4）吸氧，1～2L/min。

（5）血常规，血电解质，肝、肾功能，血糖，血脂，血气分析，HBsAg，抗–HCV，抗–HIV，TPPA。

（6）痰培养+药敏试验+抗酸杆菌涂片。

（7）尿常规，粪常规。

（8）心电图检查。

（9）肺功能检查。

（10）胸部X线检查。

（11）监测末梢血血氧饱和度，qd。

（12）持续氧疗（低氧血症者，2～3L/min）。

（13）沙丁胺醇雾化液1ml，雾化吸入，tid。

（14）异丙托溴铵雾化液2ml，雾化吸入，tid（迁延不愈者）。

（15）润肺膏15g，口服，bid。

（16）氨茶碱0.1g，口服，tid。

（17）阿莫西林0.5g，口服，tid～qid。

（18）0.9%氯化钠注射液100ml+甲泼尼松40mg，qd，静脉滴注（疗程5～7日）。

（19）机械通气（必要时）。

2. 稳定期

（1）全科医学科护理常规。

（2）二级护理。

（3）普食。

（4）尿常规，粪常规。

（5）痰培养+药敏试验+抗酸杆菌涂片。

（6）血常规，血电解质，肝、肾功能，血糖，血脂，动脉血气分析。

（7）心电图。

（8）肺功能检查。

（9）胸部X线检查。

（10）流感疫苗接种。

（11）沙丁胺醇2～4mg，气雾吸入，tid（必要时每4h重复1次）。

（12）沙美特罗50μg，粉雾吸入，bid。

（13）肺康复治疗。

【转诊】

（1）首次诊断时，因急性加重住院后出院，症状逐步恶化。

（2）急性加重出现需要收住呼吸科监护病房的适应证或有创机械通气适应证。

【注意事项】

1.急性加重期

（1）抗生素使用尽量避免3个月内使用过的抗生素；COPD稳定期不应预防性用药。若发生感染（痰量增加、脓性痰和气急加重3项兼具或至少2项），应早期、足量使用抗生素。可选用氨苄西林、阿莫西林及其酶抑制剂复合制剂、头孢菌素、喹诺酮或新大环内酯类。

（2）鼓励患者进行腹式呼吸锻炼。

2.稳定期

（1）注意补充营养，纠正营养不良。急性发作期可采用经胃肠营养和静脉营养，缓解期一般经胃肠营养。应避免糖类，以免产生过多CO_2，加重CO_2潴留。

（2）加强体质锻炼，预防感冒；反复呼吸道感染者可试用免疫调节药或中医中药治疗。

（3）长期家庭氧疗可提高COPD患者的动脉血氧分压，降低肺动脉压和血液的黏稠度，延缓肺心病的恶化。

【诊疗新进展】

COPD稳定期患者血清C反应蛋白和白细胞介素-6水平增高。检测血清C反应蛋白、白细胞介素-6有助于评估稳定期COPD患者病情的严重程度及预后。

【预后】

慢性支气管炎如果无并发症，预后良好。如果反复发作，迁延不愈，则易发生阻塞性肺气肿、肺源性心脏病。多数肺气肿患者存活期为12~15年，第一秒用力呼气容积（FEV_1）在1.2L以上者，存活期为10年左右；FEV_1低于700ml时，存活期为2年左右。

第三节　支气管哮喘

【初诊依据】

（1）发作性喘息、咳嗽、胸闷、呼吸困难，常夜间加重。发作时在双肺可闻及散在或弥漫性哮鸣音，并发肺部感染者可闻及湿啰音。

（2）临床表现不典型者（如无明显喘息或体征）应至少具备以下一项试验阳性：①支气管激发试验或运动试验阳性；②支气管扩张试验阳性（FEV_1增加15%以上，且FEV_1增加绝对值>200ml）；③最大呼气流量（PEF）日内变异率或昼夜波动率≥20%。

【并发症】

发作时可并发气胸、纵隔气肿、肺不张。长期反复发作和感染或并发慢性支气管炎、肺气肿、支气管扩张、间质性肺炎、肺纤维化和肺源性心脏病。

【鉴别诊断】

支气管哮喘应注意与喘息性支气管炎、左心衰竭产生的心源性哮喘、大气道肿瘤或其他原因的上气道梗阻引起的呼吸困难、肺嗜酸粒细胞浸润症以及小儿细支气管炎引起的喘鸣相鉴别。

【诊疗处方】

1. 急性发作期

（1）全科医学科护理常规（建立急救特别记录单）。

（2）一级护理。

（3）病重通知。

（4）半流质。

（5）半卧位。

（6）吸氧，1～2L/min。

（7）床边胸部X线检查、心电图。

（8）肺功能检测（急性发作期暂缓）。

（9）支气管激发试验或支气管扩张试验。

（10）特异性变应原试验、血清蛋白电泳、补体、免疫球蛋白测定。

（11）血常规，血电解质，血气分析，CO_2-CP，嗜酸性粒细胞计数，HBsAg，抗–HCV，抗–HIV，TPPA。

（12）痰培养+药敏试验。

（13）尿常规，粪常规。

（14）心电图。

（15）异丙托溴铵40～80μg，气雾吸入，qid。

（16）10%葡萄糖注射液250ml+氨茶碱0.25g，静脉滴注，qd，或特布他林2.5mg，bid，或喘特灵缓释片4～8mg，口服，bid。

（17）0.9%氯化钠注射液100ml+甲泼尼松40～80mg，静脉滴注，qd～bid。

（18）5%碳酸氢钠100～200ml，静脉滴注，立即（根据血气分析调整）。

（19）5%葡萄糖注射液500ml+阿奇霉素0.5g，静脉滴注，qd，或5%葡萄糖注射液100ml+头孢他啶2.0g，静脉滴注，bid。

2. 慢性持续期

（1）全科医学科护理常规。

（2）三级护理。

（3）普食。

（4）血常规，血电解质，肺功能检测。

（5）胸部X线检查。

（6）痰培养+药敏试验。

（7）尿常规，粪常规。

（8）吸氧，1.5～2L/min。

（9）异丙托溴铵40～80μg，气雾吸入，tid。

（10）氨茶碱缓释片0.1g，口服，bid。

（11）盐酸氨溴索30mg，口服，tid。

【注意事项】

1. 急性发作期

（1）吸氧：面罩吸氧比插管效果好，可减少支气管痉挛。注意查找诱因，立即脱离变应原。

（2）药物治疗：①β_2肾上腺素受体激动剂：特布他林气雾吸入，成人每次0.25～0.5mg，tid～qid。②激素治疗：地塞米松5～10mg静脉滴注或雾化吸入，根据病情每2～4h一次，静脉注射；或琥珀氢化可的松50～100mg，静脉滴注。③氨茶碱：氨茶碱0.25g加入10%葡萄糖注射液20～40ml中缓慢静脉注射，之后用氨茶碱0.25～0.5g加入5%葡萄糖注射液500ml中静脉滴注。

氨茶碱静脉注射过快或茶碱血药浓度高于20μg/ml时，可出现毒性反应，表现为心律失常、心率增快、肌肉颤动或癫痫。静脉注射过快还可引起一过性低血压或周围循环衰竭。当茶碱浓度超过40μg/ml时，可出现发热、失水、惊厥等，严重者可引起呼吸停止及心脏停搏而致死。

氨茶碱严禁与下列药物配伍静脉使用：葡萄糖酸钙、异戊巴比妥钠、维生素B_6、氨苄西林、泛酸钙、盐酸氯醌醌、琥珀酸钠、氯霉素、溴化钙、盐酸氯丙嗪、头孢噻吩、青霉素、苯巴比妥钠、毒毛花苷K、四环素及其盐酸盐、肾上腺素、去甲肾上腺素、促皮质激素、去乙酰毛花苷、万古霉素、水解蛋白、盐酸羟嗪、维生素C、酒石酸吉他霉素、酚磺乙胺。

（3）气管插管：病情危重、呼吸道痰液阻塞引起窒息，严重缺氧和CO_2潴留、意识障碍者，应立即行气管插管。

（4）机械通气：$PaO_2<5.3kPa$，$PaCO_2>8.7kPa$，伴意识障碍；呼吸道痰阻引起窒息。采用间歇正压呼吸（IPPB）作机械通气，通气量8～10L/min，呼吸频率12～16次/min，吸入氧浓度40%～50%，并根据血气分析调整。

2. 慢性持续期

（1）对于大多数未经治疗的持续性哮喘患者，初始治疗从第2级治疗方案开始，如果初始评估提示哮喘处于严重未控制，治疗应从第3级开始。

（2）抗感染治疗：早期使用糖皮质激素。使用白三烯受体拮抗药。同时治疗伴随的过敏性鼻炎、慢性鼻窦炎、胃食管反流、声带功能不全等。

（3）免疫治疗：缓解期要积极进行变态原特异性免疫治疗（脱敏疗法）。为了调理机体免疫功能，可进行非特异性免疫治疗。

【转诊】

部分中度及所有重度、危重度急性发作的哮喘患者均应转诊。

【诊疗新进展】

支气管热成形术是一项新的具有较高安全性的支气管镜下治疗技术，具有显著减少气道平滑肌（ASM）、降低ASM收缩力、改善支气管哮喘控制、提高患者生活质量、减少药物使用等效果。

【预后】

合理治疗可减轻发作或减少发作次数，部分患者可以治愈。如诱发因素未能消除，哮喘反复发作而加重，可并发肺气肿、肺源性心脏病。心、肺功能不全者预后较差。

第四节　肺循环疾病

慢性肺源性心脏病

【初诊依据】

（1）有慢性支气管炎、肺气肿及其他肺胸疾病或肺血管病变。有慢性咳嗽、咳痰、气喘症状及发绀、肺气肿等体征。有右心功能不全的临床表现，如颈静脉怒张、肝肿大压痛、肝-颈静脉回流征阳性、下肢水肿及静脉压增高等。有肺动脉高压、右心室增大的体征，如剑突下出现收缩期搏动、肺动脉瓣区第二心音亢进，三尖瓣区心音较心尖部明显增强或收缩期杂音。

（2）X线检查：显示有肺动脉高压与右心室增大的征象。

（3）超声心动图：右心房、右心室及右心室流出道内径增大。

（4）心电图检查：额面平均电轴≥+90°；V_1R次/$S≥1$；肺型P波，P电压≥0.22mV；或电压≥0.2mV呈尖锋型，结合P电轴>+80°；或当低电压时P电压>1/2R，呈剑锋型，结合电轴+80°。

【并发症】

最常见的并发症为酸碱平衡失调和电解质紊乱。尚有上消化道出血和休克，其次为肝、肾功能损害及肺性脑病，少数有自发性气胸、弥散性血管内凝血等。

【鉴别诊断】

应该分别与风湿性心瓣膜病、冠心病、充血型原发性心肌病、成人呼吸窘迫综合征相鉴别。少数肺源性心脏病患者在心电图Ⅰ、aVL或胸导联上出现病理性Q波，在三尖瓣区、心尖部以及肺动脉瓣区听到杂音，出现心功能不全的症状和体征以及发绀等，可通过病因、病史、临床表现及辅助检查相鉴别。

【诊疗处方】

（1）全科医学科护理常规。

（2）一级护理。

（3）低盐半流或普食。

（4）半卧位。

（5）持续吸氧1~2L/min。

（6）10%乙酰半胱氨酸3ml，喷雾吸入，tid。

（7）胸部X线检查。

（8）心电图、超声心动图检查。

（9）血常规，血气分析，肝、肾功能，血电解质，CO_2-CP，空腹血糖、血脂、心肌酶学，HBsAg，抗-HCV，抗-HIV，

TPPA。

（10）痰培养+药敏试验。

（11）尿常规，粪常规。

（12）乙酰半胱氨酸200mg，口服，tid。

（13）氨茶碱0.1g，口服，bid。

（14）润肺膏15g，口服，bid。

（15）地高辛0.125mg，口服，bid。

（16）氨苯蝶啶50mg，口服，tid。

（17）氢氯噻嗪25mg，口服，tid。

（18）25%葡萄糖注射液20~40ml+毛花苷C 0.2~0.4mg，静脉注射（10~15min），立即。

（19）50%葡萄糖注射液40ml+酚妥拉明3mg，静脉注射（10min）。

【注意事项】

（1）首先控制感染，联合应用抗菌药物。宜根据痰培养和致病菌对药物敏感的测定结果选用药物，但不要受痰菌药物试验的约束，早期应用广谱抗菌药物。

（2）抢救呼吸衰竭应采取综合措施，包括缓解支气管痉挛、清除痰液、畅通呼吸道、持续低浓度给氧、应用呼吸兴奋剂等。必要时施行气管切开、气管插管和机械呼吸器治疗等。

（3）控制心律失常，除常规处理外，需注意治疗病因，包括控制感染、纠正缺氧、纠正酸碱和电解质平衡失调等。病因消除后心律失常往往会自行消失。此外，应用抗心律失常药物时还要注意避免应用普萘洛尔等β肾上腺素能受体阻滞剂，以免引起支气管痉挛。

（4）应用肾上腺皮质激素在有效控制感染的情况下，短期大剂量应用肾上腺皮质激素，对抢救早期呼吸衰竭和心力衰竭有一定作用。通常用氢化可的松100~300mg加入5%葡萄糖注射液500ml中静脉滴注，qd，病情好转后2~3天停用。

（5）注意酸碱平衡失调和电解质紊乱、消化道出血、休克、弥散性血管内凝血（DIC）等并发症的治疗。

【诊疗新进展】

吸烟、酗酒、年龄、病程、冠心病等均是老年慢性肺源性心脏病心力衰竭的相关危险因素，应根据患者的个体情况，给予综合治疗，可提高治疗效果。

【预后】

与原发病、心肺功能、治疗情况有关。病死率随医疗技术发展而逐年下降。无危重合并症者经积极治疗，愈后较好；合并有肺脑、消化道大出血、DIC、多器官功能衰竭者，愈后较差。

第五节 呼吸衰竭

一、急性呼吸衰竭

【初诊依据】

（1）具有引起急性呼吸系统功能障碍的诱因，如严重的呼吸系统感染、急性呼吸道阻塞性病变、急性肺水肿、肺血管病变、急性胸膜病变、呼吸中枢损伤、神经肌肉病变等。

（2）有低氧血症导致的呼吸困难和多器官功能障碍，如发绀、精神症状、心肌损害及肝肾功能异常、消化道出血等。并发肺性脑病时，出现意识障碍、球结膜充血、水肿、视神经乳头水肿等。

（3）动脉血气分析：在海平面大气压，静息状态，呼吸室内空气，$PaO_2 < 60mmHg$（7.998kPa），或伴有 $PaCO_2 > 50mmHg$（6.665kPa）为呼吸衰竭的诊断标准。$PaO_2 < 60mmHg$，$PaCO_2$ 正常，为 I 型呼吸衰竭；$PaO_2 < 60mmHg$，$PaCO_2 > 50mmHg$，为 II 型呼吸衰竭。

【并发症】

（1）肺部并发症：肺栓塞、肺纤维化。

（2）与肺动脉导管相关的并发症、与呼吸机相关的并发症、与气道处理相关的并发症。

（3）心脏血管并发症：心律失常、心肌缺血、与有创血流动力学监测相关并发症、心功能不全。

（4）肾并发症：急性肾功能衰竭、水钠潴留。

（5）感染并发症：医院内肺炎、菌血症和脓毒血症。

（6）神经和神经肌肉并发症：肺性脑病、危重病患者的神经疾病、与神经疾病诊断性操作相关的疾病、ICU中的肌病。

（7）消化系统并发症：胃肠动力学改变、消化道出血、气压伤相关气腹、肝功能损害。

（8）营养支持的并发症：与胃肠道营养相关的并发症、与肠外营养相关的并发症。

（9）血液系统并发症、内分泌并发症。

【鉴别诊断】

（1）急性喉气管支气管炎：多见于6个月至3岁的婴幼儿，病情严重者出现呼吸困难、三凹征（吸气时胸骨上窝、锁骨上窝、肋间隙出现明显凹陷）、呼吸过速、吸气喘鸣、发绀，甚至窒息。颈正位X线片可见声门下气管壁之隆起部分消失，因黏膜水肿而呈倒"V"字形狭窄或称尖塔征，狭窄向下超过梨状窝下缘。

（2）慢性阻塞性肺疾病：主要是缺氧及二氧化碳潴留引起的多个器官功能紊乱，表现为发绀，呼吸困难（呼吸加快），心律不齐、血压增高，心率加快，烦躁不安或淡漠、嗜睡等神经精神症状，还有多汗、球结膜水肿等。诊断主要依靠动脉血气分析，$PO_2 < 60mmHg$，$PCO_2 > 50mmHg$。

（3）神经系统疾病引起的呼吸衰竭：许多严重神经系统疾患可导致呼吸衰竭，并成为导致患者死亡的原因，中枢性神经系统疾病早期表现为过度通气，呼吸节律改变，可有呼吸暂停和各种不同类型的周期性呼吸，常见的为潮气呼吸，进一步发展则可使呼吸频率和潮气量减低，甚至呼吸骤停。外周神经性神经系统疾病主要引起呼吸肌麻痹和痉挛，以致不能完成正常的呼吸动作，造成通气不足，排痰无力或困难，造成呼吸道梗阻，进而形成肺不张和肺部感染，使呼吸衰竭加重。

（4）睡眠呼吸暂停综合征：在每夜7h睡眠中，呼吸暂停反复发作30次以上，每次10秒以上，或呼吸暂停低通气指数>5次。呼吸暂停频繁发生，可导致间断、频繁发生的呼吸衰竭，机体严重缺氧通过神经、内分泌、化学等调节系统使全身各器官系统功能及病理改变，从而引发各种相关疾病，患者表现出一系列的相关症状。如在呼吸系统可以引起夜间哮喘、肺源性心脏病、重叠综合征等。

（5）急性呼吸窘迫综合征：多种急性致病原因可以导致肺等器官损伤，它是急性呼吸衰竭的一个特殊类型，临床表现为呼吸频数、难以纠正的发绀以及肺顺应性下降。肺的氧合功能障碍，导致顽固性低氧血症。胸部X线检查显示两肺浸润阴影。

（6）外科的某些疾病：如胸腺肿瘤，胸腹泛严重烧伤，胸部外伤及手术等，都可导致呼吸衰竭，表现为呼吸频数、发绀及动脉血气分析变化。

【诊疗处方】

（1）全科医学科护理常规。

（2）特级护理（建立特别护理记录单）。

（3）暂禁食。

（4）病危。

（5）记24h出入量。

（6）人工呼吸或气管插管人工通气。

（7）胸外心脏按摩（有心脏骤停者）。

（8）高浓度吸氧，6～8L/min（依血气分析情况调整）。

（9）心电、呼吸、血压监测。

（10）吸痰（必要时）。

（11）血气分析，血常规，血电解质，肝、肾功能，空腹血糖，血脂，HBsAg，抗–HCV，抗–HIV，TPPA。

（12）尿常规，粪常规。

（13）胸部X线检查。

（14）肺功能检查。

（15）心电图。

（16）胸部CT（必要时）。

（17）尼可刹米0.375～0.75g，静脉注射（缓慢）。

（18）5%葡萄糖注射液500ml+尼可刹米3.0～3.75g，静脉滴注（1ml/min）。

【注意事项】

（1）急救时首先清除口腔分泌物，保持呼吸道通畅的前提下给予人工呼吸或气管插管人工通气。Ⅰ型呼吸衰竭可予高浓度氧气吸入，但应控制$FiO_2<50\%$，以免引起肺损伤；Ⅱ型呼吸衰竭应采用持续低流量吸氧（1～2L/min），20min后复查血气分析，若$PaCO_2$升高>10mmHg（1.333kPa），可给予无创通气。

（2）增加通气量，改善二氧化碳潴留；对于以换气功能损坏为主的患者，不宜使用呼吸兴奋药。严重患者给予机械通气治疗。

（3）预防和治疗肺动脉高压、肺源性心脏病、肺性脑病、肾功能不全和消化功能障碍等，还需注意防止多脏器功能障碍综合征。

（4）单纯缺氧可给予较高浓度（35%～50%）或高浓度（>50%）的氧气；对ARDS患者大多需要尽早进行机械通气如呼气末正压通气（PEEP）或持续气通正压通气（CPAP）。缺氧伴二氧化碳潴留者，大多需机械通气。

【诊疗新进展】

无创通气治疗急性呼吸衰竭失败的原因为疾病谱的影响，重症肺炎和急性呼吸窘迫综合征患者不适合无创通气治疗。

【预后】

病程视原发病而定，严重者可数小时内死亡，亦可持续数天到数周，演变成慢性呼吸衰竭。若原发病能治愈或自行恢复，则现代抢救技术能使大多数患者获救。错过时机的过晚抢救，往往会造成脑、肾、心等重要生命器官的不可逆损害。

二、慢性呼吸衰竭

【初诊依据】

（1）有引起呼吸衰竭的基础疾病所导致的咳嗽、咳痰、活动后气促等症状，如慢性支气管炎、慢性阻塞性肺气肿、支气管哮喘、支气管扩张症、肺结核、尘肺、肺间质纤维化等。胸廓或脊柱畸形、胸膜增厚或粘连等慢性胸廓疾病、慢性肺血管病等。

（2）临床表现：有呼吸困难、发绀、神志淡漠、烦躁、谵妄、嗜睡、昏迷、抽搐等表现。严重患者可出现右心衰竭、血压下降、心律失常、消化道出血、肝肾功能异常、弥漫性血管内凝血等。

（3）血气分析：动脉血氧分压 $PaO_2 < 60mmHg$，或伴有 $PaCO_2 > 50mmHg$ 可诊断呼吸衰竭。$PaO_2 < 60mmHg$，$PaCO_2$ 正常，则诊断为 I 型呼吸衰竭；若伴 $PaCO_2 > 50mmHg$，即可诊断为 II 型呼吸衰竭。

【并发症】

慢性呼吸衰竭常见并发症有心功能不全、肾功能障碍、消化道出血、休克、肝脏功能损害。

【鉴别诊断】

与急性喉气管支气管炎、慢性阻塞性肺疾病、神经系统疾病引起的呼吸衰竭、睡眠呼吸暂停综合征、急性呼吸窘迫综合征、肿瘤等相鉴别。

【诊疗处方】

（1）全科医学科护理常规。

（2）特级或一级护理（建立特别护理记录单）。

（3）半流或普食。

（4）病重通知。

（5）记24h出入量。

（6）持续吸氧（1～2L/min）。

（7）心电、呼吸、血压监测。

（8）吸痰（必要时）。

（9）血气分析，血常规，血电解质，肝、肾功能，空腹血糖，血脂，C反应蛋白，HBsAg，抗-HCV，抗-HIV，TPPA。

（10）尿常规，粪常规。

（11）痰培养+药敏。

（12）血培养（必要时）。

（13）胸部正侧位X线检查。

（14）心电图。

（15）肺功能检查。

（16）胸部CT（必要时）。

（17）茶碱缓释片0.1g，口服，bid。

（18）盐酸氨溴索30mg，口服，tid。

（19）润肺膏15g，口服，bid。

（20）尼可刹米0.375g，缓慢静脉注射，立即（高碳酸血症、肺性脑病者）。

（21）5%葡萄糖注射液500ml+尼可刹米3.0g，静脉滴注（1ml/min）。

（22）左氧氟沙星注射液100ml（200mg），静脉滴注，bid。

【注意事项】

（1）根据病情积极抗感染治疗。纠正酸碱失衡及电解质紊乱。

（2）机械通气时应避免因通气过度而发生的气压伤；CO_2潴留患者忌用镇静药，避免抑制呼吸，加重CO_2潴留；肺性脑病患者应予以适当呼吸兴奋药、脱水、利尿、激素治疗；右心衰患者予以扩血管、改善心功能处理，谨慎应用利尿药，避免引起痰液黏稠，形成痰栓加重呼吸衰竭，谨慎应用洋地黄制剂，缺氧及电解质紊乱时易出现洋地黄中毒。

（3）加强营养，给予高蛋白、高脂肪、低糖类以及多种维生素和微量元素的饮食，必要时鼻饲饮食，注意纠正贫血。

（4）慢性呼吸衰竭急性发作，单纯缺氧者一般吸入较高氧浓度可纠正缺氧；缺氧伴二氧化碳潴留患者的氧疗原则应低浓度（<35％）持续给氧，避免高浓度给氧而引起二氧化碳潴留乃至发生二氧化碳麻醉。

【诊疗新进展】

纳洛酮治疗慢性呼吸衰竭并发肺性脑病效果良好，副作用少，可反复多次用药维持疗效。

【预后】

与原发病及治疗情况有关，常反复发作者，预后不良。

第五章　消化系统疾病

第一节　食管疾病

胃食管反流病

【初诊依据】

（1）有明显的反酸、反食、烧心、胸痛、吞咽困难、反胃、胃胀、多涎。可进行胃食管反流病（GERD）的初步诊断。

（2）内镜检查可确定诊断。

（3）实际症状的严重性与食管组织受损的程度并不完全一致时，甚至有典型症状而内镜检查呈阴性，这时应给予质子泵抑制剂（PPI）作为试验治疗（如奥美拉唑20mg，bid，连用7日），如症状明显改善，诊断可成立。

（4）X线吞钡检查，24h食管pH监测有助诊断。

【并发症】

（1）食管狭窄：长期反食的GERD可引起食管炎，导致纤维化，食管壁的顺应性丧失或形成明显狭窄，常发生在食管的远端或胃食管交界处。患者常逐渐出现吞咽困难，进干食后噎感，进一步发展为进流食也困难，或出现食物嵌顿。有食管狭窄时烧心症状有时反而减轻。

（2）出血和穿孔：反流性食管炎可引起少量渗血，有的表现为大便隐血阳性或缺铁性贫血，弥漫性食管炎或食管溃疡时可发生较大量出血。严重者可并发食管穿孔。

（3）巴雷特食管：为长期慢性胃食管反流性咳嗽（GERS）的并发症，由于长期反流，下段食管的鳞状上皮可被化生的柱状上皮所代替，患者常有典型的反流症状。其中部分患者可发展为食管癌。

（4）食管外并发症：以肺的并发症多见，如支气管炎、支气管扩张、吸入性肺炎、肺脓肿等。

【鉴别诊断】

（1）心绞痛：GERD有时其他反流症状不明显，而以胸骨后疼痛为主要表现，酷似心绞痛；且冠心病心绞痛与GERD同属老年性疾病。鉴别借助于心电图、24h动态心电图、24h食管pH监测、酸灌流诱发实验。极难鉴别者可行冠状动脉造影术。

（2）食管炎：GERD常有食管炎的并发症，其他原因引起的食管炎又伴有反流的症状。鉴别主要根据病史、X线钡餐、食管内测压等区别引起反流的原因。

（3）食管的消化性狭窄：鉴别主要根据病史、胃酸分泌、钡餐、内镜等综合分析。

（4）食管肿瘤：食管肿瘤可有GERD症状，可通过钡餐、内镜鉴别。特别内镜可清晰看到肿瘤的位置、大小、形态，结合活检病理确定其良恶性质。

（5）功能性消化不良（FD）：鉴别需根据病史，胃食管测压、24h食管pH测定、胃镜、钡餐。

【诊疗处方】

（1）全科医学科护理常规。

（2）三级护理。

（3）低脂、低糖饮食。

（4）半卧体位（睡觉时床头抬高25～30cm）。

（5）X线钡餐造影。

（6）24h食管pH试验、食道滴酸试验、食管测压。

（7）电子胃镜检查。

（8）血常规，HBsAg，抗-HCV，抗-HIV，TPPA。

（9）尿常规，粪常规。

（10）心电图检查。

（11）胸部X线摄片。

（12）奥美拉唑20mg，口服，bid。

（13）铝碳酸镁 1.0g，口服，tid，（饭后2h服用）。

（14）多潘立酮10mg，口服，tid（饭前服）；或莫沙必利5mg，口服，tid（饭前服）。

【转诊】

（1）有消化道肿瘤家族史者。

（2）对经验性治疗反应不佳，如PPI治疗4周后，并没有得到明显改善者。

（3）怀疑有并发症，如食道狭窄、消化道出血或穿孔的患者。

（4）治疗中出现不能解释或严重的药物不良反应者。

（5）复发，症状严重不能控制者。

【注意事项】

（1）患者应少量多餐，避免过饱，忌烟酒、咖啡、巧克力。床头抬高20cm，不宜穿紧身衣裤，避免各种引起腹压过高因素。

（2）轻度患者可单独选用PPI、H_2受体阻滞剂、促进胃肠动力药；中度患者可选用PPI或H_2受体阻滞剂和促进胃肠动力药，重度者宜加大剂量。

（3）H_2受体阻滞剂疗程为6~8周，PPI疗程为8周，维持治疗量的半量或减少药品种类，至少6个月。

（4）内科治疗无效或有食管瘢痕狭窄者，可考虑外科手术治疗。

【诊疗新进展】

难治性胃食管反流病患者存在食管上括约肌压力偏高、食管下括约肌压力下降和食管廓清能力下降，胃内压力偏高。酸抑制不完全、弱酸反流及食管高敏感可能是导致难治性胃食管反流病的重要原因。应根据患者具体原因调整治疗方案。

【预后】

胃食管反流病具有慢性易复发倾向，大部分需要药物长期维持治疗。后期容易并发食管狭窄及巴雷特食管，甚至发展为食管癌。

第二节　胃、十二指肠疾病

消化性溃疡

【初诊依据】

（1）慢性病程，周期性发作，常与季节变化、精神因素、饮食不当有关；或有长期服用能致溃疡的药物，如非甾体抗炎药等病史。

（2）上腹隐痛、灼痛、钝痛或剧痛，服碱性药物后缓解。胃溃疡疼痛多在剑突下偏左，好发于餐后 0.5~2h；十二指肠溃疡常于中上腹偏右，好发于餐后 3~4h 或半夜痛醒。疼痛常伴反酸、嗳气。

（3）常并发上消化道大出血，表现为呕血及（或）黑便、失血性休克、直立性低血压等。

（4）极少数患者急性穿孔，出现急腹症症状。穿孔可为本病的始发症状。溃疡可穿透胃壁，并为病变周围其他组织包裹时，疼痛失去原有规律，抑酸药物（碱性药物）无止痛作用。

（5）慢性溃疡长期发病可合并幽门梗阻，出现饭后饱胀、呕吐、宿食等。

（6）基础泌酸量及最大泌酸量测定有助诊断。胃溃疡的基础泌酸量正常或稍低，但不应为游离酸缺乏；十二指肠溃疡的最大泌酸量增高，一般不超过 60mmol/h。

（7）粪便隐血试验经常阳性提示溃疡处于活动期。

（8）X 线钡餐检查见有龛影及黏膜皱襞集中等直接征象，可确诊。急性穿孔时，腹部 X 线检查可见游离气体。穿透性溃疡于钡餐检查时可见位于胃或十二指肠球部轮廓外的龛影。

（9）胃镜检查是确诊消化性溃疡的最佳方法。内镜检查可同时在直视下采取黏膜活检进行病理组织学检查，检测幽门螺杆菌（HP），排除恶性溃疡。

（10）幽门螺杆菌检查应列为消化性溃疡患者的常规检查。

（11）粪便隐血试验：活动性溃疡常有少量渗血，使粪便隐血试验阳性，但经抗溃疡治疗 1～2 周后转阴。如果患者粪便隐血试验持续阳性，应怀疑癌肿的可能。

【并发症】

（1）上消化道出血：发生率为 20%～25%，十二指肠溃疡多于胃溃疡。10%～15% 的患者以出血为消化性溃疡的首见症状，出血容易复发。消化性溃疡出血的临床表现取决于出血的部位、速度和出血量。短时间内的大量出血，可因血容量的锐减而致头昏、心悸、血压下降、昏厥，甚至休克。

（2）穿孔：穿孔部位多位于十二指肠前壁或胃前壁。慢性穿孔以十二指肠溃疡多见。后壁穿孔或穿孔较小者只引起局限性腹膜炎时，称亚急性穿孔。急性穿孔时，临床上突然出现剧烈腹痛。

（3）幽门梗阻：大多由十二指肠和幽门溃疡所致，溃疡周围组织的炎性充血、水肿可引起幽门反射性痉挛，此类幽门梗阻属暂时性，内科治疗有效，称为功能性或内科性幽门梗阻。反之，由于溃疡愈合，瘢痕形成及瘢痕组织收缩或与周围组织粘连而阻塞幽门通道所致者，则属持久性，需经外科手术治疗，称为器质性或外科性幽门梗阻。

（4）癌变：发生率为 1%～3%，十二指肠球部溃疡不会引起癌变。对中年以上，有长期胃溃疡病史，顽固不愈，近来疼痛节律性消失，食欲减退、体重明显减轻和粪便隐血试验持续阳性的患者，应在内镜检查中取活检，以排除癌变。

【鉴别诊断】

（1）胃癌：两者的鉴别有时比较困难。对于怀疑恶性溃疡的患者，应行内镜下多处活检，阴性者必须短期内复查并再次活检。对尚未证实胃癌又不能排除者，应加强随访。

（2）功能性消化不良：内镜检查示胃黏膜无明显病变。

（3）慢性胆囊炎和胆石症：对不典型的患者，鉴别需借助腹部B超或内镜下逆行胆管造影检查。

（4）胃泌素瘤：多为恶性。血清胃泌素检测和激发试验（胰泌素试验或钙输注试验阳性）有助于胃泌素瘤定性诊断，而超声检查（包括超声内镜）、CT、MRI、选择性血管造影术等有助于定位诊断。

【诊疗处方】

（1）全科医学科护理常规。

（2）二级或三级护理。

（3）温软饮食。

（4）尿常规，粪常规+隐血试验。

（5）X线钡餐检查。

（6）胃镜检查。

（7）胃黏膜幽门螺杆菌检查。

（8）^{13}C或^{14}C-尿素呼气试验。

（9）胃液分析（增大组胺法或五肽胃泌素法）。

（10）血清胃泌素测定（必要时）。

（11）肝、胆、胰腺B超检查。

（12）血常规，肝、肾功能，血型（ABO+RH），血交叉配合试验，凝血四项（PT+APTT+TT+FIB），AFP，CEA，HBsAg，抗-HCV，抗-HIV，TPPA。

（13）胸部X线检查。

（14）心电图检查。

（15）内镜下治疗（溃疡出血可行镜下局部喷洒止血药、止血夹、电凝、激光、微波）。

（16）奥美拉唑20mg，口服，qd～bid，或兰索拉唑30mg，口服，qd～bid。

（17）铝碳酸镁1.0g，口服，tid（饭前嚼服）。

（18）莫沙必利5mg，口服，tid（餐前服用）。

（19）胶体次枸橼酸铋220mg，口服，bid（早、晚餐前，幽门螺杆菌感染者）。

（20）阿莫西林1.0g，口服，bid（幽门螺杆菌感染者）。

（21）甲硝唑0.4g，口服，bid（幽门螺杆菌感染者）。

（22）外科会诊（合并穿孔或出血保守不止者）。

【转诊】

（1）存在疑似出现出血、穿孔、幽门梗阻、癌变等并发症者。

（2）症状缓解后复发、病情不稳定、常规药物治疗效果不佳者。

（3）需要进一步确定诊疗方案的特殊类型消化性溃疡患者。

（4）需要手术者。

【注意事项】

（1）对所有HP阳性的胃、十二指肠溃疡患者，均应行HP根除治疗。

（2）手术适应证：①大量出血经内科治疗无效者；②急性穿孔者；③器质性幽门梗阻者；④胃溃疡经积极内科治疗无效，不能排除恶变者。

【诊疗新进展】

奥美拉唑＋枸橼酸铋＋克拉霉素＋阿莫西林（四联疗法）可以显著提高患者临床治疗总有效率，有效提高患者幽门螺杆菌清除率，最终显著提高消化性溃疡患者的生活质量。

【预后】

由于对消化性溃疡发病机制的深入研究及治疗药物的不断发展，内科治疗溃疡已取得良好的疗效，治愈率不断提高，死亡率显著下降，死亡主要见于高龄患者，死亡的原因主要是并发症，特别是大出血与急性穿孔。

第三节 小肠和大肠疾病

一、溃疡性结肠炎

【初诊依据】

（1）有持续性或反复发作的黏液血便、腹痛，伴有不同程度的全身症状。多数起病缓慢，病程长。少数起病急，病情进展快，全身中毒症状重，即为急性暴发性溃疡性结肠炎，死亡率高。

（2）结肠镜检查：①黏膜有多发性浅溃疡，伴充血、水肿，病变大多从直肠开始，且呈弥漫性分布；②黏膜粗糙呈细颗粒状，黏膜血管模糊，脆易出血，或附有脓血性分泌物；③可见假性息肉，结肠袋往往变钝或消失。

（3）黏膜活检：可见炎症性反应，同时常可见糜烂、溃疡、隐窝脓肿、腺体排列异常、杯状细胞减少及上皮变化。

（4）钡剂灌肠：①黏膜紊乱或有细颗粒变化；②多发性浅龛影或小的充盈缺损；③肠管缩短，结肠袋消失可呈管状。

（5）手术切除或病理解剖：可见肉眼或组织学的溃疡性结肠炎特点。

（6）在排除克罗恩病、缺血性结肠炎、放射性结肠炎的基础上，还需进一步排除细菌性痢疾、阿米巴痢疾、慢性血吸虫病、肠结核等感染性结肠炎，才可明确本病。

【并发症】

中毒性巨结肠，易并发肠穿孔；肠狭窄，严重时可引起肠阻塞；肠息肉。

【鉴别诊断】

（1）本病应与克罗恩病、缺血性结肠炎、放射性结肠炎、细菌性痢疾、阿米巴痢疾、慢性血吸虫病、肠结核等感染性结肠炎相鉴别。

（2）临床报道本病误诊的疾病有急性自限性结肠炎、慢性血吸虫性结肠炎、霉菌性肠炎、阿米巴痢疾、过敏性紫癜、缺血型肠病、慢性结肠炎、肠易激综合征、肠结核、大肠息肉、细菌性痢疾、关节炎、慢性肝炎等。

【诊疗处方】

（1）全科医学科护理常规。

（2）二级护理。

（3）流质或半流质饮食。

（4）尿常规，粪常规+粪便隐血+粪便找阿米巴原虫+粪便细菌培养。

（5）血常规，血沉，C反应蛋白，血生化全项，血清蛋白电泳，抗核抗体，CEA、IgG、IgM、IgA、CH_{50}、C_3、HBsAg、抗-HCV、抗-HIV，TPPA。

（6）电子结肠镜及组织活检。

（7）钡剂灌肠X线检查。

（8）柳氮磺吡啶1.0g，口服，qid。

（9）泼尼松0.75~1mg/（kg·d），口服，qd。

（10）维生素AD 1片，口服，tid。

（11）复合维生素B 2片，口服，tid。

（12）硫唑嘌呤25mg，口服，tid（单用皮质激素不能控制时）。

（13）0.9%氯化钠注射液100ml+地塞米松5~10mg，保留灌肠，qn（结肠病变位置低者）。

【注意事项】

（1）柳氮磺吡啶可影响精子活动能力而致男性不育症。

（2）主要采用内科治疗，治疗目的是控制急性发作，减少复发，防治并发症。并发结肠穿孔或大出血或中毒性巨结肠者，病死率高达20%~50%。病程冗长、病变广泛的活动性患者有并发结肠癌的危险性。

（3）手术指征：①肠穿孔；②大量或反复严重出血；③肠狭窄并发肠梗阻；④癌变或多发性息肉；⑤并发中毒性巨结肠经内科治疗12~24h无效者；⑥结肠周围脓肿或瘘管形成；⑦并发关节炎、皮肤和眼部病变药物治疗无效；⑧长期内科治疗无效，影响儿童发育。

【预后】

我国溃疡性结肠炎癌变率0.64%~0.87%，平均病程15.5年，病程超过10年，患者要进行结肠镜跟踪监测。研究显示病程10年的溃疡性结肠炎患者癌变风险为2%，20年的癌变风险为8%，30年的癌变风险为18%。最新资料报道总体癌变率为0.38%。

二、下消化道出血

【初诊依据】

（1）反复出现便血，多为绛红色或暗红色血便。粪便常规可见红细胞，粪便隐血阳性。

（2）血尿素氮升高，严重者血红蛋白降低。

（3）排除上消化道出血性疾病。

（4）消化道内镜检查常可发现病灶，如黏膜糜烂、溃疡、息肉或肿瘤等。

（5）气钡双重造影对小肠出血有较重要诊断价值，但急性活动期及出血停止48h内不宜进行此项检查。

（6）核素扫描，在出血活动期，能够提供出血部位。

（7）选择性肠系膜动脉造影，如肠道出血系血管性病变或平滑肌瘤等，对诊断帮助较大。

【并发症】

（1）发热者注意有无并发肺炎。

（2）药物治疗可能引起的并发症：门静脉系统内血栓形成、冠状动脉血管收缩等。

【鉴别诊断】

（1）消化道出血的鉴别：首先应与鼻出血、拔牙或扁桃体切除而咽下血液所致者加以区别。也需与肺结核、支气管扩张、支气管肺癌、二尖瓣狭窄所致的咯血相区别。此外，口服禽兽血液、骨炭、铋剂和某些中药也可引起粪便发黑，应注意鉴别。

（2）出血程度的估计：每日出血量>5~10ml时，粪便隐血试验可呈现阳性反应；每日出血量达50~100ml或以上，可出现黑便。胃内积血量250~300ml时，可引起呕血。一次出血量不超过400ml时，一般无全身症状；出血量超过600ml，失血较快，患者可有头昏、乏力、心动过速和血压下降等表现。

（3）出血是否停止的判断：有下列临床表现，应认为有继续出血或再出血：①黑粪次数增多，粪便稀薄，粪色呈暗红色，伴有肠鸣并亢进。②周围循环衰竭的表现经积极补液输血后未见明显改善，或虽有好转而又恶化；经快速补液输血，中心静脉压仍有波动，或稍有稳定后再下降。③红细胞计数、血红蛋白测定与血细胞比容持续下降，网织红细胞计数持续增高。④补液与尿量足够的情况下，血尿素氮持续或再次增高。

【诊疗处方】

（1）全科医学科护理常规。

（2）一级护理。

（3）暂禁食水。

（4）胃肠减压。

（5）床旁心电图检查，心电监测（必要时）。

（6）每小时测血压、脉搏。

（7）记24小时出入量（便血次数和量）。

（8）尿常规，粪常规＋粪便隐血试验＋粪便找阿米巴原虫＋粪便细菌培养。

（9）血常规，血培养，肥达反应，肝、肾功能，血电解质，凝血四项（PT+APTT+TT+FIB），血型（ABO+RH），血交叉配合试验，抗-HIV，TPPA。

（10）肛门指诊及肛门镜检查。

（11）电子结肠镜检查。

（12）气钡双重造影，选择性肠系膜动脉造影。

（13）核素扫描（必要时）。

（14）10%葡萄糖注射液40ml+垂体后叶素20U，静脉注射（20min）。

（15）血凝酶1.0kU，静脉注射，立即。

（16）血凝酶1.0kU，肌内注射，qd。

（17）10%葡萄糖注射液500ml+酚磺乙胺3.0g+氨甲苯酸0.3g+氨基己酸4g，静脉滴注，立即。

（18）去甲肾上腺素8～16mg+冰0.9%氯化钠注射液80ml，保留灌肠，立即。

（19）结肠镜下止血。

（20）输血（必要时）。

（21）介入性止血治疗（活动性出血内科保守无效者）。

【注意事项】

（1）药物灌肠止血仅用于左半结肠出血。怀疑小肠出血者，需行肠系膜动脉造影或小肠插管钡剂造影X线检查。

（2）内镜下治疗措施：①局部喷洒药物止血，适用于结肠溃疡、糜烂、炎性病变、癌性溃疡及息肉摘除术后出血，使用药物有去甲肾上腺素生理盐水溶液，1∶10000肾上腺素溶液，3%～5%孟氏液，纤维蛋白酶生理盐水溶液；②组织黏合剂；③局部注射药物止血，可用1∶10000肾上腺素溶液、高渗氧化钠-肾上腺素溶液、无水乙醇、硬化剂等；④高频电凝止血。

【诊疗新进展】

溃疡性结肠炎及大肠息肉是青年人下消化道出血的常见病因；结直肠肿瘤、息肉是中老年人下消化道出血的常见病因。结肠镜是主要检查方法，下消化道出血患者应积极早期行结肠镜检查，大部分患者可通过手术切除或在结肠镜下行病灶摘除。

【预后】

病因决定预后，消化道恶性肿瘤预后不佳。

第四节　肝、胆、胰疾病

一、脂肪肝

【初诊依据】

（1）有长期饮酒、酗酒或乙醇性肝病史；克罗恩病或空-回肠旁路术后或胃分隔；营养过剩或肥胖；内分泌紊乱（如糖尿病、库欣综合征）、药物或毒物性肝损害；妊娠或其他遗传或代谢性疾病史。单纯轻度脂肪肝可无症状及体征；中、重度者可出现乏力、食欲不振、恶心、呕吐、腹胀、肝区疼痛，还可出现肝脏肿大、蜘蛛痣、黄疸、腹水，常伴有原发疾病症状及体征。

（2）实验室检查可出现ALT、AST、单胺氧化酶（MAO）升高，部分ALP、GGT升高，严重者TBIL、DBIL、凝血酶原时间（PT）升高。

（3）B超检查见肝脏增大，实质点状强回声，呈"明亮肝"，重者呈"大片雪"状；肝、脾对比度增强；管腔结构不清等。

（4）病理检查示肝细胞、肝小叶中央或周边均可见脂肪沉积，严重者其肝实质呈网眼状。

【并发症】

非酒精性脂肪肝（NAFLD）常与肥胖、糖尿病、高脂血症及高血压、冠心病、痛风、胆石症等并存，酒精性脂肪肝则伴有酒精中毒的其他表现，如酒精依赖、胰腺炎、周围神经炎等，营养不良性脂肪肝常与慢性消耗性疾病，如结核病、溃疡性结肠炎等并存。

【鉴别诊断】

（1）酒精性肝病：酒精性肝病一般发生于每日饮酒量超过30g的长期酗酒者，无饮酒史或每周饮酒量<40g基本可以排除酒精性肝病。

（2）与慢性病毒性肝炎（特别是丙型病毒性肝炎）、自身免疫性肝炎、早期肝豆状核变性等鉴别。详细的病史资料、肝炎病毒标志、自身抗体和铜蓝蛋白等检测有助于相关疾病的明确诊断，还要注意有无肝炎后脂肪肝的诊断。

【诊疗处方】

（1）全科医学科护理常规。

（2）二级或一级护理。

（3）高维生素、高蛋白、低糖、低脂饮食。

（4）病重或病危通知（有肝衰者）。

（5）尿常规，粪常规。

（6）血常规，血糖，血脂，胆固醇、三酰甘油（TG），

ALP，GGT，MAO，PT，AFP，抗-HIV，TPPA。

（7）肝脏B超检查。

（8）肝脏CT、MRI检查。

（9）肝穿刺活检、细胞学检查。

（10）心电图。

（11）胸部X线检查。

（12）多烯磷脂酰胆碱2粒，口服，tid。

（13）复方甘草酸苷注射液 40～60ml，静脉注射或静脉滴注，qd。

（14）复合维生素B 2片，口服，tid。

（15）维生素C 0.2g，口服，tid。

（16）维生素E胶丸50mg，口服，bid。

【注意事项】

（1）药物引起脂肪肝应停用该药物，嗜酒引起者应要禁酒。酒精性脂肪肝患者酒精戒断症状明显，可予纳洛酮、苯二氮䓬类镇静剂。糖尿病伴发脂肪肝，需控制好血糖。治疗肥胖相关NAFLD的最佳措施是控制饮食、增加运动。

（2）急性妊娠脂肪肝、四环素、瑞氏综合征、四氯化碳中毒、黄磷中毒等引起的脂肪肝，病情危重，应及时采取相应措施。

【诊疗新进展】

脂肪肝和重症急性胰腺炎具有相关性。脂肪肝诊断联合慢性健康评估评分可以提高预测重症急性胰腺炎的能力。

【预后】

脂肪性肝炎如能及早发现、积极治疗，多可恢复。单纯性脂肪肝如积极治疗，预后良好。部分脂肪性肝炎可发展为脂肪性肝硬化。酒精性脂肪肝戒酒后预后良好，亦可直接或经酒精性肝炎阶段发展为酒精性肝硬化。

二、肝硬化

【初诊依据】

1. 形态学诊断标准

肝脏显著纤维化，再生结节形成，出现假小叶。

2. 临床（和功能性）诊断标准

（1）门脉高压症状：腹壁静脉怒张，食管、胃静脉瘤、脾肿大。

（2）肝功能不全的表现：①蜘蛛痣、肝掌、乳房增大、睾丸萎缩；②血清胆红素增高，血清白蛋白减少，血清胆碱酯酶减少，凝血酶原时间延长，血清胆固醇减少等；③腹水；④肝性昏迷；⑤肝闪烁扫描显示右叶肝萎缩，有时左叶增大。CT扫描显示由于再生结节所致的肝表面不整。

3. 病理学诊断标准

（1）病变遍及整个肝脏，但并非每一肝小叶均受累。

（2）病程曾有肝细胞坏死阶段。

（3）有再生结节。

（4）有弥漫性纤维组织增生。

（5）肝小叶结构紊乱，小叶中心和汇管区有纤维束相连，因此，病理上的特征是肝实质细胞坏死和变性，不但有肝细胞和库普弗细胞减少，而且出现肝内循环障碍。

【并发症】

（1）肝性脑病：肝性脑病是最常见的死亡原因。

（2）上消化道大出血：大多数由于食管胃底静脉曲张破裂，但还能是并发消化性溃疡、门脉高压性胃病、急性出血糜烂性胃炎、贲门黏膜撕裂综合征等。

（3）感染：肝硬化后由于脾功能亢进，易并发各种感染。典型患者有发热、腹痛与腹壁压痛和反跳痛，血白细胞可有增高，腹水混浊，呈渗出液。少数患者无腹痛或发热，表现为低血压或休克、顽固性腹水或进行性肝功能衰竭。

（4）其他：肝肾综合征、肝肺综合征、门静脉血栓形成等。

【鉴别诊断】

与其他原因所致的肝肿大、脾肿大、腹水症和其他原因引起的上消化道出血等相鉴别。

【诊疗处方】

（1）全科医学科护理常规。

（2）二级或一级护理。

（3）高热量、高蛋白质、高维生素、低脂、低盐普食或半流质。

（4）病重或病危通知（严重并发症者）。

（5）尿常规，24h尿钠、尿钾测定（如使用利尿剂需每2~3天测一次血清钾、钠、氯、钙），粪常规+粪便隐血。

（6）血常规，空腹血糖，血小板计数，凝血四项（PT+APTT+TT+FIB），胆碱酯酶，血清蛋白电泳，免疫球蛋白电泳，甲胎蛋白，铁蛋白，乙肝病毒血清标志物，乳酸脱氢酶同工酶，碱性磷酸酶同工酶，γ谷氨酰转移酶同工酶，血清单胺氧化酶，脯氨酸及羟脯氨酸，铜兰蛋白，血镁、铁、铜、血氨，血浆纤维连接素（Fn）。

（7）腹腔穿刺术（利多卡因5ml，局部麻醉）。

（8）腹水白蛋白、乳酸脱氢酶、纤维连接素、胆固醇、癌胚抗原、甲胎蛋白、铁蛋白、溶菌酶、腹水染色体。

（9）腹水结核抗体、找抗酸杆菌及致病菌和结核菌培养（必要时）。

（10）腹水常规及脱落细胞学检查。

（11）肝脏CT或MRI检查。

（12）上消化道钡餐造影。

（13）胃镜检查，乙状结肠镜检查及肠黏膜活检（必要时）。

（14）脑电图、诱发电位检查（必要时）。

（15）肝穿刺活检（必要时）。

（16）肝脏B超检查。

（17）心电图。

（18）胸部X线检查。

（19）复合维生素B 2片，口服，tid。

（20）维生素K_4 5mg，肌内注射，qd。

（21）葡醛内酯0.2g，口服，tid。

（22）多烯磷脂酰胆胺囊2粒，口服，tid。

（23）疗尔健胶囊2粒，口服，tid。

（24）维生素E 100mg，口服，tid。

（25）水飞蓟宾100mg，口服，tid。

（26）螺内酯100mg，口服，qd。

（27）呋塞米40mg，口服，qd。

（28）10%葡萄糖注射液250ml+甘草酸二铵30ml，静脉滴注，qd。

（29）10%葡萄糖注射液500ml+10%门冬氨酸钾镁10~20ml+ATP 40mg+维生素B_6 200mg+辅酶A 100U+胰岛素8~10U，静脉滴注，qd。

（30）新鲜血浆200ml或新鲜血200ml，静脉滴注。

（31）20%人血白蛋白10~20g，静脉滴注（低蛋白血症者）。

【注意事项】

（1）肝肾综合征一旦发生，往往预后不良。应早期预防各种导致肝肾综合征的诱因，如感染、上消化道出血、低血钾、大量放腹水。少尿及无尿者给予扩充血容量或渗透性利尿，如20%甘露醇快速静脉滴注。在即将滴完时加用呋塞米120mg静脉滴注。无效时亦可行血透或腹水超滤回输，或用扩张血管的药物如多巴胺等，增加肾血流量。

（2）注意食管胃底静脉曲张破裂出血、感染、肝性脑病、电解质和酸碱平衡紊乱、原发性肝癌、肝肾综合征、门静脉血栓等并发症的处理。

【预后】

肝硬化的预后与患者的营养状况、有无腹水、有无肝性脑病、血清胆红素和白蛋白水平以及凝血酶原时间、肝功能代偿程度有关。出现肝肾综合征、肝性脑病、合并食管静脉大出血、严重感染等患者病情危急，预后极差。药物引起的肝功能衰竭病死率达13.6%；若出现高ALT和黄疸，治疗方案不及时、欠正规，病死率可高达10%~50%。

三、急性胆囊炎

【初诊依据】

（1）可有反复右上腹疼痛病史，多为持续性疼痛，阵发性加重，并向右肩或右背部放射痛，可伴恶心、呕吐、畏寒，常有发热，体温38～39℃。

（2）右上腹区明显压痛、反跳痛和肌紧张，墨菲征阳性，有时可触及肿大的胆囊和轻度黄疸。

（3）血白细胞及中性粒细胞计数增高。部分有肝功能改变、胆红素轻度增高。

（4）B超检查示胆囊增大，壁增厚，胆汁透声差，可见强回声光团。

（5）X线检查可见肿大胆囊及结石。

（6）CT可见胆囊增大，壁增厚或发现结石。

【并发症】

（1）胆囊积脓：白细胞计数显著增高。因胆囊积脓易引起脓毒败血症和胆囊穿孔等危险，故胆囊积脓一经诊断，应立即行胆囊切除术，并积极抗感染治疗。

（2）气肿性胆囊炎：是急性胆囊炎罕见且严重的并发症。常与产气细菌感染有关，病原菌大多数为梭状芽孢杆菌，其次为大肠埃希菌、厌氧链球菌及其他肠源菌群，病情严重，除积极抗感染治疗外，应立即行胆囊切除术。

（3）胆囊穿孔：在病程中出现腹痛加重、胆囊显著肿大、高热和血白细胞计数显著增高时，应高度警示有胆囊壁坏疽、穿孔可能。腹部X线检查、消化道造影或内镜检查可证实。

（4）胆石性肠梗阻：结石常嵌塞于回肠末端，出现小肠梗阻的体征，腹部X线检查可见脐区多处液平段、胆道系统内有气体及胆囊区以外的阳性结石影。

【鉴别诊断】

需与急性病毒性肝炎、急性酒精性肝炎、急性胰腺炎、右下肺炎、肾盂肾炎、急性右心衰竭、消化性溃疡并发急性穿孔等疾病鉴别。一般结合病史、体格检查及有关的辅助检查，进行鉴别诊断。青年女性患者应与淋病奈瑟球菌性肝周围炎相鉴别。妇科检查时有附件压痛，宫颈涂片可发现淋病双球菌。如鉴别诊断有困难时，可行腹腔镜检查。

【诊疗处方】

（1）全科医学科护理常规。

（2）一级护理。

（3）病重通知。

（4）禁食。

（5）胃肠减压（必要时）。

（6）尿常规，尿淀粉酶，粪常规。

（7）血常规，血电解质，血淀粉酶，血糖，血型（ABO+RH），血交叉配合试验，凝血四项（PT+APTT+TT+FIB），碱性磷酸酶，γ-谷氨酰转移酶，ALT，AST，ALP，GGT，HBsAg，HCV，抗-HIV，TPPA。

（8）胸部X线检查、腹部CT检查。

（9）心电图。

（10）肝脏B超。

（11）50%硫酸镁10ml，口服，tid。

（12）阿托品0.5~1.0mg，肌内注射，q4h~q6h。

（13）0.9%氯化钠注射液100ml+头孢哌酮/舒巴坦3.0g，静脉滴注，q8h（重者）。

（14）甲硝唑250ml，静脉滴注，bid。

（15）10%葡萄糖注射液2000~2500ml+10%氯化钾注射液30~50ml+10%氯化钠注射液60~80ml，静脉滴注，qd。

（16）0.9%氯化钠注射液100ml+头孢唑林2.0g，静脉滴注，bid。

（17）10%葡萄糖注射液500ml+山莨菪碱20~30mg，静脉滴注，qd。

（18）血常规，qd。

（19）外科会诊（必要时）。

【注意事项】

（1）急性胆囊炎患者初次发作或已超过3天，可在严密观察下先行一般治疗。如病情无缓解，且发展较快，出现严重并发症，如胆囊穿孔、弥漫性腹膜炎时，应积极采取手术治疗。

（2）禁食，伴严重呕吐者行胃肠减压，直至症状、腹部体征缓解。恢复饮食时，应从较清淡流质饮食过渡到半流质饮食。严密观察症状和腹部体征的变化，每日复查血常规。如有黄疸应隔日查一次胆红素。

（3）手术指征：①有急性胆囊炎并发症者；②经积极内科治疗，病情继续发展并恶化者；③急性胆囊炎反复急性发作者；④无手术禁忌证，能耐受手术者。诊断明确者，经补充水、电解质和抗生素治疗后24～48h内行胆囊切除术。

（4）腹腔镜下胆囊切除术：适用于无并发症的急性胆囊炎。创伤小，术后康复快，因易发生胆管损伤和出血等并发症，需要有一定经验的医师操作。

【诊疗新进展】

急诊胆囊切除术是急性胆囊炎基本的治疗方案，但在基础情况差或高风险患者中并发症及死亡率较高，因此高危患者多应用其他替代方案进行胆囊减压。经皮经肝胆囊引流被指南推荐用于治疗急性胆囊炎，但经内镜胆囊引流更合适于不宜行经皮经肝胆囊引流的患者，经内镜下行胆囊引流治疗，可取得良好的效果。

【预后】

急性胆囊炎的死亡率为5%～10%，几乎发生于老年人并发化脓性感染和合并有其他严重疾病者。急性胆囊炎并发局限性穿孔，可通过手术治疗取得满意的疗效；并发游离性穿孔者，预后较差，死亡率高达30%。

四、慢性胆囊炎

【初诊依据】

（1）可有胆绞痛或反复发作史。上腹或右上腹阵发性隐痛、胀痛，或餐后饱胀、嗳气、消化不良，多在进食油腻食物后症状明显。右上腹区可能有轻度压痛，有时触到肿大的胆囊，可有黄疸。

（2）B超检查可提示胆囊大小、形态、功能及总胆管情况。

（3）口服或静脉法胆囊造影，示胆囊收缩功能差或胆囊不显影。

（4）必要时可行内镜逆行胰胆管造影检查以明确诊断。

【并发症】

约70%慢性胆囊炎患者合并胆囊结石。

【鉴别诊断】

需与消化性溃疡、慢性胃炎、慢性肝炎、食管裂孔疝、非溃疡性消化不良、慢性胰腺炎等疾病进行鉴别。

【诊疗处方】

（1）全科医学科护理常规。

（2）三级或二级护理。

（3）低脂饮食。

（4）尿常规，尿淀粉酶，粪常规。

（5）血常规，血电解质，血淀粉酶，血糖，血型（ABO+RH），血交叉配合试验，凝血四项（PT+APTT+ TT+FIB），碱性磷酸酶，γ-谷氨酰转移酶，ALT，AST，ALP，GGT，HBsAg，HCV，抗-HIV，TPPA。

（6）腹部B超（肝、胆、胰）。

（7）心电图。

（8）胸部X线检查。

（9）腹部CT检查。

（10）胃镜检查（排除胃、十二指肠病变）。

（11）50%硫酸镁10ml，口服，tid。

（12）消炎利胆片6片，口服，tid。

（13）熊脱氧胆酸300mg，口服，bid（早晚餐后）。

（14）外科会诊（手术治疗）。

【注意事项】

有症状的，特别是反复发作的慢性胆囊炎，伴有胆石、胆囊积水或有胆囊壁钙化者，诊断一经确立，应行胆囊切除术，也可行腹腔镜下胆囊切除术。术中应常规行胆道造影，排除胆总管结石，避免不必要的胆总管探查。如怀疑伴有胆总管结石，亦可行经内镜逆行性胰胆管造影术（ERCP）和肝胰壶腹括约肌切开取石术。

【预后】

本病的主要症状为反复发作性上腹部疼痛。症状虽然不严重却经久不愈，并于进食油腻、多脂食物后加重。当慢性胆囊炎伴急性发作或胆囊内浓缩的黏液或结石进入胆囊管或胆总管而发生梗阻，可呈急性胆囊炎或胆绞痛的典型症状。反复发作的慢性胆囊炎，行胆囊切除术可根治。

五、急性胰腺炎

【初诊依据】

（1）发病前常有饱食、饮酒或胆道疾病史。急性上腹部持续性钻痛，刀割样剧痛。疼痛向左腰背或肩部放射，伴恶心、呕吐及发热，可有黄疸。严重者有麻痹性肠梗阻、腹膜炎及休克。水肿型体征轻微。有上腹压痛、腹部膨隆，少数有腹部紧张及反跳痛。

（2）重症胰腺炎（SAP）腹痛严重，上腹部压痛明显，腹肌紧张及反跳痛。有血压下降，出现休克。两胁腹部皮肤出现蓝棕色斑。后期可有腹内炎症，高热，感染，并发胰腺假性囊肿或脓肿。极少数重症急性胰腺炎可完全无腹痛而突然死亡。

（3）血清淀粉酶于发病6~12h后开始升高；尿淀粉酶12~14h开始升高；出血坏死型及爆发型淀粉酶可不增高或降低，而血糖升高，血钙降低，高铁血红蛋白阳性。血白细胞明显增高伴核左移。血白细胞计数>20×10^9/L，血糖>10mmol/L，血尿素氮>16mmol/L，PaO$_2$<60mmHg，血钙<2.0mmol/L，常见于重症急性胰腺炎（若血钙<1.5mmol/L，预后不良），血浆白

蛋白<32g/L，血清乳酸脱氢酶>600U/L，谷草转氨酶>200U/L。达到以上标准考虑重症胰腺炎。

（4）腹部B超或CT检查可显示胰腺肿胀，胰腺周围脂肪组织模糊不清，或某一区段或全胰或多中心的低密度改变。

（5）确定诊断应根据临床表现以及实验室检查或B超、CT等检查。

【并发症】

1. 局部并发症

（1）急性液体积聚：位于胰腺内或胰周，无囊壁包裹的液体积聚。

（2）胰腺坏死：胰腺实质的弥漫性或局灶性坏死，伴有胰周脂肪坏死。

（3）急性胰腺假囊肿：为急性胰腺炎后形成的有纤维组织或肉芽尖壁包裹的胰液积聚。假囊肿可破裂，造成慢性胰源性腹水，腹水中淀粉酶和脂肪酶的含量均明显增高，可破入胸腔，进入后腹膜、纵隔，甚至颈部。

（4）胰腺脓肿：发生于急性胰腺炎胰腺周围的包裹性积脓，含少量或不含胰腺坏死组织。见于SAP的后期，发生在发病后4周或4周以后。

2. 全身并发症

（1）低血压及休克：SAP常有低血压及休克，患者烦躁不安，皮肤苍白、湿冷、呈花斑状，脉搏细弱，血压下降，少数患者可在发病后短期内死亡。

（2）消化道出血：可表现为呕血或便血。便血者预后极差。

（3）细菌及真菌感染：感染一般出现在起病后两周至两个月内。感染的发生率与胰腺的坏死程度成正比，直接死于严重感染者占急性胰腺炎（AP）的5%～7%。

（4）慢性胰腺炎和糖尿病：发生率约4%。

（5）代谢异常：SAP者可有以下表现：①低钙血症，预后多不良。②高脂血症，约20%的患者可发生，可出现血清脂质微粒凝聚，产生脂肪栓塞。③糖代谢异常：约50%的患者出现暂时性高血糖，30%的患者有糖尿，1%~5%患者并发低血糖。

（6）血液学异常：包括贫血、DIC、门脉或脾静脉栓塞。

（7）心功能不全或衰竭：50%的患者可有以ST-T改变、传导阻滞、期前收缩为主的心电图变化。少数患者还可出现心力衰竭和严重心律失常。

（8）肾功能不全或衰竭：23%的SAP可出现肾功能衰竭。

（9）呼吸功能不全或衰竭：一种最严重的并发症。

（10）胰性脑病：发生率为5.9%~11.9%。表现为神经精神异常，定向力缺乏，精神混乱，伴有幻想、幻觉、躁狂状态等。

（11）多器官功能衰竭：包括心功能不全、肾功能不全、呼吸功能不全等。

【鉴别诊断】

与流行性肌痛、低钙血症、心肌梗死、上消化道穿孔、急性腹膜炎等各种急腹症相鉴别，各有其特征。

【诊疗处方】

（1）全科医学科护理常规。

（2）一级护理或重症监护。

（3）病重或病危通知。

（4）禁食。

（5）胃肠减压。

（6）吸氧，2~4L/min。

（7）尿常规，尿糖，尿淀粉酶，尿胰蛋白酶原，粪常规。

（8）血常规，血淀粉酶，血糖，总胆红素，直接胆红素，ALT，AST，GGT，LDH，BUN，血清钾、钠、氯、钙，凝血四项（PT+APTT+TT+FIB），高铁血红蛋白，血气分析，血型（ABO+RH），血交叉配合试验，抗-HIV，TPPA。

（9）心电图。

（10）腹部X线检查。

（11）胰腺B超或腹部CT检查。

（12）测中心静脉压、腹内压（重症）。

（13）阿托品0.5～1.0mg，肌内注射，q4h～q6h。

（14）哌替啶50mg，肌内注射（必要时）。

（15）0.9%氯化钠注射液100ml+头孢唑林2.0g，静脉滴注，bid。

（16）甲硝唑250ml，静脉滴注，bid。

（17）10%葡萄糖注射液500ml+山莨菪碱20～30mg，静脉滴注，qd。

（18）0.9%氯化钠注射液100ml+奥美拉唑40mg，静脉滴注，bid。

（19）0.9%氯化钠注射液48ml+生长抑素3～6mg，静脉泵入，2ml/h。

（20）10%葡萄糖注射液2000～2500ml+10%氯化钾注射液30～50ml+10%氯化钠注射液60～80ml，静脉滴注，qd。

（21）0.9%氯化钠注射液10ml+乌司他丁10万U，静脉泵入（慢）。

（22）0.9%氯化钠注射液40ml+奥曲肽0.3mg，静脉泵入，q12h。

【转诊】

（1）急性胰腺炎起病急骤，早期病情进展迅速，一旦疑似或确诊急性胰腺炎，均需紧急转诊。

（2）急性胰腺炎稳定随访期间，若再次出现相关症状或并发症加重者。

【注意事项】

（1）禁食和胃肠减压至患者疼痛缓解，发热消退，淀粉酶、血白细胞计数恢复正常时才可拔管。有条件者在内镜下置入空肠营养管，可给予肠内营养、灌注中药通便。

（2）重症急性胰腺炎的胰腺有弥漫性出血坏死，易并发休克、呼吸衰竭等多脏器功能不全，死亡率高达80%，这些患者需要在监护病室进行监护和治疗。休克者根据中心静脉压等血流动力学监测结果补液，入院初24h最多可达6L，必要时输注白蛋白。血细胞比容、血红蛋白下降，输新鲜全血。

急性肾功能衰竭者行腹膜透析或血液透析，一般先行腹膜透析，有助于清洗引流腹腔内坏死毒性物质及血管活性物质。

（3）生长激素8U/日，肌内注射，连续用1周，与生长抑素合用，在降低SAP病死率、减轻合并症和减少严重并发症的发生率方面具有较好作用。

（4）高糖血症一般发生在起病第3~5天，血糖>11.1mmol/L时应使用小剂量正规胰岛素持续静脉滴注。

（5）胃液pH<4的重症患者应用抗酸剂（H_2受体拮抗剂）静脉滴注，预防应激性溃疡及其引起的消化道出血。

（6）生长抑素尽早给予治疗。生长抑素$250\mu g/h$连续72~120h静脉滴注或奥曲肽0.1~0.15mg，皮下注射，q6h~q8h，疗程7~14天。

（7）暴发性进展快的患者保守治疗无效，出现腹膜炎、肠梗阻、休克、进行性呼吸衰竭和肾功能衰竭、出血、凝血障碍、胰性腹水、进展性黄疸等患者需要早期外科手术。

【诊疗新进展】

（1）血糖水平可作为评估急性胰腺炎病情严重程度及其发展的指标之一。

（2）急性胰腺炎患者血清中钙结合蛋白A12和细胞间黏附分子-1的表达与病情严重程度及预后密切相关。

【预后】

急性胰腺炎的病程经过及预后取决于病变程度以及有无并发症。轻症常在一周内恢复，不留后遗症。重症病情凶险，预后差，病死率为20%~40%。经积极抢救幸免于死者，多遗留不同程度的胰功能不全，极少数演变为慢性胰腺炎。影响预后的因素包括年龄较大、低血压、低白蛋白、低氧血症、低血钙及各种并发症。

六、慢性胰腺炎

【初诊依据】

（1）有可确诊的胰腺组织学改变；有明确的胰腺钙化灶；

有明显的胰腺外分泌障碍；有可确诊的胰管或胰腺影像学表现。

（2）持续性上腹疼痛、压痛达6个月以上；胰腺功能、胰管或胰腺影像学检查或胰腺组织学检查有异常改变。

（3）患者有慢性腹泻或脂肪泻、消瘦、黄疸、腹部包块、糖尿病等。

具有上述一项者可诊断为慢性胰腺炎（CP），但应排除胰腺肿瘤及肿瘤并发的病变。不具备上述标准，综合患者自觉症状、检查结果及临床疗效，仍难以排除慢性胰腺炎诊断者，可作为临床疑诊病例。

【并发症】

（1）上消化道出血：可出现呕血和黑便。

（2）胰腺假性囊肿形成：胰管梗阻、胰液排泄不畅可引起胰腺假性囊肿。

（3）胰腺癌：约4%患者在20年内并发胰腺癌。

（4）其他：少数患者可有胰性脑病，表现为情绪抑郁、有恐惧感、焦虑不安等；胰腺与脾脏粘连或胰腺假囊肿侵蚀脾脏促发脾破裂而致命；皮下脂肪坏死和骨髓脂肪坏死，可出现皮下的硬结节和骨痛、股骨头无菌性坏死等。

【鉴别诊断】

（1）胰腺癌：两者鉴别较困难。可用的方法：①血清CA19-9、CA125、CA50、CA242，在胰腺癌中阳性率较高，但有假阳性，有一定参考价值；②胰液检查：通过ERCP获取胰液，病理检查如发现癌细胞，则诊断肯定；同时胰液CA19-9检查及K-ras基因检测有一定鉴别诊断价值；③实时超声及超声内镜（EUS）导引下细针胰腺穿刺：如发现癌细胞，可确诊，但阴性不能否定诊断；④EUS和PET有助于鉴别。

（2）消化性溃疡：十二指肠球部后壁穿透性溃疡可与胰腺粘连而引起顽固性疼痛，内镜检查可鉴别。

（3）原发性胰腺萎缩：多见于50岁以上的患者。无腹痛、脂肪泻、体重减轻、食欲减退和全身浮肿等临床表现。B超及CT等一般能鉴别。

【诊疗处方】

（1）全科医学科护理常规。

（2）一级或特级护理。

（3）低脂饮食、少吃多餐。

（4）胃肠减压（必要时）。

（5）病重或病危通知。

（6）胰腺内、外分泌功能的检查。

（7）尿常规，尿糖，尿淀粉酶，尿胰蛋白酶原，粪常规，维生素B_{12}吸收试验，72h粪便脂肪定量测定。

（8）血常规，血淀粉酶，血糖，糖耐量试验，血红蛋白，血气分析，血型（ABO+RH），血交叉配合试验，凝血四项（PT+APTT+TT+FIB），HBsAg，HCV，抗-HIV，TPPA。

（9）心电图。

（10）腹部X线检查。

（11）胰腺B超或EUS。

（12）腹部CT+ERCP或MRCP检查。

（13）阿托品0.5~1.0mg，肌内注射，q4h~q6h。

（14）奥曲肽0.1mg，皮下注射，qid（疗程3~7日）。

（15）0.9%氯化钠注射液48ml+生长抑素（益达生）3~6mg，静脉泵入，2ml/h。

（16）0.9%氯化钠注射液100ml+奥美拉唑40mg，静脉滴注，bid。

（17）外科会诊（必要时）。

【注意事项】

（1）吗啡能使肝胰壶腹部括约肌痉挛，应避免使用。

（2）手术治疗：凡内科治疗3~6个月无明显疗效者，宜及早手术，其目的解除胰管梗阻、缓解疼痛及保证胰液和胆汁流出的通畅。手术指征：①内科治疗无效；②有胰腺假性囊肿或囊肿形成；③可能合并胰腺癌；④有胸膜瘘且经内科治疗无效；⑤胆总管受肿大胰腺压迫出现黄疸；⑥有脾静脉血栓形成和门脉高压引起出血。

（3）内镜介入治疗：①在胰管狭窄段放置支架以扩张胰

管；②胰管括约肌切开以利胰管内结石排出；③在假性囊肿和肠腔间放置支架，使囊肿内液体流入肠道；④对胆总管梗阻者，可放置支架解除梗阻。

（4）CT+ERCP或MRCP是目前慢性胰腺炎最佳的术前诊断方法。ERCP不仅可以确定胰管扩张、狭窄的情况以及结石的分布，而且可以做病理取材和治疗。MRCP可以提供清晰的胰胆管整体影像，准确定位结石，且因为其无创性而逐渐得到广泛应用。

【诊疗新进展】

内镜应用胰管支架治疗慢性胰腺炎，具有效果明确、手术创伤小、恢复快等特点，在某种程度上能够代替外科手术并弥补内科药物治疗的不足。但目前的胰管支架在治疗慢性胰腺炎当中还存在一些主要突出问题，如治疗过程中导致胰管解剖生理弯曲及再次内镜下操作拔除支架。

【预后】

CP确诊并经治疗后，部分患者病情可相对稳定。不易根治。15%～20%的患者死于并发症，如严重营养不良、糖尿病，大约有4%患者发展为胰腺癌。定期随访很重要，内容应包括病史询问、体格检查、影像学检查和相关实验室检查（包括糖化血红蛋白、胰酶及肿瘤标志物等）。

第六章　血液系统疾病

第一节　红细胞疾病

一、缺铁性贫血

【初诊依据】

1.病史

有引起缺铁性贫血的病史，如铁摄入不足，吸收不良，慢性失血，妊娠、哺乳、儿童生长期等。

2.主要表现

大部分有头晕、乏力、耳鸣、心悸、气促，部分可有舌烧灼感、食欲缺乏、吞咽困难、腹胀、便秘；妇女可有月经过多；儿童常有注意力不集中、性格改变、嗜食异物；老年人严重贫血可有心绞痛及心力衰竭；皮肤、黏膜苍白、少数微黄，舌苔光红、口角炎、严重者可有反甲。

3.实验室检查

（1）小细胞低色素性贫血：男性血红蛋白（Hb）<120g/L，女性Hb<110g/L，孕妇Hb<100g/L；平均血细胞比容（MCV）<80fL，平均红细胞血红蛋白量（MCH）<27pg，平均红细胞血红蛋白浓度（MCHC）显著降低；红细胞形态可有明显低色素表现。

（2）血清铁（SI）<8.95μmol/L，总铁结合力（TIBC）>64.44μmol/L，运铁蛋白饱和度（TS）<0.15。

（3）血清铁蛋白（SF）<14μg/L。

（4）骨髓铁染色显示骨髓小粒可染铁消失，铁粒幼红细胞<15%。

（5）红细胞游离原卟啉（FEP）>0.9μmol/L，或血液锌原卟啉（ZPP）>0.96μmol/L（全血），或FEP/Hb>4.5μg/gHb。

【并发症】

缺铁性贫血严重者可损害神经、消化、肌肉及免疫等器官的生理功能，诱发多种并发症。

【鉴别诊断】

铁粒幼红细胞性贫血、海洋性贫血（地中海贫血）、慢性炎及感染性贫血需注意鉴别。

【诊疗处方】

（1）全科医学科护理常规。

（2）三级护理。

（3）普食。

（4）尿常规+尿含铁血黄素试验，粪常规。

（5）血常规，网织红细胞计数，血清铁蛋白测定，血清铁，总铁蛋白，血清转铁蛋白饱和度，FEP测定及FEP/Hb比例，肝、肾功能，转铁蛋白受体测定，血型（ABO+Rh），血交叉配合试验，凝血四项（PT+APTT+TT+FIB），HBsAg，HCV，抗-HIV，TPPA。

（6）骨髓细胞学检查。

（7）酸化血清溶血试验。

（8）心电图。

（9）腹部B超。

（10）胸部X线检查。

（11）电子胃镜（必要时）。

（12）维生素C 0.1g，口服，tid。

（13）硫酸亚铁0.3g，口服，tid（饭后服）。

（14）富马酸亚铁0.4g，口服，tid。

（15）右旋糖酐铁1ml，深部肌内注射，qd（用于不能耐受口服铁剂的缺铁性贫血患者或需要迅速纠正缺铁者）。

【转诊】

（1）缺铁性贫血病因不明。

（2）血象不典型，合并有白细胞或血小板计数异常者。

（3）存在严重疾病，需进一步处理病因者。

（4）充分治疗后，血红蛋白无明显上升或持续下降。

【注意事项】

（1）对于缺铁性贫血患者，应寻找病因，并进行病因治疗。口服铁剂是治疗缺铁性贫血的首选方法。硫酸亚铁是口服铁剂中的标准制剂，但它是无机铁剂，故胃肠反应大，要饭后服。

（2）大剂量维生素C可增加铁剂的吸收。铁剂忌与茶同服，钙盐及镁盐亦可抑制铁吸收，应避免同时服用。

（3）口服铁剂有效者网织红细胞在治疗后3～4天即开始上升，第10天达高峰，随后血红蛋白上升，一般需要治疗2个月左右，血红蛋日恢复正常。

（4）贫血纠正后至少需要继续治疗3个月，或使血清铁蛋白恢复到50μg/L以补足贮存铁，否则易复发。

（5）若治疗3周无治疗反应，应检查诊断是否准确、是否按医嘱服药、有无活动性出血、有否铁吸收障碍、有否干扰铁吸收和利用的因素存在。

【预后】

单纯营养缺乏症经病因治疗易恢复正常。继发于其他疾病者，取决于原发病能否根治。

二、再生障碍性贫血

【初诊依据】

（1）全血细胞减少，网织红细胞绝对值减少。

（2）一般无脾肿大。

（3）骨髓至少一个部位增生减低或重度减低（如增生活跃，须有巨核细胞明显减少）。骨髓小粒非造血细胞增多。

（4）能排除引起全血细胞减少的其他疾病，如阵发性睡眠性血红蛋白尿、骨髓增生异常综合征中的难治性贫血、急性造血功能停滞、骨髓纤维化、急性白血病、间变性大细胞性淋巴瘤、脾功能亢进等。

（5）一般抗贫血药物治疗无效。

（6）急性再生障碍性贫血的诊断依据：①临床发病

急，贫血呈进行性加剧，常伴严重感染、内脏出血。②血常规：血红蛋白下降速度快；网织红细胞百分比<1.0%，绝对值<15×10⁹/L；白细胞明显减少，中性粒细胞绝对值<0.5×10⁹/L；血小板计数<20×10⁹/L。③骨髓象：骨髓多部位增生减低，三系造血细胞明显减少，非造血细胞增多。如增生活跃须有淋巴细胞增多；骨髓小粒非造血细胞及脂肪细胞增多。

（7）慢性再生障碍性贫血的诊断依据：①临床发病慢，贫血、感染、出血均较轻。②血常规：外周血血红蛋白下降速度较慢，网织红细胞、白细胞、中性粒细胞及血小板值较急性型为高。③骨髓象：三系或两系血细胞减少，至少1个部位增生不良，如增生良好，红系中常有晚幼红比例增多。巨核细胞明显减少；骨髓小粒非造血细胞及脂肪细胞增多。

【并发症】

可并发出血、感染、血色病、肝炎等，病毒性肝炎是最严重的并发症之一，免疫抑制治疗的并发症亦应注意。

【鉴别诊断】

（1）阵发性睡眠性血红蛋白尿病：尤其是血红蛋白尿不发作者极易误诊为再生障碍性贫血。外周血红细胞、中性粒细胞或淋巴细胞CD59和CD55标记率测定均有助于鉴别。

（2）骨髓增生异常综合征：难治性贫血型易和不典型再生障碍性贫血相混淆，尤其是低增生MDS。MDS虽有全血细胞减少，但骨髓三系细胞均增生，巨核细胞也增多，骨髓组织切片检查可助鉴别。

（3）低增生性急性白血病：多见于老年人，肝、脾、淋巴结一般不肿大，外周呈全血细胞减少，未见或偶见少量原始细胞。骨髓灶性增生减低，但原始细胞百分比已达白血病诊断标准。

（4）纯红细胞再生障碍性贫血：起病急，有明确诱因，去除后可自行缓解。慢性获得性单纯红细胞再生障碍性贫血如有白细胞和血小板轻度减少，需注意与慢性再生障碍性贫血鉴别。

（5）间变性大细胞性淋巴瘤：与再生障碍性贫血的相同之处为均有全血细胞减少。而间变性大细胞性淋巴瘤早期即可有贫血，骨髓中找到异常组织细胞或多核巨细胞等。

（6）其他：巨幼细胞性贫血、骨髓纤维化症、脾功能亢进症、肾性贫血、肝病性贫血、多发性骨髓瘤、骨髓转移瘤、淋巴瘤等相鉴别。

【诊疗处方】

1. 慢性再生障碍性贫血

（1）全科医学科护理常规。

（2）二级护理。

（3）高蛋白饮食。

（4）血常规，血培养，网织红细胞计数，红细胞比积测定，血清铁蛋白测定，血清B19-DNA检测，肝、肾功能，HBsAg，HCV，抗-HIV，TPPA。

（5）血清或骨髓EBV-DNA、CMV-DNA检测。

（6）染色体核型分析。

（7）酸化血清溶血试验。

（8）中性粒细胞碱性磷酸酶测定。

（9）骨髓组织电镜扫描观察。

（10）骨髓穿刺检查。

（11）骨髓活检（必要时）。

（12）尿常规，粪常规。

（13）痰咽拭子培养。

（14）心电图。

（15）肝、胆、脾B超检查。

（16）胸部X线检查（感染者）。

（17）丙酸睾酮100mg，肌内注射，qd。

（18）0.3%氯化钴20ml，口服，tid（饭后服）。

（19）左旋咪唑50mg，口服，tid（每周连服3天停4天，3个月为1个疗程）。

2.急性再生障碍性贫血

（1）全科医学科护理常规。

（2）一级护理。入住无菌隔离室治疗。

（3）高蛋白半流质饮食。

（4）病重或病危通知。

（5）口腔护理。

（6）血常规，血培养+药敏，网织红细胞计数，红细胞比积测定，血清铁蛋白测定，肝、肾功能，血电解质，血型（ABO+Rh），血交叉配合试验，凝血四项（PT+APTT+TT+FIB），HBsAg，HCV，抗-HIV，TPPA。

（7）血清B19-DNA检测。

（8）血清或骨髓EBV-DNA、CMV-DNA检测、酸化血清溶血试验。

（9）骨髓穿刺检查、骨髓活检、骨髓组织电镜扫描观察。

（10）全身骨髓造血组织扫描。

（11）T细胞亚群测定、染色体核型分析。

（12）环孢素A血药浓度监测。

（13）抗人胸腺淋巴细胞球蛋白（ATG）过敏试验。

（14）尿常规，中段尿细菌培养+药敏。

（15）粪常规。

（16）咽拭子、痰细菌培养+药敏。

（17）心电图，胸部X线检查。

（18）输红细胞悬液或全血或血小板悬液（必要时）。

（19）ATG10mg+500ml生理盐水，静脉滴注，bid（第1～5天）或环孢菌素A 100mg，bid。

（20）丙酸睾酮50～100mg/d，深部肌内注射，qd，或达那唑200mg，tid，或司坦唑醇2mg，tid（疗程3个月以上）。

（21）粒细胞集落刺激因子300μg，皮下注射，qd。

（22）重组人红细胞生成素2000U，皮下注射，qod。

（23）泼尼松20～40mg，口服，bid（短期使用）。

（24）头孢他啶2.0g，静脉滴注，bid ～tid。（合并感染时加用）。

（25）同种基因骨髓移植、造血干细胞移植。

【转诊】

（1）经充分治疗，症状、血常规未达明显进步。

（2）出现药物副作用。

【注意事项】

（1）治疗原则：治疗包括病因治疗、支持疗法和促进骨髓造血功能恢复的各种措施。慢性型一般以雄激素治疗为主，辅以其他综合治疗，不少患者血红蛋白恢复正常，但血小板长期处于较低水平，临床无出血表现，可恢复轻工作。严重型预后差，诊断一旦确立宜及早选用骨髓移植或抗淋巴细胞球蛋白等治疗。

（2）控制感染：首选第三代头孢菌素类或碳青酶烯类联合氨基苷类抗生素，如头孢他啶2.0g，静脉滴注，bid ~ tid。粒细胞缺乏合并感染者，加用粒细胞集落刺激因子5μg/（kg·d），皮下注射，5 ~ 7天或WBC达5×10^9/L以上。

（3）出血与贫血的处理：酚磺乙胺0.5 ~ 1.0g，静脉滴注，qd，血凝酶1.0 ~ 2.0U静脉注射，慎用糖皮质激素。贫血较重或有缺氧症状及老年人有心肺功能障碍者，可输红细胞悬液。出血较重或血小板计数<10×10^9/L，可输注血小板悬液。

（4）ATG和抗淋巴细胞球蛋白，适用于重型再生障碍性贫血。10mg ATG+0.9%氯化钠注射液100ml，静脉滴注，需做过敏试验。

（5）环孢素5 ~ 12mg/（kg·d），一般起始剂量6mg/（kg·d），起效（一般1 ~ 3个月）后减为5mg/（kg·d），疗程一般长于1年。需监测血药浓度使血中环孢素浓度为200 ~ 400μg/L。

（6）造血生长因子：粒细胞集落刺激因子、白细胞介素-3、干细胞因子、白细胞介素-2等。

（7）雄激素：适用于慢性再生障碍性贫血，丙酸睾酮50 ~ 100mg/d，肌内注射，每日或隔日1次，或达那唑400 ~ 600mg/d，口服，tid，疗程至少6个月，有效后应持续1 ~ 2年。适用于慢性。

（8）脾切除：主要适用于慢性再生障碍性贫血久治无效，病情恶化，脾脏破坏红细胞过多或有溶血因素等存在时。

【预后】

预后与补体敏感的红细胞量、骨髓再生障碍程度及有无并发症相关。极少数可呈急性病程，发病后数月即死亡。主要死因国内是出血和感染，国外是血栓形成。某些PNH患者随着年龄增长病情可减轻，甚至达到完全缓解。约5%的患者最终可演变为急性粒细胞白血病，个别患者可演变为骨髓增生异常综合征。

第二节　白细胞疾病

一、急性白血病

【初诊依据】

（1）发病急骤、病程短，发热、贫血、出血进行性加重。可有肝脾和淋巴结肿大及胸骨中下段局限性压痛。

（2）周围血白细胞计数高低不等，分类以原始、幼稚细胞为主，血红蛋白、血小板计数减少。

（3）多数患者骨髓增生明显或极度活跃，原始和幼稚细胞大量增生，少数增生低下，分类中原始和幼稚细胞>30%，且有形态改变，红系及巨核系高度减少。

【分型诊断】

1.急性非淋巴细胞性白血病（ANLL）

（1）原始粒细胞白血病未分化型（M1）：骨髓中原始粒细胞（Ⅰ+Ⅱ）在非红系细胞（NEC）中≥90%，早幼粒细胞很少，中幼粒细胞以下阶段不见或罕见。

（2）急性粒细胞白血病部分分化型（M2）：分为两种亚型：①M2a：骨髓中原粒细胞30%~89%，单核细胞<20%，早幼粒细胞以下阶段>10%。②M2b：骨髓中异常的原始及早幼粒细胞明显增多，以异常的中幼粒细胞增生为主，其胞核常有核仁，有明显的核浆发育不平衡，此类细胞>30%。

（3）急性颗粒增多的早幼粒细胞白血病（M_3）：骨髓中以多颗粒的异常早幼粒细胞增生为主，>30%（非红系细胞），粗颗粒型为 M_{3a}，细颗粒型为 M_{3b}。典型的细胞含奥尔（AUer）小体。

（4）急性粒-单核细胞白血病（M_4）：①M_{4a}：骨髓非红细胞中原始细胞>30%，原粒细胞加早幼、中性中幼及其他中性粒细胞在30%~79%，原幼单核细胞和单核细胞>20%（NEC）。②M_{4b}：原单核细胞增生为主，原始粒和早幼粒细胞>20%（NEC）。③M_{4c}：原始细胞既具幼稚粒系又具单核系细胞特征，其数>30%。④M_{4d}：除具 M_{4c} 特征外，嗜酸颗粒粗大的嗜酸粒细胞≥5%（NEC）。

（5）急性单核细胞白血病（M_5）：骨髓中单核细胞≥80%（NEC）。①M_{5a}：骨髓NEC中原始单核细胞占单核细胞≥80%；②M_{5b}：骨髓NEC中原始和幼稚单核细胞>30%，原单核细胞<80%。

（6）急性红白血病（M_6）：骨髓中红细胞系>50%，且常有形态学异常的原粒细胞（Ⅰ+Ⅱ型或原始+幼单核细胞）>30%；若血涂片中原粒（Ⅰ+Ⅱ型）细胞或原单核细胞>5%，骨髓NEC中原粒细胞（或原始单核细胞+幼稚单核细胞）>20%。

（7）巨核细胞白血病（M_7）：未分化型：外周血片中有原巨核（小巨核）细胞；骨髓中原巨核细胞≥30%；原巨核细胞有组化电镜或单克隆抗体证实；骨髓细胞少，往往干抽，活检有原始和巨核细胞增多，网织纤维增加。分化型：骨髓及外周血以单圆核和多圆核病态巨核为主。

2. 急性淋巴细胞性白血病

（1）第一型（L_1型）：原始和幼稚淋巴细胞以小细胞为主（直径<12μm，染色质粗，结构较一致，核型规则，偶有凹陷和折叠，核仁小而不清楚，胞浆量少，胞浆轻或中度嗜酸性。

（2）第二型（L_2型）：原始和幼稚淋巴细胞以大细胞为主（直径>12μm。可大于正常小淋巴细胞两倍以上），大小不一致。染色质疏松，结构不一致，核型不规则，凹陷和折叠常见，核仁清楚，单个或多个，胞浆量常较多，部分深染。

（3）第三型（L_3型）：原始和幼稚淋巴细胞大小较一致，以大细胞为主，染色质呈细点状、均匀，核型较规则，核仁明显，单个和多个，呈小泡状，胞浆量多、深蓝色，空泡明显、呈蜂窝状。

【并发症】

急性白血病（AL）极易并发各种细菌或真菌感染。发生病毒感染时易并发肺炎、脑炎；出血者并发DIC死亡率高；白血病细胞浸润甲状腺、胰腺、下丘脑和垂体后叶可并发糖尿、低血糖或尿崩症等；高钙血症的多尿及排钾增多可引起代谢性碱中毒，低钙血症也是抗白血病化疗中的严重并发症。AL化疗药物引起的高磷、高钾、低钙、高尿酸血症、少尿、急性肾损伤，系致命的并发症。

【鉴别诊断】

（1）风湿热：如儿童AL因发热、关节肿痛、心动过速而误诊为风湿热。

（2）再生障碍性贫血：有全血细胞减少的临床表现易误诊为再生障碍性贫血。

（3）粒细胞缺乏症、血小板减少性紫癜：某些AL初起时可呈单系血细胞减少而误诊为粒细胞缺乏症和血小板减少性紫癜。

（4）与传染性单核细胞增多症、传染性淋巴细胞增多症及儿童神经母细胞瘤伴骨髓浸润相鉴别。

（5）药物性粒细胞缺乏症：该病恢复期，骨髓可有早幼粒细胞显著增多及粒细胞集落刺激因子引起的粒细胞类白血病反应，须注意和ALL鉴别。

（6）非霍奇金淋巴瘤：急性淋巴细胞白血病起病急，病情发展快和NHL不符，病理学和免疫学检查可助鉴别。

（7）分型诊断：ALL的分型需以免疫学为基础。

【诊疗处方】

急性非淋巴细胞性白血病

（1）全科医学科护理常规。

（2）一级护理（隔离治疗或无菌层流病房）。

（3）高蛋白饮食。

（4）病重或病危通知。

（5）血常规，血培养+药敏，血糖，血型、血交叉配合试验，肝、肾功能，血电解质，血清溶菌酶测定，网织红细胞计数，凝血四项（PT+APTT+TT+FIB），D-二聚体测定，HBsAg，HCV-DNA，抗-HIV，TPPA。

（6）尿常规，尿溶菌酶测定，粪常规。

（7）胸部X线检查。

（8）腹部B超（肝、胆、胰、脾）。

（9）心电图。

（10）骨髓穿刺检查（骨髓涂片、细胞计数、过氧化酶染色、碱性磷酸酶及酸性磷酸酶染色、苏丹黑B染色、糖原、非特异性脂酶染色、染色体检查），骨髓细胞体外培养及药物敏感试验。

（11）骨髓活检（必要时）。

（12）腰椎穿刺脑脊液检查。

（13）白细胞免疫表型、染色体核型检查（有条件者）。

（14）血液免疫学，细胞免疫功能相关检查，行免疫学分型、细胞遗传学分型及基因分型（有条件者）。

（15）白血病微小残留病灶检测及多药耐药基因检测（有条件者）。

（16）口腔护理，qid。

（17）5%葡萄糖氯化钠注射液500ml+阿糖胞苷200mg，静脉滴注，qd（连用4~5日）。

（18）5%葡萄糖氯化钠注射液250ml+伊达比星15mg，静脉滴注，qd（连用3日）。

（19）0.9氯化钠注射液100ml+昂丹司琼8mg，静脉滴注，qd（化疗前）。

【注意事项】

（1）急性白血病的诊断一般并不困难。如白细胞显著增高，周围血液有大量白血病细胞，一般血涂片检查即可明确诊断；但对白细胞不增多性白血病则必须借助骨髓检查才能明确诊断。在未进行骨髓象检查前某些临床表现易造成误诊，如儿童急性白血病因发热、关节肿痛、心动过速而误诊为风湿热；有全血细胞减少的临床表现易误诊为再生障碍性贫血；某些急性白血病初起时可呈单系血细胞减少而误诊为粒细胞缺乏症和血小板减少性紫癜；但只有及时做骨髓象检查即可明确诊断。ALL须注意和传染性单核细胞增多症、传染性淋巴细胞增多症及儿童神经母细胞瘤伴骨髓浸润相鉴别；药物性粒细胞缺乏症的恢复期，骨髓可有早幼粒细胞显著增多及粒细胞集落刺激因子引起的粒细胞类白血病反应，须注意和ALL鉴别；低增生性急性白血病要注意和再生障碍性贫血相鉴别。

（2）造血干细胞移植，通过造血干细胞移植（HSCT）获得治愈。除APL及儿童非高危ALL外，有合适供者，都应及早进行异基因造血干细胞移植（Allo-HSCT）或自身造血干细胞移植（Auto-HSCT），尤其是难治性AL或估计化疗后具有很大复发危险的患者。

（3）有显著贫血可酌量输注红细胞或输全血。自身免疫溶血性贫血可用肾上腺皮质激素。疾病开始缓解而血红蛋白恢复不满意者，可加用丙酸睾酮注射、司坦唑口服或红细胞生成素皮下注射。

（4）严重肝、肾功能不全者和感染未得到控制者禁用伊达比星。

【诊疗新进展】

急性早幼粒细胞白血病患者深静脉血栓发生率相对较高，如有相应症状应及时诊治。

【预后】

急性白血病若不经特殊治疗，平均生存期仅3个月左右，短者甚至在诊断数天后即死亡。经过现代治疗，已有不少患者获得病情缓解以至长期存活。对于ALL，1~9岁且白细胞计数<50×10^9/L预后最好，完全缓解后经过巩固与维持治疗，50%~70%患者能够长期生存甚至治愈。女性ALL预后好于男性。年龄偏大、白细胞计数增高的AL预后不良。APL若能避免早期死亡则预后良好，多可治愈。染色体能提供独立预后信息，ALL患者有t（9；22）且白细胞计数>25×10^9/L者预后差。此外，继发性AL、复发及有多耐药者以及需较长时间化疗才能缓解，预后均较差。合并髓外白血病预后也较差。需要指出的是，某些预后指标意义随治疗方法的改进而变化。如T-ALL和L3型B-ALL，经有效的强化治疗预后已大为改观，50%~60%的成人患者可以长期存活。

二、慢性粒细胞白血病（CML）

【初诊依据】

1. 慢性期

（1）临床表现：早期可无症状，晚期可有乏力、消瘦、腹胀、苍白。主要为肝脾增大，以脾脏增大为主，偶有胸骨压痛。

（2）血常规：白细胞计数增高，以中性中幼、晚幼粒细胞、杆状粒细胞增多为主。原始粒细胞（Ⅰ型+Ⅱ型）≤5%~10%，嗜酸粒细胞和嗜碱粒细胞增多，有少量有核红细胞。

（3）骨髓象：增生明显至极度活跃，以粒系增生为主，以中性粒细胞，晚幼粒细胞，杆状粒细胞增多，原始细胞（Ⅰ型+Ⅱ型）≤10%。中性粒细胞碱性磷酸酶活力降低。

（4）染色体：Ph'染色体90%以上阳性。阴性者多为儿童或老年。

2. 加速期

具有下列之二者，考虑为加速期。

（1）不明原因的发热、贫血、出血加重和(或)骨骼疼痛。

（2）脾脏进行性肿大。

（3）非药物引起的血小板进行性降低或增高。

（4）原始细胞（Ⅰ型＋Ⅱ型）在血和(或)在骨髓中>10%。

（5）外周血嗜碱粒细胞>20%。

（6）骨髓中有显著的胶原纤维增生。

（7）出现Ph′外的其他染色体异常。

（8）对传统的抗CML药物治疗无效。

3. 急变期

具下列之一者可诊断为本期。

（1）原始细胞（Ⅰ型＋Ⅱ型）或原淋细胞＋幼淋细胞，或原单细胞＋幼单细胞在外周血或骨髓中>20%。

（2）外周血中原始粒细胞＋早幼粒细胞>30%。

（3）骨髓中原始粒细胞＋早幼粒细胞>50%。

（4）有髓外原始细胞浸润。

（5）临床症状比加速期更恶化。

【并发症】

（1）感染：CLL患者死亡和病情恶化的主要原因之一是感染。最常见的是细菌感染，病毒感染尤其是疱疹病毒感染，真菌感染较少见。

（2）继发肿瘤：最常见的继发肿瘤为软组织肉瘤、肺癌等。

【鉴别诊断】

（1）反应性白细胞增多（类白血病反应）：多发生在严重感染、肿瘤或炎症性疾病的基础上，无Ph染色体和BCR-ABL融合基因，外周血白细胞可达（30～100）×10^9/L，以中性杆状核居多，中性粒细胞NAP积分升高或正常。

（2）其他骨髓增殖性疾病：真红、原发性血小板增多症、慢性粒-单细胞白血病和原发性骨髓纤维化相鉴别。

（3）CML有贫血及脾大时需与肝硬化、血吸虫病、淋巴瘤等鉴别，发生脾梗死及脾周围炎时应与急腹症相鉴别。

（4）不典型慢性粒细胞白血病（aCML）：本病嗜碱性粒细胞无明显增多，骨髓血细胞具有病态造血的形态学表现，无Ph染色体和BCR-ABL融合基因，对治疗CML的药物反应较差，病程进展快。

【诊疗处方】

慢性期

（1）全科医学科护理常规。

（2）二级护理。

（3）高蛋白普食。

（4）血常规，网织红细胞计数，血糖，血电解质，肝、肾功能，血清 B_{12} 测定，中性粒细胞碱性磷酸酶活性测定，染色体核型分析（Ph′染色体），HBsAg，HCV，抗-HIV，TPPA。

（5）BCR-ABL基因测定。

（6）骨髓穿刺（骨髓细胞学检查、免疫组化或流式细胞仪检测）。

（7）尿常规，粪常规。

（8）心电图。

（9）胸部X线检查。

（10）腹部B超（肝、胆、脾、胰、腹腔淋巴结）。

（11）甲磺酸伊马替尼400mg，口服，bid（首选）。

（12）羟基脲1.0g，口服，tid。

（13）白消安2mg，口服，bid。

（14）干扰素300万U，肌内注射，qod。

（15）5%葡萄糖注射液250ml+阿糖胞苷50mg，静脉滴注，qd。

（16）10%葡萄糖注射液250ml+高三尖杉酯碱2mg，缓慢滴注，qd（4～6日为1个疗程，间歇1～2周后可重复用药）。

（17）异基因造血干细胞移植（Allo-HSCT）。

【注意事项】

（1）大多数患者根据极度脾肿大与典型的血象及骨髓象改变，可明确诊断。

（2）慢性粒细胞性白血病，病程一般在一年以上有可能发生急性变。以下几点提示早期急变的可能：①未明原因的发热；②明显消瘦；③进行性贫血与大出血倾向；④骨关节疼痛；⑤用白消安或深X线等治疗无效或疗效不明显，脾脏不缩小反而有增大倾向。急变后期，除上述症状加重外，还可有脾区疼痛，表浅淋巴结肿大，恶病质等。骨髓象及血象是确定急变的重要依据。当血象中原始粒细胞加早幼粒细胞占总数分类计数的20%以上，和骨髓中原始粒细胞加早幼粒细胞占25%以上时，急性变的诊断可以成立。CML急变与急性粒细胞白血病的鉴别，一般根据病史及极度脾肿大不难做出。当有困难时可做Ph′染色体检查，如有Ph′染色体存在，则支持CML急变。

（3）同种异基因骨髓或外周造血干细胞移植可使CML获得治愈的疗法。如果患者年龄在45岁以下且有HLA相配供者时，应首先考虑移植治疗，最好在发病后一年内进行。对脾脏肿大显著者，移植前先切除脾脏可能会避免造血恢复延迟。

（4）一旦进入加速期或急变期应按急性白血病治疗，但缓解率低。慢性期采集自体骨髓冷冻保存，当患者进入加速期或急变期时，可通过自体骨髓移植可使患者重新回至慢性期，但持续时间很短。

（5）CML预后较差，5年存活率为25%～35%。发病时外周血白细胞和血小板计数、原幼细胞比例、肝脾大小和嗜酸性及嗜碱性粒细胞计数和慢性期长短与预后相关。通过这些预后指标预示治疗的反应性、生存时间以及权衡决定采取异基因干细胞治疗的时机。

【诊疗新进展】

酪氨酸激酶抑制剂（TKI）明显地改善CML患者的疗效及预后，但存在着耐药性、不能耐受性以及TKI不能清除CML干细胞等问题，故造血干细胞移植（HSCT）仍可作为一线治疗方案，但HSCT后仍面临着诸多难题。

【预后】

CML化疗后中位生存期为39～47个月，5年生存率

$25\% \sim 35\%$，8年生存率$8\% \sim 17\%$，个别可生存$10 \sim 20$年。影响CML的主要预后因素：①初诊时预后风险积分；②治疗方式；③病程演变。近年来，Allo-SCT和IM治疗CML已经改变了CML的预后和生存。总的来说，对于CML-CP患者，IFN-a+Ara-C优于HU，IM又佳于IFN-a+Ara-C。Allo-SCT是公认的根治方法，适合移植者长期的CMR和治愈率约50%。IM和Allo-SCT是目前优先采用的治疗方式。

第七章 内分泌系统及代谢性疾病

第一节 甲状腺疾病

一、单纯性甲状腺肿

【初诊依据】

（1）颈前下方逐渐变粗或有肿块，随吞咽上下移动，一般无疼痛感。

（2）女性较多见，青春期、妊娠期或绝经期发病或加重。可有地方病史（地方性甲状腺肿），可有家族遗传史。

（3）甲状腺肿大，程度和质地不一，严重者可呈巨大甲状腺肿。常有大小不等的多个结节，可有囊性变、钙化，无震颤及血管杂音。

（4）甲状腺肿大显著者，可引起压迫症状如咽部紧缩感，刺激性干咳，劳累后气促，吞咽困难，发音嘶哑等。

（5）甲状腺激素及促甲状腺激素（TSH）测定基本正常，部分缺碘患者甲状腺素（T_4）偏低。

（6）甲状腺摄^{131}I率正常或偏高，三碘甲状腺原氨酸（T_3）抑制试验呈阳性（可抑制）。少数有功能自主性结节TSH降低，促甲状腺激素释放激素（TRH）兴奋试验反应降低。

（7）甲状腺超声及核素扫描可发现甲状腺弥漫性增大或有多个结节。

（8）需排除甲状腺功能亢进症、甲状腺炎及甲状腺肿瘤。

【并发症】

肿大腺体可引起压迫症群：如气管受压，可有喉部紧缩感，慢性刺激性干咳；如甲状腺肿位于胸骨后或胸腔内，可引起上腔静脉压迫综合征。囊肿内出血时偶可引起突然疼痛与腺体急骤肿大，成人在多结节性甲状腺肿基础上可发生甲状腺功能亢进症。在严重流行区，小儿甲状腺肿常伴有呆小病。在缺碘严重的地区，甲状腺结节性肿大常伴程度不等的甲减。

【鉴别诊断】

如同时伴有神经症，应与甲状腺功能亢进症鉴别，甲状腺功能亢进症血清TSH降低；有结节者应与甲状腺肿瘤、甲状腺炎等鉴别，可作针刺活组织检查和血清自身抗体测定；疑有甲状腺激素合成酶缺陷者可作过氯酸排泌试验。

【诊疗处方】

（1）全科医学科护理常规。

（2）三级护理。

（3）普食。

（4）基础代谢率。

（5）血常规，血T_3、T_4、FT_3、FT_4、TSH、TGA、TMA，血促甲状腺激素释放激素（TRAb），HBsAg、HCV、抗-HIV、TPPA。

（6）甲状腺摄碘率。

（7）T_3抑制试验。

（8）TRH兴奋试验。

（9）甲状腺细针抽吸细胞学检查。

（10）甲状腺扫描显影。

（11）甲状腺彩色超声检查。

（12）胸部X线检查。

（13）心电图。

（14）尿常规，粪常规。

（15）左甲状腺素片25～50μg，口服，qd（每2周增加25μg，直到完全替代剂量）。

（16）外科会诊。

【转诊】

需手术者需要转诊。

【注意事项】

（1）手术治疗指征：腺体过大，妨碍工作和生活。腺体引起压迫症状，内科治疗无效。腺体内有结节，疑有发展为癌肿或甲状腺功能亢进症可能者。

（2）青春期甲状腺肿多可自行消退。

（3）缺碘引起者可口服碘化钾治疗。

【诊疗新进展】

单纯性甲状腺肿的治疗主要取决于病因。①缺碘所致者，应补碘剂，地方性甲状腺肿应用碘剂进行防治。②青春期、发育期或妊娠期的生理性甲状腺肿，可以不给药物，应多食含碘丰富的海带、紫菜等。③对于年轻患者的弥漫性单纯性甲状腺肿，为了减少甲状腺肿大，应给予足量的甲状腺激素，以抑制促甲状腺激素（TSH）分泌而又不引起甲状腺功能亢进症。④对于巨大甲状腺肿，即胸骨后甲状腺压迫气管、食管或喉返神经而影响生活或工作者；结节性甲状腺肿继发有功能亢进者；结节性甲状腺肿疑有恶变者，应施行甲状腺大部切除术，但要注意严格施行术前准备。

【预后】

青春期甲状腺肿大多可自行消退。一般不需治疗，观察为主，对甲状腺肿大明显者有压迫症状者应采取手术治疗。术后需要长期补充甲状腺激素治疗，以免复发。

二、甲状腺功能亢进症

【初诊依据】

（1）典型甲状腺功能亢进症（甲亢）发病前常有精神刺激、感染、妊娠、手术等诱因。表现怕热、多汗、易倦、烦躁、无力、手抖、心悸、食欲亢进、消瘦、便次增多、月经紊乱，可有其他自身免疫性疾病史或甲状腺功能亢进症家族史。

（2）心动过速、心音增强、脉压大，可有早搏、心房纤颤、周围血管征阳性。

（3）甲状腺弥漫性或结节性肿大，可有细震颤和血管杂音。但也可无甲状腺明显肿大。

（4）伴有或不伴有突眼症及甲状腺功能亢进眼征，伸舌、手指细震颤，局限性胫前黏液性水肿，皮肤温湿、潮红。

（5）基础代谢率升高，甲状腺摄 ^{131}碘率升高或高峰值提前，T_3 抑制试验阴性（不能抑制）。

（6）血清总甲状腺素（TT_4）、总三碘甲状腺原氨酸（TT_3）、游离甲状腺激素 FT_3、FT_4 升高。血清促甲状腺激素（TSH）水平降低，且对促甲状腺激素释放激素（TRH）兴奋试验无反应。TRAb 阳性（少数也可阴性），血 TGA、TMA 可升高或正常。

（7）甲状腺 ^{99}Tc 扫描示甲状腺弥漫性肿大及摄 ^{99}Tc 增强，或发现热结节。

（8）年龄大、极度消瘦、淡漠少语、乏力，甲状腺轻度肿大，脉率稍快或伴心房纤颤，易发生心衰，可发生危象。甲状腺功能检查符合甲状腺功能亢进症，应考虑淡漠型甲状腺功能亢进症。

【并发症】

（1）毒性弥漫性甲状腺肿 50 岁以上的甲亢患者较容易发生房颤等严重并发症。

（2）^{131}I 治疗远期并发症中最常见的是甲状腺功能减退症。

（3）在原先有器质性心脏病的甲亢患者中，心力衰竭是常见的并发症。

【鉴别诊断】

与散发性甲状腺肿、甲状腺炎、甲状腺肿瘤相鉴别。

【诊疗处方】

（1）全科医学科护理常规。

（2）三级护理。

（3）高热量、高蛋白、多种维生素、无碘盐饮食。

（4）T_3 抑制试验。

（5）血常规，血 T_3、T_4、FT_3、FT_4、TSH、TGA、TMA、β_2-微球蛋白（β_2-MG）、TRAb，HBsAg，HCV，抗-HIV，TPPA。

（6）甲状腺 ^{99}Tc 扫描，甲状腺摄 ^{131}I 率，TRH 兴奋试验。

（7）甲状腺扫描显像（SPECT）。

（8）甲状腺彩超。

（9）眼科检查。

（10）胸部X线检查。

（11）心电图及超声心动图。

（12）腹部B超检查。

（13）甲状腺CT、眼球CT检查。

（14）超声内镜引导下细针穿刺活检术FNAB（必要时）。

（15）尿常规，粪常规。

（16）基础代谢率，qd。

（17）他巴唑 10~30mg，口服，qd，丙硫氧嘧啶50~150mg，bid~tid。

（18）普萘洛尔10mg，口服，tid。

（19）放射碘治疗。

（20）外科手术（必要时）。

【注意事项】

（1）甲状腺摄碘率、T_3抑制试验前应禁碘2周，长期口服女性避孕药者应停药2周。

（2）体内放射性核素检查项目在妊娠、哺乳期妇女和儿童不宜进行。

（3）用药过程中甲状腺进一步肿大，突眼加重时，可用小剂量甲状腺片（20~40mg/d），或左甲状腺素（25~50mg/d），常可获缓解。

（4）甲状腺过大、高功能自主性甲状腺腺瘤、结节性甲状腺肿在高代谢症群控制，血T_3和T_4正常，心率70~80次/分后可考虑手术。

（5）丙硫氧嘧啶及甲巯咪唑等抗甲状腺药物均可透过胎盘并引起胎儿甲状腺功能减退及甲状腺肿大，甚至在分娩时造成难产、窒息。因此，对患甲亢的孕妇宜采用最小有效剂量的抗甲状腺药物。抗甲状腺药物均可由乳汁分泌，母乳服用较大剂量抗甲状腺药物时，可能引起婴儿甲状腺功能减退，故不宜哺乳。

（6）肝功能异常患者慎用抗甲状腺药物，并应定期检查肝功。肾功能不全者应减量。

（7）丙硫氧嘧啶、甲巯咪唑等抗甲状腺药不良反应多发生在用药前2个月。严重不良反应有粒细胞缺乏、再生障碍性贫血，因此，在治疗开始后应定期检查血常规。对丙硫氧嘧啶、甲巯咪唑过敏者慎用。

【诊疗新进展】

小剂量^{131}I联合甲巯咪唑可较快纠正甲亢患者甲状腺功能及骨代谢异常。

【预后】

抗甲药物治疗虽有较好的近期疗效，但存在着停药后甲亢容易复发，^{131}I是治疗甲亢远期疗效较好，可以实现临床治愈之目的，但诊疗后出现甲状腺功能减退是难以避免的结果，当甲亢合并妊娠、不适合药物治疗、怀疑恶性结节及甲状腺肿压迫症状等情况时才选择手术治疗。

三、甲状腺功能减退症

【初诊依据】

（1）甲状腺功能减退症（甲减）患者常有地方性甲状腺肿、自身免疫性疾病、甲状腺手术、放射性碘治疗甲亢、以及用抗甲状腺药物治疗史，有甲状腺或下丘脑-垂体疾病史等。

（2）无力、嗜睡、畏寒、少汗、反应迟钝、精神不振、记忆力减退、腹胀、便秘、发音低沉、月经紊乱、月经量多。

（3）皮肤干燥、枯黄、粗厚、发凉，非凹陷性黏液性水肿。毛发干枯、稀少、易脱落、体温低、脉搏慢、脉压差小、心脏扩大，可有浆膜肌炎、腱反射迟钝、掌心发黄。

（4）严重者可出现黏液性水肿昏迷：体温低于35℃，呼吸浅慢，心动过缓，血压降低，反射消失，意识模糊或昏迷。

（5）基础代谢率低于正常。血清TT_4<59.8nmol/L，血清TT_3<1.078nmol/L，甲状腺摄^{131}I率低平（3h<10%，24h<15%）。

（6）血胆固醇、三酰甘油、肌酸磷酸激酶活性增高，血糖下降，贫血。

（7）心电图示心动过缓，低电压，Q-T间期延长，ST-T异常。

（8）超声心动图示心肌增厚，可有心包积液。

（9）X线检查示心脏扩大，心包积液。颅骨平片示蝶鞍可增大。

【诊疗处方】

（1）全科医学科护理常规。

（2）二级护理。

（3）普食。

（4）血常规，血沉，血糖，血脂，CK、LDH、ALT、GGT、OGTT、TT_3、TT_4、FT_3、FT_4、TSH、TGA、TMA、rT_3、TRAb，泌乳素（PRL）测定，HBsAg、HCV，抗–HIV，TPPA。

（5）甲状腺^{99}Tc扫描，甲状腺彩超。

（6）甲状腺摄^{131}I率。

（7）TRH兴奋试验，TSH刺激试验。

（8）胸部X线检查。

（9）心电图。

（10）心脏彩超。

（11）垂体CT或MRI检查（必要时）。

（12）尿常规，粪常规。

（13）左甲状腺素片$25\sim50\,\mu g$，口服，qd，开始每3~7天增加$25\,\mu g$，直到达到治疗目标，患缺血性心脏病者、年龄较大者起始剂量宜小，调整剂量宜慢，防止诱发和加重心脏病，如$12.5\,\mu g/d$起始，每1~2周增加$12.5\,\mu g$。

【注意事项】

（1）放射性核素检查前宜禁碘准备。

（2）注意黏液性水肿昏迷的治疗。

第二节　糖尿病及其他代谢性疾病

一、糖尿病

【初诊依据】

（1）糖尿病典型症状有多饮、多尿、多食、消瘦、乏力等，血糖升高。入院后测空腹血糖、餐后2h血糖、糖化血红蛋白、糖化血清白蛋白。

（2）糖尿病症状加空腹血糖 ≥ 7.0mmol/L，或随机血糖 ≥ 11.1mmol/L。

（3）空腹血浆血糖为临界值，口服葡萄糖耐量试验服糖后2h血糖 ≥ 11.1mmol/L。

（4）对于无糖尿病症状，仅一次血糖达到糖尿病诊断标准者，须在另一天复查核实而确定诊断。

（5）糖尿病分型：1型糖尿病，即胰岛素依赖性糖尿病；2型糖尿病，即非胰岛素依赖型糖尿病；某些特殊类型糖尿病；妊娠糖尿病。

【并发症】

（1）糖尿病眼病：白内障、视网膜病变、玻璃体混浊和黄斑病变。患者从诊断糖尿病之日起应每3个月进行一次眼科检查，如眼底检查、眼部B超、眼底荧光造影等。

（2）糖尿病肾病：这是糖尿病致死的主要并发症之一，尿微量白蛋白排泄率和尿白蛋白/肌酐比值可以早期发现糖尿病肾病。

（3）糖尿病足：根据病变程度可分为6级。0级：皮肤有发生足溃疡危险因素，但无溃疡病灶，双足麻、凉、疼，皮肤苍白；1级：皮肤有浅表溃疡，未累及深部组织，临床上无感染；2级：病变累及深部肌肉组织，常合并软组织炎、化脓肿或骨的感染；3级：深度感染足部肌腱、韧带被破坏伴有骨组织病变或脓肿；4级：局限性坏疽（趾、足跟或前足背）；5级：足大部或全部感染、坏疽，累及小腿部位。

（4）糖尿病周围神经病变：主要表现为四肢由远端至近端的麻木、发凉、刺痛、灼痛、袜套感、皮肤颜色变黑等。肌电图表现为神经传导速度减慢，病情进一步发展为肢端缺血、坏死、感染、溃疡，即糖尿病肢端坏疽。

（5）糖尿病心血管病：是糖尿病的慢性并发症，也是糖尿病最常见而严重的并发症。患者每3个月检查一次心电图、心脏超声、动态心电图、动态血压等。

（6）糖尿病脑血管病：预防很重要。每3个月检查一次血脂、血流动力学、脑血流图、颈颅多普勒，必要时查头颅CT。其他如血脂、肝功能、肾功能、肝胆胰及肾B超、血尿淀粉酶、血尿粪便等，亦应作为常规检查项目。

【鉴别诊断】

应与甲状腺功能亢进症、肢端肥大症、皮质醇增多症、嗜铬细胞瘤、胰腺肿瘤、能使血糖升高的药物（如泼尼松、异烟肼、利尿剂、苯妥英钠、吲哚美辛）和外伤、手术应激状况等导致的血糖升高相鉴别。

【诊疗处方】

2型糖尿病

（1）全科医学科护理常规。

（2）二级护理。

（3）糖尿病生活指导。

（4）糖尿病饮食。

（5）血常规，血脂，空腹血糖，餐后2h血糖，糖化血红蛋白，血β_2-MG，胰岛素释放试验，血清C肽，HBsAg，HCV，抗-HIV，TPPA。

（6）尿常规，24h尿糖，24h尿蛋白，尿β_2-MG、尿白蛋白/肌酐比值、尿C肽测定。

（7）葡萄糖耐量试验（尚未确诊者）。

（8）血清胰高血糖素测定，糖尿病自身抗体。

（9）粪常规。

（10）胸部X线检查。

（11）心电图、心脏彩超。

（12）腹部B超检查，颈动脉、双下肢动脉彩超。

（13）肌电图、诱发电位。

（14）头颅CT或MRI（必要时）。

（15）眼科检查。

（16）磺脲类降糖药（餐前30min）选用：①格列本脲2.5mg，qd~bid；②格列齐特80mg，bid；③格列吡嗪5mg，qd~bid；④格列喹酮30mg，qd~bid；⑤格列美脲1mg，qd。

（17）餐时血糖调节剂（进餐前即服用）选用：瑞格列奈0.5～4mg，tid。

（18）双胍类降糖药（餐中服）选用：①二甲双胍0.5～1.5g/d，bid~tid，最大剂量不超过2.5g/d。

（19）葡萄糖苷酶抑制剂（随餐服）选用：①阿卡波糖50～100mg，tid；②伏格列波糖0.1~0.3mg，tid；③米格列醇50～100mg，tid。

（20）胰岛素增敏剂：罗格列酮4～8mg，qd（空腹或进餐时服用）；吡格列酮15～30mg，qd。

（21）DPP-VI抑制剂：①西格列汀100mg，qd；②沙格列汀5mg，qd；③维格列汀50mg，qd~bid；④利格列汀5mg，qd；⑤阿格列汀25mg，qd。

（22）钠-葡萄糖共转运蛋白2（SGLT-2）抑制剂：①达格列净5～10mg，qd（餐前或餐后）；②恩格列净10～25mg，qd（餐前或餐后）；③坎格列净100～300mg，qd（第一次正餐前）。

（23）普通胰岛素，或重组人胰岛素，或速效胰岛素类药物，早10U、中6U、晚8U，皮下注射，三餐前15分钟；预混胰岛素30R早12U、晚8U，皮下注射，餐前15分钟。

（24）贝那普利5～10mg，qd；或氯沙坦50～100mg，qd（必要时）。

（25）阿托伐他汀10～20mg，qd；或氯伐他汀40～80mg，qn。

（26）拜阿司匹林100mg，qn；或氯吡格雷75mg，qn。

【转诊】

（1）初步发现血糖异常，病因和分型不明确者。

（2）儿童和年轻人（年龄<25岁）糖尿病患者。

（3）妊娠和哺乳期妇女血糖异常者。

（4）反复发生低血糖或发生过一次严重低血糖。

【注意事项】

（1）饮食、运动治疗时，饮食量、运动时间和强度应根据患者具体情况个体化，关键在于保持稳定，长期坚持。

（2）目前口服降糖药物种类很多，由于药理相同，同类药物只需选用其中一种即可，不宜合用。不同类药物配伍可起协同效应。老年人及肾功能不全者首选格列喹酮、瑞格列奈或利格列汀。

（3）吡格列酮服药与进食无关。孕妇、哺乳期妇女、对本品过敏者禁用，不宜用于心功能Ⅲ级或Ⅳ级的患者，可造成血浆容积增加和由前负荷增加而引起的心脏肥大。要定期进行肝功能测定，并定期测定糖化血红蛋白以监测血糖对本品的反应。对于绝经期前无排卵的胰岛素抵抗患者，本品可使排卵重新开始，有可能需考虑采取避孕措施。

【诊疗新进展】

糖尿病前期人群合并有不同程度的脂代谢异常，其中以高三酰甘油血症为主；空腹血糖受损+糖耐量异常人群糖尿病的转变率最高；三酰甘油对糖尿病前期人群的转归有影响，或可成为糖尿病前期人群糖尿病转归的预测指标。

【预后】

现阶段糖尿病无法完全治愈，患者需要终身治疗，包括口服用药治疗和注射胰岛素治疗等，患者经适当治疗后并在日常生活中注意饮食的调养，戒烟戒酒，预防各种感染以及适当体育运动增强体质后，血糖可控制在正常范围内，并能预防和延缓并发症的发生和发展，糖尿病并发的心脑血管疾病以及糖尿病肾病、肾衰竭是患者死亡的主要原因，重症感染、视网膜病变、神经病变也是致死、致残的重要因素。需要指出的是，近年来由于酮症酸中毒而死亡者明显减少。

二、糖尿病合并酮症酸中毒

【初诊依据】

（1）有糖尿病病史及急性感染、饮食失调、食糖过多、严重精神刺激、外伤、手术麻醉、停用或大剂量减少胰岛素史。

（2）糖尿病症状加重，极度疲乏无力，烦渴、多饮、多尿、恶心、呕吐、脱水征、嗜睡、呼吸深而大，呼气有酮味，血压下降，意识模糊，直至昏迷。

（3）血糖明显增高（>16.7～33.3mmol/L），血酮体升高，多在3mmol/L以上；尿糖、尿酮体检查强阳性，可有蛋白尿和管型尿。

（4）胸部X线检查有助于发现感染诱因。心电图检查可发现无痛性心肌梗死，并有助于监测血清钾。

【并发症】

（1）诱因：感染是本症的常见诱因，又可继发于本症，最常见的为泌尿道、上呼吸道感染。

（2）合并症：如严重感染、心肌梗死、休克、肾上腺皮质功能不全等。

（3）脑水肿：为本症严重并发症之一。

（4）心力衰竭：亦是本症常见并发症。

（5）肾功能不全：多因脱水，循环衰竭引起肾前性肾功能不全。

（6）血栓：老年伴高渗昏迷、严重脱水、休克患者，注意防治血栓。

【鉴别诊断】

（1）低血糖昏迷：本症起病急，有饥饿、多汗、震颤等交感神经兴奋等表现，皮肤苍白，湿而多冷汗，呼吸正常无气促。可急测血糖、血酮。如果备有微量血糖监测仪，于1～2分钟内即可明确有无低血糖。

（2）乳酸性酸中毒：当血浆乳酸>2mmol/L，乳酸及丙酮酸之比明显增高>（15：1），血 pH<7.35时可诊断为乳酸性酸中毒。测定血乳酸及丙酮酸浓度以协助诊断。

（3）其他原因引起的酮症酸中毒：有饥饿性或酒精性酮症酸中毒等，从病史、酒味等体征可鉴别。

（4）心、脑血管意外：查血糖、血酮及心电图、心肌酶、神经系统体征、头颅CT等进行鉴别。

（5）各种急腹症：酮症酸中毒时有腹痛者应注意除外各种急腹症，特别注意急性胰腺炎、胆囊炎、阑尾炎等并发症，从病史、体征及化验资料和动态随访观察中分析判断。

【诊疗处方】

（1）全科医学科护理常规（建立特别护理记录单）。

（2）一级护理。

（3）吸氧，2～4L/min。

（4）血常规，血脂，血糖，血钾、钠、氯化物，CO_2-CP，血气分析，肌酸激酶，乳酸脱氢酶，谷丙转氨酶，γ-谷氨酰转移酶，血酮体，血肌酐，血淀粉酶，CRP，PCT，肌钙蛋白，BNP，尿素氮，β-羟丁酸，抗-HIV，TPPA，HBsAg，抗-HCV，抗-HEV（IgG、IgM）。

（5）尿常规、尿糖、尿酮体、24h尿蛋白、尿蛋白/肌酐比值，粪常规。

（6）测血渗透压。

（7）胸部X线检查。

（8）心电图。

（9）腹部B超检查。

（10）病重或病危通知。

（11）观察意识、血压、脉搏、呼吸，q2h。

（12）监测血糖，q2h。

（13）复查血电解质，q4h～q6h。

（14）记24h出入量。

（15）0.9%氯化钠注射液2000ml静脉滴注（2～4h滴完）。

（16）10%氯化钾注射液加入上述液体中静脉滴注。

（17）0.9%氯化钠注射液50ml+普通胰岛素24U，持续静脉微量泵入（根据血糖调整速度）。

（18）5%葡萄糖注射液500ml+普通胰岛素6～12U，静脉滴注（血糖降至13.9mmol/L）。

（19）0.9%氯化钠注射液100ml+头孢唑林钠1.0g，静脉滴注，bid～tid。

（20）口腔护理，bid。

（21）眼科检查。

【注意事项】

（1）大量快速补液是抢救成功的关键，开始宜用0.9%氯化钠注射液，第一小时入液量可达1000ml以上，对老年及心功能不全者应在中心静脉压监护下调节输液量及速度。

（2）应用小剂量胰岛素静脉持续点滴治疗（0.1U/kg·h）后，应每2h监测血糖一次。当血糖降至14mmol/L以下，应改用5%葡萄糖注射液静脉滴注，胰岛素用量视血糖情况而定（每进2～4g葡萄糖补充1U胰岛素），以维持血糖在8～10mmol/L为佳，直至尿酮体转阴后，胰岛素即改为皮下注射。

（3）在补液及使用胰岛素后，需注意监测血钾，并及时补充。一般在血钾<5.2mmol/L，尿量>40ml/h时，即可常规补钾。停止输液则改为口服补钾，2～3g/d，连用5～7天。

（4）当pH<6.9时，应适当补碱，动态复查，直至上升到7.0以上。补碱过多、过快可产生不利影响，导致脑脊液反常性酸中毒加重，组织缺氧加重，血钾下降，反跳性碱中毒。

【诊疗新进展】

补液是糖尿病酮症酸中毒治疗的重要手段，在早期合理使用胰岛素是糖尿病酮症酸急救的关键。

【预后】

经过及时的抢救治疗，其预后多数良好，1型糖尿病酮症酸中毒要特别谨慎，要积极采取治疗措施。倘若并发肾衰、心衰或多系统多器官衰竭，其预后将根据衰竭器官数目而定，衰竭的器官数目愈多，预后愈不佳，如果酮症酸中毒不予及时治疗，其预后多数不良。

三、非酮症性糖尿病高渗性昏迷（高渗高血糖综合征）

【初诊依据】

（1）老年人多见，一般均为轻型糖尿病或无糖尿病病史的患者。

（2）诱因有感染、药物（噻嗪类利尿剂、糖皮质激素、苯妥英钠、氯丙嗪、甘露醇等）、手术、创伤、烧伤、血液透析或腹膜透析、进食大量糖类或静脉推注葡萄糖等。

（3）发病缓慢，从数日至数周，有食欲减退、恶心、呕吐、烦渴、多饮、多尿、严重失水、休克。

（4）精神神经症状明显，意识障碍、抽搐、昏迷、癫痫、偏瘫、失语、偏盲等。呼吸无特殊，但后期呼吸变浅，可有潮式呼吸。

（5）极度高血糖（33.3～66.8mmol/L），尿糖强阳性，尿酮体阴性或弱阳性，血酮体水平正常，血浆 CO_2-CP正常或轻度下降。

（6）血钠常增高（>155mmol/L）。

（7）血白细胞增多，血浆蛋白水平增高，血尿素氮水平增高。

【并发症】

容易并发脑血管意外、心肌梗死或肾功能不全等；败血症、肺炎等严重感染伴有毒血症、DIC等。治疗过程中应尽量防止低血糖、低血钾、脑水肿，以及转换皮下胰岛素治疗时高血糖的反复等并发症。

【鉴别诊断】

（1）低血糖昏迷：可急测血糖、血酮鉴别。

（2）乳酸性酸中毒：测血乳酸及丙酮酸浓度以协助鉴别。

（3）酮症酸中毒：病史、酒味等体征及丙酮酸浓度可鉴别。

（4）心、脑血管意外：查血糖、血酮及心电图、心肌酶、神经系统体征、头颅CT等进行鉴别。

【诊疗处方】

（1）全科医学科护理常规。

（2）一级护理。

（3）病重或病危通知。

（4）观察神志、瞳孔，q2h。

（5）监测血压、脉搏、呼吸，q2h。

（6）监测血糖，q2h。

（7）记24h出入量。

（8）血常规，血脂，空腹血糖，血浆渗透压，餐后2h血糖，糖化血红蛋白，肝、肾功能，血电解质，血 β_2-MG，血型（ABO+Rh），血交叉配合试验，HBsAg，HCV，抗-HIV，TPPA。

（9）尿常规，24h尿糖，24h尿蛋白，尿微量白蛋白，尿β$_2$-MG。

（10）粪常规。

（11）床边心电图。

（12）胰岛素释放试验，血清C肽及尿C肽测定。

（13）血清胰高血糖素测定，糖尿病自身抗体。

（14）24h内大量补液：0.9%氯化钠注射液6000 ~ 10000ml，静脉滴注。

（15）0.9%氯化钠注射液50ml+普通胰岛素24U，持续静脉微量泵入（6ml/h，根据监测血糖调整泵速）。

（16）补液同时补钾：10%氯化钾注射液加入上述液体中静脉滴注。

（17）血浆400ml，静脉滴注（休克时）。

（18）5%葡萄糖注射液500ml+普通胰岛素6 ~ 12U，静脉滴注（血糖降至16.7mmol/L）。

（19）监测血糖，q2h。

（20）甘露醇注射液125ml，静脉滴注（必要时）。

（21）口腔护理，bid。

（22）胰岛素个体化治疗

（23）胸部X线检查。

（24）腹部B超。

（25）肌电图、诱发电位。

（26）头颅CT或MRI（必要时）。

（27）眼科检查。

【注意事项】

（1）患者渗透压明显增高而无休克者，可静脉滴注0.45% ~ 0.6%氯化钠溶液；有休克者，宜静脉滴注0.9%氯化钠注射液，以便较快扩张微循环和补充血容量。

（2）治疗初期可快速静脉滴注0.9%氯化钠注射液1000 ~ 2000ml，继以每2 ~ 4h补液1000ml。过多过快易诱发脑水肿、肺水肿。

（3）如血浆渗透压>350mmol/L，血钠>155mmol/L，宜补低渗液。循环衰竭，开始静脉滴注0.9%氯化钠注射液2000ml，必要时输血及白蛋白以扩充血容量。补液量最初2h可补2000ml，继之每2～4h补1000ml，直至血压回升，颈静脉充盈，尿量>30ml/h，补液量及速度须根据血压、神志、心率、尿量、血浆渗透压、血糖及年龄、心肺功能而定，防止过快、过多而引起脑水肿及肺水肿。

（4）一般不用补碱，但当合并严重酸中毒、pH<6.9时，可补5%碳酸氢钠150ml，但应先稀释成1.15%等渗液再补充。

（5）补液及胰岛素治疗应个体化；尽早缓解高钠、高糖状态；保护重要脏器功能，预防致命性并发症；重视监护及综合治疗。但要注意高血糖是维护患者血容量的重要因素，如血糖迅速降低而补液不足，将导致血容量和血压进一步下降。

【诊疗新进展】

临床特点：①多见于老年人2型糖尿病患者，也可见于1型糖尿病。②约50%患者于发病前无糖尿病病史，或仅有轻度症状，起病隐匿易受其他并发症掩盖；30%患者有心脏病史，90%患者有肾脏病史。对中老年患者有显著精神障碍和严重脱水而无明显深快呼吸时应想到本病。③有严重失水、高血糖、高渗透压，无酮症酸中毒；伴有不同程度的神经精神症状、脑血管意外、肾功能不全等特征。④血糖≥33.3mmol/L。血酮正常或轻度升高，尿酮阴性或弱阳性。⑤血浆有效渗透压≥320mmol/L（血浆渗透压≥350mmol/L）。⑥血清HCO_3^-≥15mmol/L或动脉血气检查pH≥7.3。

【预后】

本症预后不佳，病死率较高，死亡主要为伴随感染、休克、消化道出血、脑血管意外、败血症、肾功能不全等。老年糖尿病患者并发高渗性昏迷者病死率为50%～69.1%，误诊病死率更高（72.9%），因为诊断的延误常导致错误的治疗，从而加重病情。

第八章　泌尿系统疾病

第一节　原发性肾小球疾病

一、急性肾小球肾炎

【初诊依据】

（1）起病急，起病前1～3周多有呼吸道或皮肤感染、猩红热等先驱感染。部分患者在感染1～4周后发病，预后良好，病程在1年以内。

（2）肉眼血尿、管型尿、蛋白尿，可有高血压、短期氮质血症，少数患者兼有肾病综合征表现，且伴有高血压、肾功能衰竭。

（3）B超示双肾增大。

（4）蛋白尿，早期见红、白细胞增多及颗粒管型或蜡样管型，尿比重多在1.120～1.320。

（5）血沉增快，血补体C_3降低，8周内恢复正常。轻度贫血，血清白蛋白浓度轻度下降，血中总补体及C_3明显降低。

（6）发病早期大部分患者有低补体血症及血清抗"O"滴度升高。

（7）肾活检示肾小球内皮细胞增生、肿胀。

（8）排除热性蛋白尿、慢性肾小球肾炎急性发作、急性风湿病、过敏性紫癜性肾炎、狼疮性肾炎。

（9）眼底、心电图、胸部X线检查，必要时行肾穿活检。

【并发症】

可并发全身衰竭、肾功能衰竭等，救治不当可导致死亡。

【鉴别诊断】

（1）其他肾小球肾炎所表现的急性肾炎综合征：无论是原发或继发肾小球肾炎，在上呼吸道感染后都可诱发其活动性，出现急性肾炎综合征的症状，应与链球菌感染后的肾小球肾炎鉴别。非链球菌感染后的肾小球肾炎包括感染后心内膜炎、分流性肾炎、败血症、肺炎球菌性肺炎、伤寒、二期梅毒、脑膜炎球菌血症，病毒和寄生虫感染后肾小球肾炎。继发性者包括多系统疾病，如系统性红斑狼疮、血管炎、过敏性紫癜等。可呈现急性肾炎综合征特征的非原发性肾小球疾病主要包括血栓性血小板减少性紫癜、溶血性尿毒综合征、动脉硬化栓塞性肾病和急性过敏性间质性肾炎。继发性者常有其他系统症状，有疑难时可做肾组织活检，可助诊断。

（2）少数链球菌感染后肾小球肾炎：表现为肾病综合征，应与其他肾病综合征鉴别。

（3）急进性肾小球肾炎：急进性肾小球肾炎起病常和急性肾小球肾炎相似，做肾活检以明确诊断。

【诊疗处方】

（1）全科医学科护理常规。

（2）二级或一级护理。

（3）低蛋白、低盐（3g/d以下）普食。

（4）绝对卧床休息。

（5）测血压，tid。

（6）血常规，血沉，抗"O"，肝、肾功能，血清钾、钠、氯，内生肌酐清除率，血脂，CRP、IgG、IgM、IgA、循环免疫复合物、C_3、C_4、抗核抗体、抗DNA抗体、凝血酶原时间、抗-HIV，TPPA，HBsAg，抗-HCV，抗-HEV（IgG、IgM）。

（7）尿常规，粪常规，24h尿蛋白定量，尿渗透压，尿红细胞形态，尿蛋白电泳、尿N-乙酰-β-D-氨基葡萄糖苷酶（NAG）、尿肌酐、尿浓缩稀释功能。

（8）眼底检查。

（9）双肾B超，胸部X线检查，心电图检查，核素肾图，肾活检（必要时）。

（10）氢氯噻嗪25mg，口服，tid。

（11）硝苯地平10～20mg，口服，tid。

（12）维生素C 0.1g，口服，tid。

（13）0.9%氯化钠注射液100ml+头孢地嗪1.0g，静脉滴注，bid（现症感染时）。

（14）中医治疗。

【转诊】

出现重度水肿、心功能不全症状、少尿或无尿、严重高血压者。

【注意事项】

（1）卧床休息至肉眼血尿消失，利尿消肿，高血压和氮质血症恢复正常后，可起床逐步增加活动，3个月内避免体力劳动。定期检查尿常规，直至完全正常。

（2）饮食的控制主要根据水肿、高血压及肾功能损害而定，有明显水肿、高血压时，食盐以1~2g/d为限。严重水肿或无尿时，则应限制水分摄入。

（3）控制心力衰竭，可用酚妥拉明或硝普钠静脉滴注，不常规使用洋地黄类药物，限制水、钠摄入，利尿降压，以矫正水、钠潴留。经保守治疗仍难控制的循环充血状态，可用腹膜透析或血液透析治疗。

（4）不宜用糖皮质激素、细胞毒药物。降压速度不应过快、过低，控制于（125~130）/（80~85）mmHg即可。

【诊疗新进展】

急性肾小球肾炎治疗以对症治疗为主，主要环节为防治水、钠潴留，控制循环血容量，从而达到减轻症状（水肿、高血压），预防严重合并症（心功能不全、脑病、急性肾功能不全），保护肾功能，促进病肾组织学及功能的修复。

【预后】

绝大多数患者于1~4周内出现利尿、消肿、降压，尿常规常随之好转。血补体C_3在8周内恢复正常，肾脏病理检查大部分恢复正常或仅遗留系膜细胞增生。但少量镜下血尿及微量尿蛋白，有时可迁移半年至一年才消失。仅有不到1%的患者可因急性肾损伤救治不当死亡，且多为高龄患者。本病多数患者预后良好，可完全治愈，6%～18%患者遗留尿常规和（或）高血压而转为"慢性"，或于"临床痊愈"后又出现肾小球肾炎表现。一般认为老年患者，有持续性高血压、大量蛋白尿或肾功能不全者，预后可能较差；散发者较流行者，预后差；肾活检患者组织增生病变重，伴有较多新月体形成者，预后差。

二、原发性肾病综合征

【初诊依据】

（1）明显水肿。

（2）大量蛋白尿，24h尿蛋白>3.5g。

（3）低蛋白血症，血浆白蛋白<30g/L。

（4）高胆固醇血症。

（5）无持续性高血压，离心尿红细胞<10个/HP，无持续性氮质血症或肾功能减退。

（6）排除继发性肾病综合征，如狼疮性肾炎、紫癜性肾炎、糖尿病肾病、肾淀粉样变性。

（7）病理分型：微小病变型肾病，局灶-节段性病变，弥漫性肾小球肾炎，IgA肾病，未分类的其他肾小球肾炎。

【并发症】

（1）感染：细菌感染是肾病综合征患者的主要死因之一，严重的感染主要发生在儿童和老人，成年人亦不少见。临床上常见的感染有原发性腹膜炎、蜂窝织炎、呼吸道感染和泌尿道感染等。

（2）高凝状态和静脉血栓形成：明确诊断需做肾静脉造影、肺动脉造影等，超声、CT、MRI等有助于诊断。

（3）急性肾损伤：急性肾损伤为肾病综合征最严重的并发症。

（4）肾小管功能减退：肾病综合征的肾小管功能减退，以儿童多见。出现多种肾小管功能缺陷者，常提示预后不良。

（5）钙代谢异常：肾病综合征常表现有低钙血症。

（6）内分泌及代谢异常、电解质紊乱。

【鉴别诊断】

　　肾病综合征诊断成立后，应鉴别是原发性还是继发性的；两种病因各异，治疗方法不一，一般需先排除继发性才能考虑原发性。继发性肾病综合征常伴有全身症状、血沉增快、血IgG增高、血清蛋白电泳 γ 球蛋白增多、血清补体下降等表现。肾组织检查有助对病理类型诊断。

【诊疗处方】

　　1. 微小病变性肾小球病

　　（1）全科医学科护理常规。

　　（2）二级或一级护理。

　　（3）监测血压，tid。

　　（4）低盐、低脂、优质蛋白饮食。

　　（5）血常规，肝、肾功能，内生肌酐清除率，血电解质，血脂，血脂蛋白成分分析，血糖，血沉，IgG、IgM、IgA、循环免疫复合物，蛋白电泳，总补体溶血活性、C_3、C_4、ENA谱，凝血四项（PT+APTT+TT+FIB），乙肝五项（HBsAg、抗HBs、HBeAg、抗HBe、抗HBc）、丙肝抗体，AFP，CEA，CA19-9，抗-HIV，TPPA。

　　（6）粪常规，尿常规、24h尿蛋白定量、尿蛋白电泳、尿红细胞相差显微镜检、NAG、尿肌酐、尿比重、尿渗透压、尿酸化功能、尿 β_2-MG、尿 C_3、尿溶菌酶、尿纤维蛋白降解产物。

　　（7）胸、腹部X线检查。

　　（8）心电图，超声心动图。

　　（9）双肾B超，肾SPECT。

　　（10）肾穿刺活检。

　　（11）低分子肝素钙5000U，皮下注射，qd；或5%葡萄糖注射液500ml+肝素100mg，静脉滴注，qd。

　　（12）贝那普利10~20mg，口服，qd；或氯沙坦10~100mg，口服，qd（维持量50mg，qd）。

　　（13）氢氯噻嗪25mg，口服，tid；或呋塞米20~40mg，

口服，tid。

（14）金施尔康1片，口服，qd。

（15）泼尼松60mg［1mg/（kg·d）］，口服，qd（晨顿服）；或泼尼松龙60mg［0.8mg/（kg·d）］，口服，qd。

（16）雷公藤多苷20mg，口服，tid。

（17）双嘧达莫100mg，口服，tid。

（18）辛伐他汀20mg，口服，qd。

（19）血浆200ml，静脉滴注；或人血白蛋白10g，静脉滴注（必要时）。

（20）细胞毒类免疫抑制剂，如环磷酰胺$0.5 \sim 0.75g/m^2$，1次/月，总量不超过$10 \sim 12g$；环孢素A $3 \sim 5mg/$（kg·d），bid等。

2. 局灶节段性肾小球硬化

（1）全科医学科护理常规。

（2）二级或一级护理。

（3）监测血压，tid。

（4）低盐、低脂、优质蛋白饮食。

（5）血常规，肝、肾功能，内生肌酐清除率，血电解质，血脂，血糖，血脂蛋白成分分析，血沉，IgG、IgM、IgA、循环免疫复合物，蛋白电泳，总补体溶血活性、C_3、C_4、ENA谱，凝血四项（PT+APTT+TT+FIB），乙肝五项、丙肝抗体、AFP、CEA、CA19-9、抗-HIV、TPPA。

（6）粪常规，尿常规，24h尿蛋白定量、尿蛋白电泳、尿红细胞相差显微镜检、NAG、尿肌酐、尿比重、尿渗透压、尿酸化功能、尿β_2-MG、尿C_3、尿溶菌酶、尿纤维蛋白降解产物。

（7）胸、腹部X线检查。

（8）肾穿刺活检。

（9）心电图，超声心动图。

（10）双肾彩超，肾SPECT。

（11）低分子肝素钙5000U，皮下注射，qd。

（12）血浆200ml，静脉滴注；或人血白蛋白10g，静脉滴注（必要时）。

（13）氯沙坦50mg，口服，qd。

（14）氢氯噻嗪25mg，口服，tid。

（15）金施尔康1片，口服，qd。

（16）泼尼松60~80mg［儿童1mg/（kg·d）］，口服，qd（晨起顿服）。

（17）雷公藤多苷20mg，口服，tid。

（18）环磷酰胺50mg，口服，bid（必要时）。

（19）吗替麦考酚酯1.5~2.0g，口服，bid（空腹服）。

（20）双嘧达莫100mg，口服，tid。

（21）辛伐他汀20mg，口服，qd。

3. 系膜增生性肾炎

（1）全科医学科护理常规。

（2）二级或一级护理。

（3）低盐、低脂、优质蛋白饮食。

（4）肾穿刺活检。

（5）血常规，肝、肾功能，内生肌酐清除率，血电解质，血糖，血脂，血脂蛋白成分分析，血沉，IgG、IgM、IgA、循环免疫复合物，蛋白电泳，总补体溶血活性、C_3、C_4、ENA谱，凝血四项（PT+APTT+TT+FIB），乙肝五项、丙肝抗体，肿瘤标记物，抗-HIV，TPPA，血PLA2R，血THSD7A。

（6）粪常规，尿常规、24h尿蛋白定量、尿蛋白电泳、尿红细胞相差显微镜检、NAG、尿肌酐、尿比重、尿渗透压、尿酸化功能、尿 β_2-MG、尿C_3、尿溶菌酶、尿纤维蛋白降解产物。

（7）胸、腹部X线检查。

（8）心电图，超声心动图。

（9）双肾彩超，肾SPECT。

（10）监测血压，tid。

（11）5%葡萄糖注射液500ml+肝素100mg，静脉滴注，

qd。

（12）人血白蛋白10g，静脉滴注，（必要时）。

（13）卡托普利25mg，口服，tid（饭前服用）。

（14）氢氯噻嗪25mg，口服，tid。

（15）泼尼松60mg，口服，qd（晨起顿服）；或泼尼松龙60mg，qd（晨起顿服）。

（16）雷公藤多苷20mg，口服，tid（必要时）。

（17）环磷酰胺50mg，口服，bid（必要时）。

（18）环孢素4~5mg/（kg·d），口服，bid。

（19）双嘧达莫100mg，口服，tid。

（20）辛伐他汀20mg，口服，qd。

4. 膜性肾病

（1）全科医学科护理常规。

（2）二级或一级护理。

（3）肾穿刺活检。

（4）低盐优质蛋白饮食。

（5）血常规，肝、肾功能，内生肌酐清除率，血电解质，血脂，血脂蛋白成分分析，血糖，血沉，蛋白电泳，IgG、IgM、IgA，循环免疫复合物，总补体溶血活性、C_3、C_4、ENA谱，凝血四项（PT+APTT+TT+FIB），乙肝五项、丙肝抗体，肿瘤标记物，抗-HIV，TPPA，血清PLA2R、THSD7A抗体测定。

（6）粪常规、尿常规、24h尿蛋白定量、尿蛋白电泳、尿红细胞相差显微镜检、NAG、尿肌酐、尿比重、尿渗透压、尿酸化功能、尿β_2-MG、尿C_3、尿溶菌酶、尿纤维蛋白降解产物、血、尿轻链蛋白检测，血清蛋白电泳，免疫固定电泳。

（7）胸、腹部X线检查。

（8）胃肠钡餐，胃肠内镜。

（9）心电图，超声心动图。

（10）双肾彩超，肾SPECT。

（11）肾穿刺活检。

（12）监测血压，tid

（13）低分子肝素钙5000U，皮下注射，qd；或5%葡萄糖注射液500ml+肝素100mg，静脉滴注，qd。

（14）人血白蛋白10g，静脉滴注，qd。

（15）氯沙坦50mg，口服，qd。

（16）氢氯噻嗪25mg，口服，tid。

（17）泼尼松60mg，口服，qd（晨起顿服）。

（18）雷公藤多苷20mg，口服，tid（必要时）。

（19）环磷酰胺50mg，口服，bid（必要时）。

（20）环孢素4~5mg/（kg·d），口服，bid（必要时）。

（21）双嘧达莫100mg，口服，tid。

（22）辛伐他汀20mg，口服，qd。

5. 系膜毛细血管性肾炎

（1）全科医学科护理常规。

（2）二级或一级护理。

（3）低盐优质蛋白饮食。

（4）肾穿刺活检。

（5）血常规，肝、肾功能，内生肌酐清除率，血电解质，血脂，血脂蛋白成分分析，血糖，血沉，蛋白电泳，IgG、IgM、IgA，循环免疫复合物，总补体溶血活性、C_3、C_4、ENA谱，凝血四项（PT+APTT+TT+FIB），乙肝五项、丙肝抗体，肿瘤标记物，抗核抗体、抗中性粒细胞胞浆抗体，抗-HIV，TPPA。

（6）粪常规，尿常规、24h尿蛋白定量、尿蛋白电泳、尿红细胞相差显微镜检、NAG、尿肌酐、尿比重、尿渗透压、尿酸化功能、尿 $β_2$-MG、尿 C_3、尿溶菌酶、尿纤维蛋白降解产物。

（7）胸、腹部X线检查。

（8）心电图，超声心动图。

（9）双肾彩超，肾SPECT。

（10）监测血压，tid。

（11）低分子肝素钙5000U，皮下注射，qd；或5%葡萄糖注射液500ml+肝素100mg，静脉滴注，qd（必要时）。

（12）血浆200ml，静脉滴注；或人血白蛋白10g，静脉滴注（必要时）。

（13）卡托普利25mg，口服，tid（饭前服用）。

（14）氢氯噻嗪25mg，口服，tid。

（15）泼尼松60mg，口服，qd（晨起顿服）。

（16）雷公藤多苷20mg，口服，tid（必要时）。

（17）环磷酰胺50mg，口服，bid；或0.9%氯化钠注射液250ml+环磷酰胺200mg，静脉滴注，1次/周（必要时）。

（18）环孢素4～5mg/（kg·d），bid；或吗替麦考酚酯0.75g，口服，bid（必要时空腹服用）。

（19）双嘧达莫100mg，口服，tid。

（20）辛伐他汀20mg，口服，qd。

【注意事项】

（1）单用糖皮质激素4周后反应不敏感者，加用环磷酰胺或环孢素或吗替麦考酚酯等免疫抑制剂，但应监测血药浓度、警惕肝、肾、骨髓毒性。

（2）泼尼松治疗反应不佳，或有肝损害者，可改用泼尼松龙。

（3）除合并氮质血症外，早期可适当提高蛋白摄入（成人60～100g，qd），同时供给足够热量（160～210J/kg）。

（4）血管紧张素转化酶抑制剂（ACEI）或血管紧张素Ⅱ受体拮抗剂（ARB）对严重蛋白尿患者，无论有无高血压均可长期使用，可减少蛋白尿、延缓肾脏病变进展。

（5）并发急性肾损伤、冠心病时，按有关原则处理。

（6）局灶节段性肾小球硬化对糖皮质激素疗效较差。

（7）膜性肾病可继发于乙型病毒性肝炎相关性肾病、肿瘤、狼疮性肾炎、梅毒、海洛因中毒、青霉胺中毒等，故应鉴别。

（8）膜性肾病根据电镜病理改变分为Ⅰ、Ⅱ、Ⅲ、Ⅳ期。一般膜性肾病单用糖皮质酸素疗效不佳，应用ACEI或ARB

3～6个月仍无缓解者，需加用免疫抑制剂。

（9）系膜毛细血管性肾炎对糖皮质激素、细胞毒药物治疗反应差，预后不佳。

【预后】

肾病综合征预后的个体差异很大。决定预后的主要因素包括：①病理类型：一般来说，微小病变型肾病和轻度系膜增生性肾小球肾炎的预后好。早期膜性肾病有较高的治疗缓解率，晚期虽难以达到治疗缓解，但病情多数进展缓慢，发生肾功能不全较晚。系膜毛细血管性肾小球肾炎及重度系膜增生性肾小球肾炎疗效不佳，预后差，较快进入慢性肾功能不全。对局灶节段性肾小球硬化影响预后的最主要因素是尿蛋白程度和对治疗的反应。②临床因素：大量蛋白尿、高血压和高脂血症均可促进肾小球硬化，若上述因素长期得不到控制，则成为预后不良的重要因素。③存在反复感染、血栓栓塞并发症者，常影响预后。

三、原发性慢性肾小球肾炎

【初诊依据】

（1）起病缓慢，隐匿，病程迁延，临床表现轻重不等。逐渐出现贫血、电解质紊乱、肾病综合征等。可有水肿、高血压、蛋白尿、血尿、管型尿等。

（2）病程持续1年以上，排除继发性肾小球肾炎、恶性高血压、慢性肾盂肾炎、继发性肾小球肾炎、结缔组织病。

（3）病理可呈系膜增生性、系膜毛细血管性、膜性、局灶节段性、增生硬化性等改变。

【并发症】

可并发肾性贫血、肾性高血压、肾功能不全等。

【鉴别诊断】

需与慢性肾盂肾炎、慢性肾间质肾炎、狼疮性肾炎，遗传性肾炎、过敏性紫癜性肾炎、糖尿病肾小球硬化症、痛风肾、多发性骨髓瘤肾损害、肾淀粉样变等疾病相鉴别。

【诊疗处方】

（1）全科医学科护理常规。

（2）二级护理（卧床休息）。

（3）低盐优质蛋白饮食。

（4）肾穿刺活检。

（5）血常规，肝、肾功能，血电解质，血糖，血脂，血脂蛋白成分分析，蛋白电泳，内生肌酐清除率，IgG、IgM、IgA、循环免疫复合物，总补体溶血活性、C_3、C_4，乙肝五项、丙肝抗体，凝血四项（PT+APTT+TT+FIB），抗-HIV，TPPA。

（6）粪常规，尿常规、尿红细胞相差显微镜检、尿 β_2-MG、尿 C_3、尿溶菌酶、尿纤维蛋白降解产物、NAG、尿蛋白电泳、尿肌酐、尿比重、尿渗透压、尿酸化功能、尿浓缩稀释功能、24h尿蛋白定量。

（7）胸部X线检查。

（8）心电图，超声心动图。

（9）双肾彩超，肾SPECT。

（10）监测血压，tid。

（11）贝那普利10～20mg，口服，qd；或依那普利10mg，口服，qd；或氯沙坦50～100mg，口服，qd；或氨氯地平5mg，口服，qd。

（12）氢氯噻嗪25mg，口服，bid～tid。

（13）雷公藤多苷20mg，口服，tid。

（14）双嘧达莫100mg，口服，tid（饭前1小时服）。

（15）肾炎康复片5片，口服，tid。

【转诊】

（1）血压水平达3级或降压治疗1～2个月，血压控制不达标。

（2）合并高血压靶器官损害。

（3）出现肾功能持续恶化。

（4）需血液透析治疗。

【注意事项】

（1）行肾活组织检查的指标：①蛋白尿及（或）血尿持续

1年以上；②第一次出现肾功能减退而肾脏体积无明显缩小；③虽经积极治疗，但蛋白尿、血尿无明显好转；④中、重度肾实质性高血压，难以控制或近期血肌酐有升高者；⑤疑有继发性肾小球病变者。

（2）内生肌酐清除率低于30ml/min时，利尿剂宜选呋塞米（20～40mg，tid）。

（3）应用ACEI、ARB等降压药时需警惕其致肾功能恶化、高钾血症。如合并感染、高脂血症、高尿酸血症，应予以相应对症处理，应避免使用肾毒性药物。

（4）积极控制高血压，限制食物中的蛋白质和磷，抗血小板聚集，慎用激素和细胞毒药物，避免加重肾损害的因素。

【预后】

慢性肾炎病情迁延，病变均为缓慢进展，最终进展至慢性肾功能不全。病变进展速度个体差异很大，肾脏病理类型为重要因素，但也与是否重视保护肾脏、治疗是否恰当及是否避免恶化因素有关。

第二节　继发性肾病

一、糖尿病肾病

【初诊依据】

（1）较长期的糖尿病病史，伴眼底改变。

（2）蛋白电泳显示 α_2 球蛋白升高，α_1、γ - 球蛋白正常。

（3）早期肾小球滤过率增加，以后出现微蛋白尿（30～300mg/24h），蛋白尿（>0.5g/24h），或肾病综合征。常伴有高血压，晚期可出现肾功能不全。

（4）肾活检示糖尿病性肾病改变有助确诊。

【并发症】

部分糖尿病肾病患者会出现肾病综合征。肾功能不全是糖尿病肾病的最后阶段。

【鉴别诊断】

（1）功能性蛋白尿：剧烈运动、发热、原发性高血压、心功能不全均可引起尿蛋白增加。可通过详细询问病史，观察临床表现、实验室检查及其他相关检查，协助鉴别。

（2）肾盂肾炎：糖尿病容易发生肾盂肾炎。肾盂肾炎急性发作常有发热、腰痛、尿频、尿急、尿痛等症状，尿常规检查以白细胞数增多为主，血常规白细胞计数升高。糖尿病肾病无尿道刺激征。

（3）坏死性肾乳头炎：常有肾绞痛、血尿，严重者有脓血症、急性肾功能不全。糖尿病肾病以蛋白尿为主，极少有血尿、脓尿。

（4）肾动脉和肾小动脉硬化症：肾组织活检可鉴别。

（5）系膜增生性肾炎和膜性肾病：肾活检可助鉴别。

【诊疗处方】

（1）全科医学科护理常规。

（2）二级或一级护理。

（3）糖尿病饮食。

（4）双肾彩超。

（5）血常规，肝、肾功能，血电解质，空腹血糖、餐后2h血糖，糖化血红蛋白、胰岛素释放试验，IgG、IgM、IgA、循环免疫复合物，总补体溶血活性、C_3、C_4，血脂、血脂蛋白成分分析，血β_2-MG，蛋白电泳，凝血四项（PT+APTT+TT+FIB），内生肌酐清除率，HBsAg、HCV、抗-HIV，TPPA。

（6）粪常规，尿常规、24h尿蛋白定量、尿蛋白电泳、尿β_2-MG、尿C_3、尿溶菌酶、尿纤维蛋白降解产物、NAG、尿肌酐、尿白蛋白排泄率、尿比重、尿渗透压。

（7）胸部X线检查。

（8）心电图、超声心动图。

（9）肾SPECT。

（10）眼底检查。

（11）脑血流图。

（12）肾活检（必要时）。

（13）监测血压，tid

（14）贝那普利5～10mg，口服，qd；或氯沙坦50～100mg，口服，qd。

（15）甲苯磺丁脲0.5g，口服，tid；或格列本脲2.5mg，口服，tid；或格列齐特80mg，口服，bid。

（16）微粒化非诺贝特0.1g，口服，qd。

（17）辛伐他汀10～20mg，口服，qd。

（18）阿卡波糖50mg，口服，tid（饭前服用）。

（19）生物合成人胰岛素注射液（剂量根据血糖情况调整），皮下注射。

【注意事项】

（1）本病常见于患糖尿病10～20年间，糖尿病5年内出现肾功能损害一般不考虑糖尿病性肾病。糖尿病肾损害的发生发展可分5期：①Ⅰ期：为糖尿病初期，肾体积增大，肾小球滤过率升高，肾小球内压增加；②Ⅱ期：肾小球毛细血管基底膜增厚，尿白蛋白排泄率多数在正常范围；③Ⅲ期：早期肾病，出现微量白蛋白尿；④Ⅳ期：临床肾病，尿蛋白逐渐增多，肾小球滤过率下降，可伴有浮肿和高血压，肾功能逐渐减退；⑤Ⅴ期：尿毒症，多数肾单位闭锁，尿白蛋白排泄率（UAER）降低，血肌酐、尿素氮升高，血压升高。

（2）血尿轻微，如较多异形红细胞则考虑合并其他肾小球疾病。如患者出现急性肾损伤则考虑合并其他肾病可能。

（3）糖尿病性肾病血压升高达80%，如显性糖尿病性肾病时血压仍正常，考虑糖尿病合并其他肾小球疾病。

（4）糖尿病肾病患者的高血压一般出现较晚，多数出现于尿蛋白阳性数年后，血压升高的幅度也一般较轻，多数以舒张压升高为主。

（5）1型糖尿病患者首选ACEI，2型糖尿病患者首选ARB类；肾功能不全时常需2～3种降压药联用，一般可加用钙通道阻滞剂（CCB）；血压仍难控制时，可加用α受体拮抗剂或

β受体拮抗剂。

（6）单纯肾移植效果较差，可实施胰、肾联合移植。

【诊疗新进展】

血液CRP和糖化血红蛋白（HbA1C）、尿微量白蛋白肌酐（ACR）比值对糖尿病早期肾损伤的敏感性高，为糖尿病性肾病早期及时诊断提供更为方便可靠的重要指标。

【预后】

影响糖尿病肾病预后的因素主要包括糖尿病类型、蛋白尿程度、肾功能、高脂血症、高血压、动脉粥样硬化等病变的严重性。糖尿病肾病通常预后不佳。

二、狼疮性肾炎

【初诊依据】

（1）狼疮细胞阳性，或抗双链DNA抗体或抗SM抗体阳性或梅毒血清试验假阳性，抗核抗体阳性。

（2）临床表现除肾炎或肾病综合征外，常伴有其他系统的损害（如关节痛、发热、面部蝶形红斑、肝脏和心血管病变的症状和体征）。

（3）溶血性贫血伴网织红细胞增多，血浆球蛋白IgG增高，蛋白电泳γ-球蛋白升高；血清抗核抗体阳性和C_3值下降，血小板计数$<100 \times 10^9/L$。

（4）皮肤狼疮带试验阳性。

【并发症】

常见的并发症有高血压、高脂血症、糖尿病。免疫抑制剂治疗可产生三大并发症，即感染恶性肿瘤及不育。长期用强的松治疗可产生各项并发症，如对骨代谢的影响等，应改用其他免疫抑制剂替代治疗。

【鉴别诊断】

本病需注意与慢性活动性肝炎、原发性肾小球疾病、痛风、感染性心内膜炎、特发性血小板减少性紫癜、癫痫、混合性结缔组织病等相鉴别；发热应与并发感染相鉴别。

【诊疗处方】

（1）全科医学科护理常规。

（2）二级或一级护理。

（3）低盐、优质蛋白饮食。

（4）皮肤狼疮带试验。

（5）血常规，网织红细胞计数，游离血红蛋白，肝、肾功能，心肌酶谱，血电解质，血糖，血脂，血脂蛋白成分分析，IgG、IgM、IgA、循环免疫复合物，总补体溶血活性、C_3、C_4，蛋白电泳，乙肝五项、丙肝抗体，凝血四项（PT+APTT+TT+FIB），内生肌酐清除率，血沉、抗"O"试验、类风湿因子，Coombs试验、抗核抗体、酸性核蛋白抗体、抗DNA抗体、抗中性粒细胞胞浆抗体，血找狼疮细胞，抗–HIV，TPPA。

（6）尿常规、尿 β_2-MG、尿 C_3、尿溶菌酶、尿纤维蛋白降解产物、NAG、24h尿蛋白定量、尿蛋白电泳、尿白蛋白排泄率、尿比重、尿渗透压、中段尿培养。

（7）粪常规+隐血试验。

（8）双肾检查彩超。

（9）胸部X线。

（10）肾SPECT，肾穿刺活检。

（11）心电图，超声心动图。

（12）头颅CT。

（13）脑电图。

（14）监测血压，tid。

（15）低分子肝素钙5000U，皮下注射，qd；或5%葡萄糖注射液500ml+肝素100mg，静脉滴注，qd。

（16）0.9%氯化钠注射液500ml+环磷酰胺0.5～1.0g，静脉滴注（4周一次，6次为1个疗程）。

（17）输血浆、行血浆置换［50ml/（kg·d），3～5次为1个疗程］或免疫吸附（6次为1个疗程）治疗。

（18）泼尼松60mg，口服，qd（晨起顿服）；或泼尼松龙60mg，口服，qd（晨起顿服）。

（19）雷公藤多苷 20mg，口服，tid。

（20）双嘧达莫 100mg，口服，tid。

（21）环孢素 4～5mg/（kg·d），口服，bid；或吗替麦考酚酯 1.5～2.0g，口服，bid（必要时，空腹服）。

【注意事项】

（1）狼疮性肾炎（LN）是系统性红斑狼疮（SLE）最常见的内脏损害和重要死亡原因。狼疮性肾炎的治疗为综合性的，根据病变的不同程度选用不同的治疗方案。治疗应个体化，早期治疗及正确用药是取得较好疗效的关键。

（2）发热应与并发感染相鉴别，合并严重感染或血白细胞明显低下者，可予丙种球蛋白 0.3～0.5g/（kg·d），静脉滴注 3～5 天。

（3）应避免接触诱发狼疮性肾炎的诱因，如紫外线、青霉素、磺胺类药物、避孕药、预防接种等。

【诊疗新进展】

感染、重度贫血、低蛋白血症、狼疮中度以上活动、高脂血症是 LN 患者肾功能快速进展的影响因素，其中感染、低蛋白血症、狼疮中度以上活动为 LN 患者肾功能快速进展的危险因素。对于近期肾功能快速进展的 LN 患者，应积极纠正其危险因素，以改善患者的预后，提高生活质量。

【预后】

狼疮性肾炎治疗后虽能缓解，但易反复，且有病情逐渐加重的趋势。近年来由于对狼疮性肾炎诊断水平的不断提高，轻型病例的早期发现以及糖皮质激素和细胞毒药物的合理应用，预后有明显改善，狼疮性肾炎患者 10 年存活率已提高到 80%～90%。

第三节　尿路感染性疾病

一、尿路感染

【初诊依据】

（1）尿频、尿急、尿痛。上尿路感染时，常出现寒战、发热、腰痛。

（2）白细胞尿或脓尿、血尿，离心尿沉渣革兰染色找细菌，细菌计数≥1个/油镜视野，结合临床症状可以确诊。

（3）中段尿细菌培养，菌落计数≥10^5/ml，两次培养出的菌种相同。

【并发症】

可合并尿路结石、尿道综合征、膀胱输尿管反流、肾功能不全、尿毒症等。

【鉴别诊断】

仅有高热而尿路症状不明显者，应与各种发热性疾病相鉴别。腹痛、腰痛明显者，要与胆囊炎、阑尾炎、盆腔炎、肾周脓肿等鉴别。

【诊疗处方】

（1）全科医学科护理常规。

（2）三级或二级护理。

（3）普通饮食（多饮水）。

（4）血常规，血糖，肝、肾功能，HBsAg，HCV，抗-HIV，TPPA。

（5）尿常规，中段尿培养+菌落计数+药敏3次以上。

（6）粪常规。

（7）胸部X线检查。

（8）心电图。

（9）泌尿系彩超。

（10）静脉肾盂造影、逆行尿路造影、排尿期膀胱输尿管反流造影（必要时）。

（11）复方新诺明4片，口服，bid；或诺氟沙星0.1g，口服，tid；或阿莫西林0.5g，口服，qid（症状较重可改为静脉用药）。

（12）碳酸氢钠1.0g，口服，tid。

【注意事项】

（1）尿道炎可累及腹股沟淋巴结及男性附睾。慢性肾盂肾炎病程较隐匿、不典型，常伴血压升高，可出现尿浓缩功能损害、肾小管性酸中毒、肾小球功能损害、尿毒症，注意无症状细菌尿。

（2）根据药敏结果视情况选用敏感抗生素，或二联、三联用药。对反复发作者予长程抑菌疗法。经6周积极抗感染治疗无效，或复发频繁者，可选用单种抗生素口服90天以上，每晚睡前服药1次，剂量为常规每日剂量的1/3～1/2；亦可选用2种以上抗生素，每6周交换1次。

（3）如合并尿路结石、尿道综合征、膀胱输尿管反流，需行针对性治疗。

【预后】

急性非复杂性尿路感染使用抗生素治疗后，90%可治愈。复杂性尿路感染临床治愈率低，除非去除易感因素，否则极难治愈，持续性细菌尿或反复发作者达50%以上。部分急性尿感病者经过治疗后，仍然可持续存在无症状细菌尿，这些无症状细菌尿患者可反复发生急性发作。

二、急性肾盂肾炎

【初诊依据】

（1）常见于生育年龄女性，起病急。常出现寒战、发热、腰痛，伴头痛，肌肉酸痛，乏力，尿频、尿急、尿痛。

（2）肾区有压痛、叩痛，肋脊角、输尿管压痛点压痛。

（3）血白细胞升高，血沉增快。

（4）白细胞尿或脓尿、血尿。离心尿沉渣革兰染色，细菌计数≥1个/油镜视野。

（5）中段尿培养，菌落计数≥10^5/ml，两次培养出的菌种相同；或L型菌培养阳性。

（6）尿抗体包裹细菌检查阳性。

（7）NAG增高。

（8）尿β$_2$-MG增高。

【并发症】

常见的并发症有肾盂积脓、肾周脓肿、感染中毒症等。

【鉴别诊断】

（1）有些急性肾盂肾炎患者的临床表现与膀胱炎相似，需鉴别。

（2）腹部器官炎症：病史、尿常规和细菌学检查可鉴别。

（3）发热性疾病：通过详细询问病史，注意局部体征，尿沉渣和细菌学检查可鉴别。

【诊疗处方】

（1）全科医学科护理常规。

（2）三级或二级护理。

（3）普通饮食。

（4）血常规，血糖，肝、肾功能，血电解质，内生肌酐清除率，血沉，HBsAg，HCV，抗-HIV，TPPA。

（5）粪常规，尿常规，尿抗体包裹细菌检查、尿 β_2-MG、NAG、尿白细胞排泄率、尿亚硝酸盐还原试验、尿沉渣涂片镜检、尿血溶菌酶、尿渗透压、尿L型菌培养、中段尿培养+菌落计数+药敏3次以上。

（6）心电图。

（7）胸、腹部X线检查。

（8）泌尿系彩超。

（9）血培养+药敏。

（10）静脉肾盂造影、逆行尿路造影、排尿期膀胱输尿管反流造影。

（11）膀胱镜检查。

（12）输尿管插管留取尿液尿细菌培养+药敏、尿真菌培养，结核菌培养≥3次。

（13）氨苄西林皮试。

（14）5%葡萄糖氯化钠注射液500ml+氨苄西林4.0g，静脉滴注qd；或5%葡萄糖氯化钠注射液500ml+氧氟沙星0.4g，静脉滴注，qd。

（15）碳酸氢钠1.0，口服，tid。

【注意事项】

（1）注意休息，多饮水，勤排尿。视药敏结果选用敏感抗生素，疗程至少2周，必要时可延长至4~6周；治疗应尽量彻底，以防转变为慢性肾盂肾炎。对反复发作者予以长程抑菌治疗，选用单种抗生素口服，每晚睡前服药1次，剂量为常规每日剂量的1/3~1/2；亦可选用2种以上抗生素，每6周交换1次，疗程至少1年。

（2）有些急性肾盂肾炎患者的临床表现与膀胱炎相似，需鉴别。如有尿路畸形、反流等，可行手术纠正。

（3）注意治疗并发症，如肾盂积脓、肾周脓肿、感染中毒症等。

【诊疗新进展】

血清降钙素原（PCT）的水平高低可作为急性肾盂肾炎患者的病情变化指标及预后评估依据。

【预后】

急性肾盂肾炎如及时治疗，90%以上可迅速痊愈。若存在不利因素，则治疗较为困难。如能及时诊治，恰当的疗程和长期追踪观察，才有可能治愈，但症状消失后仍可再次发作。炎症长期迁延不愈或反复发作者，则有可能发展为尿毒症。

第四节　肾衰竭

一、急性肾损伤

【初诊依据】

（1）既往无肾病史。此次发病有休克或血管内溶血、药物中毒或过敏。短期内肾功能突然下降。

（2）在纠正或排除急性血容量不足、脱水、尿路梗阻等肾外因素后，每小时尿量 ≤ 17ml，或24h尿量 <400ml。

（3）肌酐、尿素氮迅速进行性升高。肾小球滤过率下降>25%，尿比重<1.014，尿渗透压次/血浆渗透压≤1.1，尿钠>40mmol/L。尿 β_2-MG、NAG明显升高。

（4）B超示双肾增大或大小正常。

（5）可伴高血钾、低血钠、低血氯、高血镁、低血钙、高血磷、高尿酸血症、代谢性酸中毒等。

【鉴别诊断】

（1）与肾前性少尿鉴别：脱水引起少尿、无尿一般有脱水史，尿少比重高。有时急性肾损伤可同时脱水，鉴别困难时可用补液试验，以观察输液后循环系统负荷情况。如果补足血容量后血压恢复正常，尿量增加，则支持肾前性少尿的诊断。低血压时间长，补液后无尿量增多者，应怀疑过长时间的肾前性氮质血症已经过渡为急性肾小管坏死。

（2）与尿潴留鉴别：尿潴留插导尿管可有尿液引出。鉴别时要注意尿液的检查和血生化、肾功能的检查。

（3）肾前性、肾性、肾后性急性肾损伤的鉴别：主要依靠病史和体格检查，结合实验室检查。

【诊疗处方】

1. 少尿期

（1）全科医学科护理常规（建立特别护理记录单）。

（2）病重或病危通知。

（3）一级或特级护理。

（4）氧气吸入。

（5）留置导尿。

（6）记24h出入量。

（7）低盐、低蛋白饮食。

（8）心电监护。

（9）血常规，肝、肾功能，心功能，血脂，血电解质，凝血四项（PT+APTT+TT+FIB），内生肌酐清除率，血气分析，血渗透压，HBsAg，HCV，抗-HIV，TPPA。

（10）粪常规，尿常规，尿钠，尿比重，尿渗透压，尿肌酐，尿尿素氮，尿 α_1 微球蛋白（α_1-MG），尿 β_2-MG，尿转铁蛋白。

（11）胸部X线检查。

（12）心电图，超声心动图。

（13）泌尿系彩超。

（14）肾穿刺活检（必要时）。

（15）静脉肾盂造影、逆行尿路造影。

（16）双肾CT，肾SPECT。

（17）血液透析或腹膜透析（必要时，立即）。

（18）测血压tid。

（19）20%脂肪乳剂500ml，静脉滴注，qd。

（20）复方氨基酸注射液250ml，静脉滴注，qd。

（21）呋塞米40mg，口服，tid；或10%葡萄糖注射液40ml+呋塞米60mg，静脉注射，bid。

（22）碳酸氢钠1.0g，口服，tid；或5%碳酸氢钠150ml，静脉滴注，qd。

（23）复方α-酮酸片4片，口服，tid（饭时服用）。

2. 多尿期

（1）全科医学科护理常规（建立特别护理记录单）。

（2）病重或病危通知。

（3）一级或特级护理。

（4）氧气吸入。

（5）留置导尿。

（6）记24h出入量。

（7）低盐、低蛋白饮食。

（8）心电监护。

（9）高热量半流饮食。

（10）血常规，肝、肾功能，心功能，血脂，血电解质，凝血酶原时间，内生肌酐清除率，血气分析，血渗透压。

（11）粪常规，尿常规，尿钠，尿比重，尿渗透压，尿肌酐，尿尿素氮，尿α_1-MG，尿β_2-MG，尿转铁蛋白。

（12）胸部X线检查。

（13）心电图，超声心动图。

（14）泌尿系彩超。

（15）肾穿刺活检（必要时）。

（16）静脉肾盂造影，逆行尿路造影。

（17）双肾CT、MRI。

（18）尿路成像（MRU）、肾SPECT。

（19）血液透析或腹膜透析。

（20）测血压，tid。

【注意事项】

（1）少尿期严格记录出入量，补液量为显性失液量加500ml。循环不稳定时，可选择床边连续性肾脏替代治疗。

（2）多尿期必要时仍需行临时性透析支持。多尿期治疗重点是维持水、电解质及酸碱平衡，治疗并发症，尿量多于3000ml以上时，补液量应逐渐少于尿量，一般为其1/3~1/2。

（3）应积极防治感染，抗生素应选择青霉素类等肾毒性小的药物，并根据肾功能决定透析治疗，严格掌握透析治疗指征。

（4）注意纠正高钾血症及代谢性酸中毒。

【诊疗新进展】

连续性肾脏替代治疗能维持重症急性肾损伤患者血流动力学稳定，改善肾功能，提高治疗效果，减少并发症。

【预后】

急性肾损伤（AKI）预后与病因及并发症严重程度有关。肾前性因素导致的AKI，如能早期诊断和治疗，肾功能多可恢复至基线值，死亡率<10%。肾后性AKI如果能及时解除梗阻，肾功能也大多恢复良好。肾性AKI预后存在较大差异，无并发症者死亡率为10%~30%，合并多脏器衰竭时死亡率达30%~80%。部分AKI患者肾功能不能完全恢复。

二、慢性肾衰竭

【初诊依据】

（1）多数有原发性和继发性肾脏病史。早期除原发病症状外，可无其他表现，或仅有乏力、腰酸、夜尿增多等轻度不适。中晚期逐渐出现食欲减退、恶心、呕吐、水肿、少尿、头晕、头痛、呼吸困难、胸闷、心悸、皮肤瘙痒、肢体麻木、失眠、抑郁、表情淡漠、高血压、出血等水、电解质酸碱失衡的表现。

（2）血红蛋白降低，血 pH、实际 HCO_3^- 浓度降低，血钙偏低、血磷偏高。

（3）肌酐异常增高，肾小球滤过率低。

（4）B 超示双肾体积明显缩小，皮质变薄，肾结构紊乱（糖尿病肾病、多囊肾时，双肾体积可不缩小）。

【并发症】

可并发感染、出血倾向、周围神经炎、尿毒症肺、甲状旁腺功能异常、性腺功能异常。儿童肾功能衰竭，可造成生长发育障碍。

【鉴别诊断】

（1）急性肾损伤：必要时需要肾穿刺活检，若肾脏无活动性病变而以纤维化、硬化性变为主者，不难确定为慢性肾衰竭。

（2）原发性高尿酸血症：原发性高尿酸血症常有长期关节炎病史，血尿酸升高；血尿酸次/尿尿酸比值和血尿酸次/血肌酐比值可助鉴别。

（3）肝脏病变：肝脏病变肝损害症状首发且突出，肾脏损害可不明显，肝脏病变晚期并发肝肾综合征，肾脏损害多为功能性，无肾脏萎缩或明显的结构破坏。

（4）胰腺病变：胰腺病变血淀粉酶可升高。急性坏死性胰腺炎也可突发多器官功能障碍而出现肾衰竭，但腹部症状多明显，剧烈腹痛，并出现腹膜炎征，低血压，Cullen 征、Grey

Tumet征阳性，低氧血症。

（5）其他：严重高血压、皮肤病变、内分泌紊乱、代谢疾病、神经及精神系统疾病、血液系统疾病、呼吸系统疾病等，主要应进行系统的病史询问、肾功能检查、影像学鉴别，即可明确诊断。

【诊疗处方】

1. 氮质血症期

（1）全科医学科护理常规。

（2）二级护理。

（3）记24h尿量。

（4）低盐、优质低蛋白饮食（每日尿量超过1000ml，则无需限制水、钠摄入）。

（5）双肾彩超。

（6）血常规，肝、肾功能，血清胱抑素，血电解质，内生肌酐清除率，血气分析，血脂，乙肝五项，丙肝抗体，血iPTH、IgG、IgM、IgA，循环免疫复合物，总补体溶血活性，C_3、C_4，血渗透压，抗-HIV，TPPA。

（7）粪常规，尿常规，24h尿蛋白定量，尿 β_2-MG，尿C_3，尿溶菌酶，尿纤维蛋白降解产物，尿渗透压，尿比重，尿钠，尿酚红排泄试验。

（8）胸部X线检查。

（9）心电图。

（10）超声心动图。

（11）肾动态显像。

（12）眼底检查。

（13）肾SPECT，肾穿刺活检（必要时）。

（14）监测血压，tid。

（15）重组人红细胞生成素2000U，皮下注射，2次/周。

（16）呋塞米20mg，口服，tid。

（17）卡托普利12.5～25mg，口服，bid（饭前服用）；或硝苯地平控释片20mg，口服，qd。

（18）金施尔康1片，口服，qd。

（19）复方α-酮酸片4片，口服，tid（饭时服用）。

（20）碳酸氢钠1.0g，口服，tid。

（21）骨化三醇0.15μg，口服，qd。

（22）琥珀酸亚铁薄膜衣片0.1g，口服，tid。

（23）血液透析或腹膜透析、肾移植（必要时）。

2. 尿毒症期（血肌酐>707μmol/L）

（1）全科医学科护理常规。

（2）病重或病危通知。

（3）一级或二级护理（卧床休息、避免受凉）。

（4）记24h出入量。

（5）双肾、双输尿管、膀胱、前列腺彩超。

（6）低盐、低磷、限钾、优质低蛋白饮食，限水（维持性血液透析时可进普通饮食）。

（7）血常规，肝、肾功能，血清胱抑素，血电解质，内生肌酐清除率，血气分析，血脂，乙肝五项，丙肝抗体，血iPTH，IgG，IgM，IgA，循环免疫复合物，总补体溶血活性，C_3、C_4，血浆渗透压。

（8）粪常规，尿常规，24h尿蛋白定量，尿β_2-MG，尿C_3，尿溶菌酶，尿纤维蛋白降解产物，尿渗透压，尿比重，尿钠，尿酚红排泄试验。

（9）心电图，超声心动图。

（10）眼底检查、肾动态显像、肾SPECT，肾穿刺活检（必要时）。

（11）监测血压，tid。

（12）叶酸10mg，口服，tid。

（13）金施尔康1片，口服，bid。

（14）维生素B_6 10mg，口服，tid。

（15）包醛氧化淀粉10g，口服，tid。

（16）呋塞米20mg，口服，tid。

（17）复方α-酮酸片4片，口服，tid（饭时服用）。

（18）碳酸氢钠1.0g，口服，tid。

（19）碳酸钙1.0g，口服，tid。

（20）骨化三醇0.15μg，口服，qd。

（21）琥珀酸亚铁薄膜衣片0.1g，口服，tid。

（22）新鲜全血200ml，静脉滴注（必要时）。

（23）血液透析或腹膜透析（必要时）。

（24）重组人红细胞生成素2000U，皮下注射，2次/周。

【转诊】

（1）合并严重的心脑血管、呼吸系统、消化系统等并发症。

（2）出现严重感染。

（3）随访过程中肾功能进一步恶化。

（4）需要透析治疗。

（5）服药后出现不能解释或难以处理的不良反应和并发症。

【注意事项】

（1）应积极防治感染，抗生素应选择青霉素类或头孢地嗪等肾毒性小的药物，并根据肾功能决定透析具体用量。

（2）控制血压，酌情选用长效CCB、ACEI、ARB、α_1受体阻滞剂、β_2受体阻滞剂、髓袢利尿剂，但尿毒症期不宜使用ACEI（易致高钾血症）。

（3）血液透析一般3次/周，每次4h；腹膜透析主要为持续性非卧床腹膜透析；肾移植（充分透析半年以上、全身情况明显改善后）。

（4）应用复方α-酮酸片应注意：①必须保证足够的热卡饮食供给，患者的热量摄入必须达到一日146.44～167.36kJ/kg。②可能发生高钙血症，如高钙血症持续发生，将本品减量并减少其他含钙物质的摄入。必须定期测定血钙深度，为保证该药的吸收，凡使钙微溶的配伍药物不能合并使用。③高钙血症、氨基酸代谢紊乱和遗传性苯丙酮尿患者禁用。④在尿毒症患者服用本品进行治疗时，如同时使用氢氧化铝药物，需减少氢氧化铝的服用量。注意血磷水平的下降。

【诊疗新进展】

相比于单纯血液透析治疗，血液灌流联合血液透析治疗慢性肾衰竭神经系统并发症具有更好的效果。

【预后】

慢性肾衰竭（CRF）预后个体差异大，常见影响预后的因素有原发病类型，各种感染（其中以呼吸道和泌尿道感染最为常见），尿路梗阻，肾毒性药物使用，各种原因导致的肾灌注不足，各种原因引起的心力衰竭，肾性高血压严重程度，水、电解质紊乱等。

第九章　神经系统疾病

第一节　周围神经疾病

面神经炎

【初诊依据】

（1）多为受凉或上呼吸道感染后起病。多数患者于清晨洗脸、漱口时突然发现一侧面颊动作不灵敏、嘴歪斜。病侧面部表情肌完全瘫痪者，前额皱纹消失、眼裂扩大、鼻唇沟平坦、口角下垂，露齿时口角向健侧偏歪。

（2）病侧不能做皱额、蹙眉、闭目、鼓气和噘嘴等动作。鼓腮和吹口哨时，因患侧口唇不能闭合而漏气。进食时，食物残渣常滞留于病侧的齿颊间隙内，并常有口水自该侧淌下。由于泪点随下睑内翻，使泪液不能按正常引流而外溢。

【并发症】

面神经炎如恢复不完全时，瘫侧面肌可发生挛缩、痉挛或异常联带运动。

【鉴别诊断】

（1）各种中耳炎、迷路炎、腮腺炎或腮腺肿瘤、乳突炎并发的耳源性面神经麻痹，多有原发病的特殊症状。

（2）中风和脑瘤引起的中枢性面瘫：为病灶对侧眼裂以下面部表情肌的瘫痪，常并有肢体瘫痪。鉴别要点是检查时可先观察额纹及鼻唇沟是否变浅，口角是否低垂或向一侧歪斜，眼裂是否增宽，嘱患者做皱眉、闭眼、露齿、鼓腮等动作，比较两侧面肌收缩是否相等。中枢性损害出现病灶，对侧眼裂以下面肌瘫痪，皱额、闭眼不受影响。

（3）急性感染性多发性神经根神经炎：可发生周围性面神经麻痹，常为双侧性，且伴有对称性的肢体运动和感觉障碍等。RomsayHunt综合征，表现为急性周围性面神经瘫痪、外耳道疱疹、耳鸣、眩晕和听力减退。

【诊疗处方】

（1）全科医学科护理常规。

（2）三级护理。

（3）半流质饮食。

（4）血常规，尿常规，粪常规。

（5）肝、肾功能，血生化全项，血5-羟色胺含量，血液流变学检查，HBsAg，HCV，抗-HIV，TPPA。

（6）头颅CT或MRI检查。

（7）脑脊液检查。

（8）肌电图，心电图检查。

（9）泼尼松30mg，口服，qd。

（10）维生素B_1 100mg，肌内注射，qd。

（11）维生素B_{12} 0.5mg，肌内注射，qd。

（12）氯霉素眼液2滴，滴眼，qid。

（13）金霉素眼膏，涂眼，qn（睡前）。

（14）针灸、中药治疗。

（15）理疗。

（16）高压氧治疗。

【注意事项】

（1）面神经麻痹须仔细寻找病因，针对病因及时治疗，可改变原发病及面瘫的进程。注意保护病侧暴露的角膜免受损害或感染，防止瘫痪肌被健侧面肌过度牵引等。

（2）注意面肌锻炼，有手术指征者手术治疗。

【预后】

通常在起病后1~2周内开始恢复，大约75%的患者在几周内可基本恢复正常。多数患者经有效治疗预后较好，少数面神经麻痹恢复不完全。

第二节　脑血管疾病

一、短暂性脑缺血发作

【初诊依据】

（1）多有高血压、动脉硬化、糖尿病、高黏血症、颈椎病、低血压等病史。发病突然，病情持续 10～15min，多在 1h 内，可反复发作，最长不超过 24 小时，恢复完全，不遗留神经功能缺损体征。

（2）短暂的局部脑缺血征象，表现为颈内动脉或椎-基底动脉系统的缺血症状，颈内动脉系统缺血的常见症状为对侧单瘫或偏瘫，还可有同侧单眼失明；基底动脉系统的缺血症状为眩晕、呕吐、复视、眼震、共济失调、单侧或双侧肢体瘫痪、感觉障碍等。

（3）多普勒超声检查可发现血流障碍的区域。脑血管造影、脑 CT 及 MRI 成像、颈椎 X 线检查可发现颈内动脉硬化性斑块、狭窄、畸形、颈椎骨质增生等情况。

（4）应与局限性癫痫、复杂性偏头痛、眩晕、晕厥、硬膜下血肿、低血糖以及低血压等相鉴别。

【并发症】

有发生卒中的风险。

【鉴别诊断】

（1）局灶性癫痫：本病常继发于颅内病灶，或为肿瘤、脑血管畸形等。颅脑 CT 扫描或脑血管造影可检出局灶病变。脑电图可表现癫痫的特征变化。

（2）梅尼埃病：本病发作时间长，以发作性耳鸣、眩晕、呕吐、听力减退为特征，易与椎-基底动脉供血不足相混淆。但梅尼埃病多发生于年轻人，多数于发作后影响听力，眼球震颤为末梢前庭性。而椎-基底动脉供血不全，多发生于 45 岁以上，耳鸣、耳聋少见，眼震多为中枢性。

（3）晕厥：多在久立时发生，表现为面色苍白、出冷汗、血压下降、脉搏变细、意识丧失。

【诊疗处方】

（1）全科医学科护理常规。

（2）二级护理。

（3）低脂、低盐饮食。

（4）血常规，血沉，血电解质，血脂，血糖，肝、肾功能，凝血四项（PT+APTT+TT+FIB），HBsAg，HCV，抗–HIV，TPPA。

（5）心电图，超声心动图。

（6）胸部、颈椎X线检查。

（7）脑血管造影（必要时）。

（8）24h心电监测（必要时）。

（9）头颅CT或MRI。

（10）吸氧（间断给氧）。

（11）低分子肝素钠0.4ml，皮下注射，bid（必要时）。

（12）肠溶阿司匹林0.1g，口服，qd；氯吡格雷片75mg，口服，qd。

（13）尼莫地平20mg，口服，tid。

（14）吡拉西坦0.8g，口服，tid。

（15）双嘧达莫100mg，口服，tid。

（16）5%葡萄糖注射液500ml+曲克芦丁300～500mg，静脉滴注，qd。

【注意事项】

（1）紧急处置：一旦发病，应尽快确定病因进行系统的病因治疗。对频发性，如24h内发作2次或2次以上者，应给予急诊处置。

（2）手术治疗：对颅外段颈动脉狭窄、血栓、溃疡性斑块血栓碎片脱落，药物治疗效果差，可采取外科手术行内膜切除术，或血管重建术如颈动脉切除移植术、动脉搭桥短路术，或支架置入术。

【预后】

不同病因的短暂性脑缺血发作患者预后不同。表现为大脑半球症状的短暂性脑缺血和伴有颈动脉狭窄的患者有70%的人预后不佳，在2年内发生卒中的概率是40%，椎基底动脉系统发生脑梗死的比例较少。相比较而言，孤立的单眼视觉症状患者预后较好；年轻患者发生卒中的危险较低。

二、脑血栓形成

【初诊依据】

（1）多在50岁后发病，有动脉粥样硬化、高血压、糖尿病、高脂血症与一过性脑缺血发作史。

（2）多在睡眠、休息等静态下急性发病，病情逐渐加重，多在数小时或2~3天内达高峰。意识多无障碍，但偏瘫、失语症状明显，反应迟钝、表情淡漠等。表现常取决于梗死灶的大小和部位。患者若出现意识障碍、视乳头水肿、一侧肢体完全软瘫，甚至一侧瞳孔散大、呼吸节律失调，则提示梗塞灶较大，颅内压增高、海马钩回疝形成，为急诊抢救的指征。若发病时症状较轻，但病情继续进展，意识障碍逐渐加深，瘫痪也逐渐加重，往往提示血栓继续扩大，最后形成大面积梗死，可危及生命。

（3）发病24~48小时后头颅CT病灶区呈低密度影。MRI成像在梗死后数小时即出现T_1加权相呈低信号，T_2加权相呈高信号病灶。

【并发症】

并发脑–内脏综合征、内分泌代谢失调、水和电解质及酸碱平衡失调。

【鉴别诊断】

（1）脑出血：脑出血起病方式较脑血栓形成快，常在活动中发病。血压较高，首发症状常为急性颅内压增高症状及局灶体征。腰椎穿刺脑脊液压力高，颜色为粉红色，红细胞数及蛋白含量增高。头颅CT扫描可见高密度的出血灶影像，不难鉴别。

（2）颅内肿瘤：一些生长较慢的颅内肿瘤，有时可使脑血管受压、移位，也可出现类似脑梗死的症状。但脑脊液压力往往较高，蛋白含量增高。脑血管造影可显示血管移位的影像，头颅CT扫描对脑瘤可作出明确诊断。

（3）硬膜下血肿：多数有外伤史。个别老年人可发生自发性的硬膜下血肿。及时行脑血管造影或头颅CT扫描，可助诊断。

【诊疗处方】

（1）全科医学科护理常规（建立特别护理记录单）。

（2）一级护理。

（3）病重通知。

（4）流质或鼻饲饮食。

（5）吸氧（间断给氧）。

（6）吸痰（必要时）。

（7）尿常规，尿糖，尿酮体，粪常规。

（8）血常规，肾功能，血清钾、钠、氯化物，血糖、血脂，血小板计数，凝血四项（PT+APTT+TT+FIB），血液流变学检查，血清或脑脊液荧光梅毒螺旋体抗体吸附试验，血找SLE细胞。

（9）脑脊液检查（必要时）。

（10）脑血管造影，脑电图，脑CT或TCD或SPECT或脑MRI成像检查。

（11）心电图。

（12）口腔护理，tid。

（13）持续性血压、呼吸监测。

（14）5%葡萄糖氯化钠注射液500ml+尿激酶150万U，静脉滴注，qd。

（15）20%甘露醇250ml，静脉滴注，bid。

（16）250~500ml右旋糖酐40，静脉滴注，qd。

（17）腹蛇抗栓酶皮试，立即。

（18）尼莫地平20mg，口服，tid。

（19）双嘧达莫25mg，口服，tid。

（20）阿司匹林0.1～0.3g，口服，qd。

（21）桂利嗪25mg，口服，tid（餐后）。

（22）神经外科会诊。

【转诊】

（1）突然起病，迅速出现局灶性神经系统或视网膜功能缺损的症状和体征。

（2）发病数小时内有急性期介入或溶栓治疗指征者。

【注意事项】

（1）紧急处置：入住卒中病房，保持安静，卧床休息，吸氧，监测和维持生命体征。建立静脉通道及心电监护。发病3～6h无禁忌证者溶栓治疗。在一般内科支持治疗的基础上，酌情选用改善脑循环、抗脑水肿、降颅压、脑保护等措施。

（2）脱水治疗：可联合使用20%甘露醇250ml，q6h~q8h，快速静脉滴注；呋塞米20mg加入葡萄糖注射液20ml稀释后静脉注射，q6h~q8h；10%甘油果糖250ml，bid，静脉滴注。

（3）抗凝治疗：一般不常规抗凝，溶栓治疗的24h内不用抗凝剂。应在发病后48h内开始抗凝治疗，可选用阿司匹林、氯吡格雷、低分子肝素、华法林等。

（4）溶栓治疗：尿激酶100万～150万U，溶于0.9%氯化钠注射液100ml，在1h内静脉滴注。

（5）钙拮抗剂治疗：选用氟桂利嗪25mg，餐后口服，tid；或盐酸氟桂利嗪5～10mg，口服，qd。

（6）稳定粥样斑块治疗：可选用他汀类降脂药物。

（7）恢复期治疗：继续口服抗血小板聚集药、钙通道拮抗剂等。但主要应加强功能锻炼。一般3～6个月内生活可自理。注意增加瘫痪肢体的活动，防止深静脉血栓形成。

（8）外科治疗：小脑梗死压迫脑干者，可行病灶切除术，降低颅内压。

【诊疗新进展】

脑血栓形成急性期降血压治疗，不增加患者的神经功能损害，也不影响生活质量，对预后无不良影响。

【预后】

脑血栓形成，依据症状体征可分为：①完全性卒中：起病6小时内病情即达高峰，病情较重，可有昏迷。②进展性卒中：局限性脑缺血逐渐进展，数天内呈阶梯式加重。③可逆性缺血性神经功能缺损：症状体征超过24小时，但在2~3周内完全恢复，不留后遗症。

三、脑栓塞

【初诊依据】

（1）发病突然，多在活动中突然发病。有产生血栓来源的原发病，如心脏瓣膜病、心律失常等心脏病史。局灶性脑缺血性症状、周围皮肤黏膜或内脏栓塞症状，如偏瘫、失语、局限性抽搐、偏盲等，部分患者可有短时间意识障碍。严重者可突然昏迷，全身抽搐，可因脑疝而死亡。

（2）脑脊液可正常，如有出血性脑梗死，压力可增高，有少量红细胞。若为炎性血栓，脑脊液白细胞增多，蛋白含量增高。

（3）发病12~24小时后方可做头颅CT扫描检查，10天左右检出的阳性率与准确率较高。

（4）MRI示病灶区呈异常信号，出血灶在急性期呈稍高 T_1、稍低 T_2 信号，亚急性期 T_1WI 及 T_2WI 呈高信号，慢性期均呈低信号。腔隙性脑梗死具有长 T_1、长 T_2 的特点。显示腔隙灶、小病灶优于CT。

（5）超声心动图可显示瓣膜病变及附壁血栓。颅内外动脉超声图可显示动脉管腔狭窄及血流速度改变，提示有附壁血栓的可能，是血栓-栓塞的诊断基础。

（6）脑动脉造影可显示栓塞的血管，有时也可显示动脉内膜不光滑，提示有附壁血栓的可能。

【并发症】

栓塞后易造成的脑梗死，年轻脑栓塞病者，发病早期可立即应用扩血管药物。心源性脑栓塞极易再次或多次栓塞。

【鉴别诊断】

（1）脑血栓形成：起病方式相对较缓慢，多无心律紊乱的病史。病程中反复发作者罕见。

（2）脑出血：主要是红色血栓与脑出血鉴别。可根据病史、发病情况及头颅CT扫描进行鉴别。

【诊疗处方】

（1）全科医学科护理常规（建立特别护理记录单）。

（2）一级护理。

（3）绝对卧床休息。

（4）病重通知。

（5）流质或鼻饲饮食。

（6）吸氧（间断给氧）。

（7）吸痰（必要时）。

（8）监测血压、呼吸，qid。

（9）尿常规，粪常规。

（10）血常规，肾功能，血清钾、钠、氯化物，血糖、血脂，血液流变学检查，血清或脑脊液荧光梅毒螺旋体抗体吸附试验，血细菌培养+药敏。

（11）腰穿脑脊液检查（必要时）。

（12）头颅MRI、心电图、心功能检查。

（13）口腔护理，bid。

（14）5%葡萄糖注射液500ml+ATP 40mg+辅酶A 100U+10%氯化钾注射液10ml，静脉滴注，qd。

（15）脂肪乳500ml，静脉滴注，qd。

（16）5%葡萄糖注射液20ml+呋塞米20mg，静脉注射，q8h。

（17）50%甘油盐水60ml，口服，tid。

（18）华法林钠4mg，口服，qn（据国际标准化比值调整）。

（19）阿司匹林75～300mg，口服，qd。

（20）请心内科会诊、脑外科会诊。

【注意事项】

（1）绝对卧床休息：卧床至少4～6周，一切生活均需在卧位进行。严禁饱餐，限制过多交谈，避免患者过度兴奋。

（2）抗凝治疗：华法林钠3～4mg（年老体弱及糖尿病患者半量即可），qn，口服，3天后改2.5～5mg，可参考凝血时间调整剂量，使国际标准化比值（INR）达2～3。因本药起效缓慢，治疗初3天内，由于血浆抗凝蛋白细胞被抑制，可以存在短暂高凝状态，如须立即产生抗凝作用，可在开始的同时应用肝素钠，待本药充分发挥抗凝效果后再停用肝素钠。对于炎症性病变所致的脑栓塞禁忌抗凝治疗。

（3）慎用脱水剂：一般首选呋塞米、利尿酸钠，心、肾功能不全者禁用甘露醇。可用10%甘油盐水，静脉滴注；或50%甘油盐水口服。

（4）其他治疗：治疗原发病，防止再栓塞。慎用血管扩张剂及溶栓治疗，抽搐频繁发作者予苯巴比妥或地西泮。感染性栓塞禁忌溶栓治疗。

【预后】

脑栓塞急性期的病死率为5%～15%，多死于严重脑水肿、脑疝、肺部感染和心力衰竭。心肌梗死所致的脑栓塞预后较差。存活的脑梗死患者多遗留严重后遗症；除非发生脑栓塞后神经功能障碍很快即恢复，提示为脑血管痉挛所致，并已经解除，则预后较好。如血栓来源不能消除，多数患者可能复发，复发的病死率更高；10%～20%脑栓塞患者可能在病后10天内发生第二次栓塞，故预防性治疗应尽早进行。椎-基底动脉系统栓塞所致的大面积脑干梗死的死亡率极高。

四、脑出血

【初诊依据】

（1）多见于中老年人，有动脉硬化和高血压病史，常在用力、外出活动、性生活或情绪激动、饱餐、饮酒过多时发病。

（2）起病急骤，突然剧烈头痛、头晕、呕吐、抽搐、大小便失禁，颈部有抵抗，血压增高，严重者出现昏迷。轻者仅表现一侧肢体的轻瘫，严重出现"三偏"症状（病变对侧偏瘫、偏身感觉障碍和偏盲），失语、呛咳、瞳孔缩小、病理反射阳性等。

（3）头颅CT检查：首选脑CT检查，可见脑实质内高密度局灶影，CT值为75～80HU，可确定诊断。

（4）脑血管造影、MRI成像：可直接显示血肿的部位、大小、数量、占位征象、脑水肿程度等。

【并发症】

（1）感染：肺部感染最常见，是导致死亡的主要原因。

（2）应激性溃疡：上消化道出血是脑出血患者急性期较常见的严重并发症，病死率较高。

（3）水、电解质紊乱：主要有低钾血症、低钠血症、高钠血症。

（4）中枢性高热：体温高达40℃或以上，不伴寒战，解热药无效，预后差。

（5）癫痫发作：蛛网膜下腔出血者易发生癫痫。

（6）高血糖：预后不良。

（7）其他：心肺损害、下肢深静脉血栓形成、脑疝、脑肝综合征、脑肾综合征等。

【鉴别诊断】

（1）脑梗死：有短暂脑缺血发作史。意识障碍表现较轻而局灶性神经系体征表现较重。临床鉴别不明确，可进行腰椎穿刺检查脑脊液或颅脑超声波检查。

（2）颅内肿瘤：颅内肿瘤的临床症状非常复杂，有时可出现突然昏迷。但根据患者的头痛、恶心、呕吐、眼底视乳头水肿等颅内压增高症状，脑瘤引起的其他神经系局灶体征，脑脊液压力增高而无出血，血压亦无显著增高等，进行鉴别。

（3）高血压脑病：患者有剧烈头痛、恶心、呕吐、视力减退、惊厥或昏迷。但一般无偏瘫及血性脑脊液。

【诊疗处方】

（1）全科医学科护理常规（建立特别护理记录单）。

（2）恢复期按瘫痪护理常规。

（3）特级或一级护理。

（4）病危通知。

（5）暂禁食。

（6）吸氧（间断给氧）。

（7）头部置冰帽。

（8）吸痰（必要时）。

（9）尿常规，尿糖，尿酮体，粪常规。

（10）血常规，血糖，血清钾、钠、氯，肾功能，血液流变学，纤溶全项，血脂，HBsAg，HCV，抗-HIV，TPPA。

（11）腰穿，脑脊液测压、常规、生化、细胞学检查。

（12）脑CT、脑超声波检查。

（13）心电图。

（14）胸部X线检查。

（15）留置导尿。

（16）记24h出入量。

（17）测血压、脉搏、呼吸、意识、瞳孔，q2h。

（18）膀胱冲洗，bid。

（19）口腔护理，bid。

（20）20%甘露醇250ml，静脉滴注，q6h（快速）。

（21）10%葡萄糖注射液500ml+地塞米松10～20mg+10%氯化钾注射液10ml，静脉滴注，qd。

（22）5%葡萄糖注射液100ml+胞二磷胆碱0.5g，静脉滴注，qd。

（23）冬眠合剂Ⅰ号（氯丙嗪50mg+异丙嗪50mg+哌替啶100mg）1/3量，肌内注射（烦躁不安、高热、抽搐者）。

（24）脑室引流术（必要时）。

（25）神经外科会诊。

（26）与患者或家属签署必要的知情同意书和告知同意书。

【注意事项】

（1）紧急处置：迅速建立静脉通道及心电监护，吸氧，保持呼吸道通畅，清除呼吸道分泌物。保持静卧，尽可能少搬动患者。烦躁不安、抽搐者应及时控制，以免加重脑缺氧和脑水肿及再出血。可予地西泮10mg，肌内注射或静脉注射，禁用吗啡、哌替啶等。有条件者入住卒中病房或重症监护室。给予冰帽降温，局部亚低温治疗越早越好。

（2）调控血压：血压维持在略高于发病前水平或180/105mmHg左右，降压切忌过速，舌下含服硝苯地平10mg或巯甲丙脯酸25mg含服。血压很高才可考虑静脉应用降压药。血压过低者应予升压治疗。急性期后可常规用药物控制血压。

（3）维持营养和水、电解质酸碱平衡，发病后24～48小时内禁食，由静脉补充营养，每日补液量不宜超过2500ml。注意感染、应激性溃疡等并发症的治疗。

（4）手术治疗：根据出血量及出血部位决定手术方案。基底节区出血，可选择小骨窗开颅血肿清除术或微创穿刺血肿清除术；脑室出血宜行脑室穿刺引流加腰椎穿刺放液治疗；小脑出血宜手术治疗；脑叶出血除血肿较大危及生命或由血管畸形引起需外科治疗外，宜内科治疗。

【诊疗新进展】

脑出血量越高，患者出血部位丘脑基底节区的血浆BNP水平明显更高，多数患者出现低钠血症。

【预后】

预后与出血量、部位、病因及全身状况有关。脑干、丘脑和大量脑室出血预后较差。四肢瘫痪或呈去脑强直，伴中枢性高热及呼吸困难，预后极差。可恢复生活自理的患者，在1个月后约10%，6个月后约20%，部分患者可恢复工作。脑出血急性期死亡率高于脑梗死，但当患者从急性期抢救存活后，以后的肢体及躯体功能，日常生活能力及认知功能，通常要比脑梗死恢复得好。与蛛网膜下腔出血相比较，脑出血复发和再出血的危险性也较低。

第十章　传染性疾病

第一节　病毒性疾病

一、病毒性肝炎

【初诊依据】

1.临床分型

（1）急性肝炎：①急性黄疸型肝炎：有与病毒性肝炎患者密切接触史。近期内出现持续数天以上无其他原因可解释的厌食、恶心、呕吐、厌油、肝区痛等症状。肝肿大有压痛、肝区叩击痛，血清ALT增高，而无过去肝炎病史者应考虑急性肝炎，如两周左右出现黄疸，血清胆红素>17.1μmol/L，或尿胆红素阳性，并能排除其他原因引起的黄疸，可诊断为急性黄疸型肝炎。小儿则考虑为甲型病毒性肝炎，老人则考虑戊型病毒性肝炎。②急性无黄疸型肝炎：凡符合急性黄疸型肝炎诊断条件，如不出现黄疸则考虑为无黄疸型，其病因主要依靠病原学诊断。

（2）慢性肝炎：既往有乙型、丙型、丁型病毒性肝炎或HBsAg携带史或急性肝炎病程超过半年或发病日期不明，而有肝炎症状、体征、肝功能异常及慢性肝炎的实验室检查改变可诊断为慢性肝炎。再根据病情轻重，分为轻、中、重度。

（3）急性肝衰竭：急性起病，2周内出现Ⅱ度及以上肝性脑病（按Ⅳ度分类法划分）并有以下表现者：①极度乏力，并有明显厌食、腹胀、恶心、呕吐等严重消化道症状；②短期内黄疸进行性加深；③出血倾向明显，PTA（凝血酶原活动度）≤40%，且排除其他原因；④肝脏进行性缩小。

（4）亚急性肝衰竭：起病较急，15天至26周出现以下表现者：①极度乏力，有明显的消化道症状；②黄疸迅速加深，

228

血清总胆红素大于正常值上限10倍或每日上升 ≥ 17.1 μmol/L；③凝血酶原时间明显延长，PTA ≤ 40%，并排除其他原因者。

（5）慢加急性（亚急性）肝衰竭：在慢性肝病基础上，短期内发生急性肝功能失代偿的主要临床表现。

（6）慢性肝衰竭：在肝硬化基础上，肝功能进行性减退和失代偿。诊断要点为：①有腹水或其他门静脉高压表现；②可有肝性脑病；③血清总胆红素升高，白蛋白明显降低；④有凝血功能障碍，PTA ≤ 40%。

（7）淤胆型肝炎：临床上以肝内淤胆为主要表现的一种特殊临床类型，又称为毛细胆管炎型肝炎。急性淤胆型肝炎起病类似急性黄疸型，大多数患者可恢复。在慢性肝炎或肝硬化基础上发生上述表现者，为慢性淤胆型肝炎。有梗阻性黄疸临床表现为皮肤瘙痒，大便颜色变浅，肝肿大。肝功能检查血清总胆红素（TBil）明显升高，以直接胆红素为主，AKP、γ-GT、TBA、胆固醇等升高，有黄疸，消化道症状较轻，ALT、AST升高不明显，PT无明显延长，PTA>60%。

（8）肝炎肝硬化：凡慢性肝炎患者具有门脉高压，并排除其他引起门脉高压的原因，或影像学证实或肝穿证实，可诊断为肝硬化。活动性肝硬化：有慢性肝炎的表现，ALT升高，有黄疸，白蛋白降低，肝脏质地变硬，脾进行性增大，伴有门脉高压征。静止性肝硬化：ALT正常，肝脏质硬，脾大，伴有门脉高压，血清白蛋白降低。

2. 病原学诊断

（1）甲型病毒性肝炎（HAV）：具备急性肝炎、重型肝炎（肝衰竭）或淤胆型肝炎临床表现，并在血清中检出抗HAV-IgM阳性，可确诊为HAV。

（2）乙型病毒性肝炎（HBV）：有以下任何一项阳性，可诊断为现症HBV感染：血清HBsAg阳性，血清HBV-DNA阳性或HBV-DNA聚合酶阳性，血清抗HBc-IgM阳性，肝内HBcAg和（或）HBsAg阳性。

急性乙型病毒性肝炎诊断，须与慢性乙型病毒性肝炎急性发作相鉴别。其动态指标：①HBsAg滴度由高到低，消失后抗-HBs阳转；②急性期抗HBc-IgM滴度高，抗HBc-IgG阴性或低水平。慢性乙型肝炎的诊断：临床符合慢性肝炎，并有一种以上现症HBV感染标志阳性。慢性乙肝病毒携带者的诊断：缺乏临床表现，肝功能正常而HBsAg持续阳性6个月以上，伴有或不伴有其他血清标记物时。

（3）丙型病毒性肝炎（HCV）：具备急慢性肝炎的临床表现，抗HCV-IgM和（或）IgG阳性，HCV-RNA阳性，可诊断为HCV。不具备临床表现，肝功能和肝组织学正常者为无症状HCV携带者。

（4）丁型病毒性肝炎（HDV）：有现症HBV感染，同时血清HDVAg或抗HDV-IgM或高滴度抗HDV-IgG或HDV-RNA阳性，可诊断为HDV。低滴度抗HDV-IgG有可能为过去感染。不具备临床表现，仅血清HBsAg和HDV血清标记物阳性时，可诊断为无症状HDV携带者。

（5）戊型病毒性肝炎（HEV）：急性肝炎患者血清抗HEV-IgG高滴度，或由阴性转为阳性，或滴度由低到高，或由高滴度到低滴度甚至阴转，或血HEV-RNA阳性，或粪便HEV-RNA阳性或检出HEV颗粒，均可诊断为HEV。抗HEV-IgM阳性可作为诊断参考，但须排除假阳性。

【并发症】

（1）HAV引起的并发症较少见。部分患者可出现关节酸痛、皮疹、出血倾向和心律失常等。较少见的并发症还有单纯红细胞再生障碍性贫血、血小板减少性紫癜、视神经炎、急性感染性多发性神经炎和溶血性贫血等。

（2）HBV最常见的并发症是肝硬化。HBV是引起肝细胞瘤（HCC）最常见的病因。肝性脑病是严重肝病的常见并发症之一。出血是重型肝炎和肝炎肝硬化常见的严重并发症。继发感染，常见感染有原发性腹膜炎、肺部感染、肠道感染、胆囊炎、胆管炎和败血症等。肝肾综合征和急性肾功能衰竭，提示预后不良；重型肝炎和肝炎肝硬化患者常可发生严重电解质紊乱，表现为血清钠降低，也可出现低血钾或高血钾。HBV相关性肾炎，多见于慢性HBV和慢性HBV携带者患者。晚期可出现尿毒症。

【鉴别诊断】

HAV应与其他病毒引起的肝炎，如急性HBV、急性HCV、HDV等相鉴别。鉴别时主要依靠血清学检查。

【诊疗处方】

肝衰竭

（1）传染病隔离护理常规。

（2）血液/体液隔离。

（3）一级护理（绝对卧床休息）。

（4）低蛋白、高糖饮食。

（5）病重或病危通知。

（6）传染病报告。

（7）血常规+血型，血生化全项，凝血四项（PT+APTT+TT+FIB），胆碱酯酶测定，血氨，血糖，抗-HIV，TPPA。

（8）抗HAV-IgM、HBVM（含抗HBc-IgM）、HBV-DNA、抗-HCV、HCV-RNA（必要时）、抗-HDV、HDVAg、抗-HEV（IgG、IgM）检测。

（9）肝、胆、胰、脾及门静脉彩色超声检查。

（10）尿常规，粪常规+隐血。

（11）记24h出入量。

（12）口腔护理，口服，tid。

（13）复合维生素B 3片，口服，tid。

（14）维生素C 0.3g，口服，tid。

（15）大黄苏打片4片，口服，bid。

（16）新霉素0.5g，口服，qid。

（17）乳果糖糖浆10～30ml，口服，tid。

（18）维生素K_1 20mg，肌内注射，qd。

（19）新鲜冷冻血浆或全血200ml，静脉滴注，qd（立即）。

（20）10%葡萄糖注射液500ml+甘利欣注射液150mg，静脉滴注，qd。

（21）10%葡萄糖注射液500ml+门冬氨酸钾镁30mg，静脉滴注，qd。

（22）支链氨基酸250ml，静脉滴注，qd～bid。

（23）500ml右旋糖酐40+复方丹参注射液16ml（或山莨菪碱注射液20mg），静脉滴注，qd；或0.9%氯化钠注射液100ml+前列地尔10mg，静脉滴注，qd～bid。

（24）人血白蛋白5.0～10g，静脉滴注，qd。

【注意事项】

（1）治疗原则：主要是综合治疗，包括针对病因治疗、支持疗法，防止肝坏死，改善肝功能，促进肝细胞再生，防止出血、肝性脑病、肝肾综合征、合并感染和电解质紊乱等并发症。对HBV-DNA阳性的肝衰竭患者，在知情同意的基础上可尽早酌情使用核苷（酸）类似物如恩替卡韦、拉米夫定、阿德福韦酯等。对于难以保守治疗恢复的患者，有条件者可采用人工肝支持系统治疗，急性肝萎缩必要时行肝移植术。

（2）防治出血：①观测血小板计数、凝血酶原时间、纤维蛋白原等，以便及早发现DIC征兆，尽早采取相应措施。②凝血因子的应用，纤维蛋白原1.5g溶于100ml注射用水中，缓慢静脉滴注，qd。输新鲜冷冻血浆或新鲜全血。③大剂量维生素K_1应早应用，大剂量维生素K_1、维生素C、维生素E合用，可使垂死的肝细胞复苏。④对有消化道大出血者，除输血及全身用止血药外，应进行局部相应处理。消化道出血，可口服凝血酶，2000U/次；奥美拉唑40mg静脉注射，q6h，甲氰咪呱，每晚0.4～0.8g，可防治胃黏膜糜烂出血。对门静脉高压引起的上消化道出血，在血压许可的条件下，持续静脉滴注酚妥拉明以降低门脉压，可起到理想的止血效果。酚妥拉明20～30mg加入10%葡萄糖注射液1000～1500ml缓慢静脉滴注8～12h，注意观察血压。

（3）防感染：注意口腔护理，保持病室空气清新，防止交叉感染。及早发现感染征兆，要特别注意腹腔、消化道、呼吸道、口腔、泌尿系统感染。

【诊疗新进展】

（1）慢加急性肝衰竭患者贫血发生率高，对短期生存不利，而生存者贫血情况可缓慢恢复；入院时血红蛋白水平能预测短期预后。

（2）应用肝脏瞬时弹性成像技术，可判断肝纤维化程度。对慢性HBV和HCV病情评估，能够判断疾病进展情况，并间接评估治疗应答。对于未行肝活体组织检查的慢性HBV和HCV患者，建议在初次就诊时进行肝脏瞬时弹性成像技术或其他非侵入性检测，以判断肝纤维化程度。对拟开始抗病毒治疗而未行肝活体组织检查的患者，建议进行基线肝脏硬度检测（LSM）。肝纤维化的评估对慢性HCV患者的治疗至关重要。

【预后】

（1）甲型病毒性肝炎：预后良好，病死率低于0.1%。患者多于3个月内康复。HAV病后免疫一般认为可维持终生。孕妇患HAV的预后也很好，这一点与HEV完全不同。

（2）乙型病毒性肝炎：随着新药物的广泛应用、肝脏移植的开展、早期肝癌诊断率的提高，慢性HBV的预后得到了显著改善。重型肝炎患者预后较差，急性及亚急性重型肝炎的病死率约50%。而慢性重型肝炎病死率较高，约在70%以上。

（3）丙型病毒性肝炎：主要经血源性传播，临床症状较轻或无明显症状，病程进展缓慢，易慢性化，可导致肝硬化和肝癌。

（4）丁型病毒性肝炎：同时或重叠感染HDV较单纯HBV更易慢性化和重型化，且使慢性肝炎发展为肝硬化的病程缩短。

（5）戊型病毒性肝炎：为自限性疾病，一般预后良好，多数患者于发病6周内康复。

二、甲型H1N1流感

【初诊依据】

诊断主要结合流行病学史、临床表现和病原学检查。

1. 疑似病例

符合下列情况之一即可诊断为疑似病例。

（1）发病前7天内与传染期甲型H1N1流感确诊病例有密切接触，并出现流感样临床表现。密切接触是指在未采取有效防护的情况下，诊治、照看传染期甲型H1N1流感患者；与患者共同生活；接触过患者的呼吸道分泌物、体液等。

（2）发病前7天内曾到过甲型H1N1流感流行（出现病毒的持续人间传播和基于社区水平的流行和暴发）的地区，出现流感样临床表现。

（3）出现流感样临床表现，甲型流感病毒检测阳性，尚未进一步检测病毒亚型。

对上述3种情况，在条件允许的情况下，可安排甲型H1N1流感病原学检查。

2. 临床诊断病例

仅限于以下情况作出临床诊断：同一起甲型H1N1流感暴发疫情中，未经实验室确诊的流感样症状患者，在排除其他致流感样症疾病时，可诊断为临床诊断患者。甲型H1N1流感暴发是指一个地区或单位短时间出现异常增多的流感样患者，经实验室检测确认为甲型H1N1流感疫情。在条件允许的情况下，临床诊断患者可安排病原学检查。

3. 确诊病例

出现流感样临床表现，同时有以下一种或几种实验室检测结果：①甲型H1N1流感病毒核酸检测阳性（可采用real-time RT-PCR和RT-PCR方法）；②分离到甲型H1N1流感病毒；③双份血清甲型H1N1流感病毒的特异性抗体水平呈4倍或4倍以上升高。

4. 重症与危重病例

（1）出现以下情况之一者为重症病例：①持续高热>3天；

②剧烈咳嗽，咳脓痰、血痰，或胸痛；③呼吸频率快，呼吸困难，口唇发绀；④神志改变：反应迟钝、嗜睡、躁动、惊厥等；⑤严重呕吐、腹泻，出现脱水表现；⑥影像学检查有肺炎征象；⑦肌酸激酶（CK）、肌酸激酶同工酶（CK-MB）等心肌酶水平迅速增高；⑧原有基础疾病明显加重。

（2）出现以下情况之一者为危重病例：①呼吸衰竭；②感染中毒性休克；③多脏器功能不全；④出现其他需进行监护治疗的严重临床情况。

【并发症】

重者可并发肺炎，出现呼吸衰竭、多脏器功能不全或衰竭等，并可导致原有基础疾病加重。

【鉴别诊断】

多种病毒、细菌等病原体亦可引起本病类似症状，如呼吸道合胞病毒、鼻病毒、腺病毒、副流感病毒、冠状病毒，以及肺炎支原体、衣原体和嗜肺军团菌感染等。临床均表现为不同程度的畏寒、发热、乏力、头痛、肌痛、咳嗽、咳痰、胸闷和气促，称为流感样疾病。鉴别诊断主要需考虑普通感冒、严重急性呼吸综合征、人禽流感病毒感染、军团菌肺炎、支原体肺炎、衣原体肺炎等。确诊需依据实验室病原体分离、血清学检查和核酸检测及影像学检查进行鉴别。

【诊疗处方】

（1）传染病隔离护理常规。

（2）呼吸道隔离（严格执行乙类传染病中的特殊传染病进行管理）。

（3）卧床休息。

（4）一级或二级护理。

（5）流质、半流质或普通饮食。多饮水。

（6）病重或病危通知。

（7）传染病报告，立即。

（8）物理降温。

（9）吸氧（必要时）。

（10）咽拭子、鼻拭子、鼻咽或气管抽取物、痰中的甲型H1N1流感病毒核酸检查。

（11）血常规，血气分析，血生化全项，血清抗体检查，HBsAg，抗-HCV，抗-HIV，TPPA。

（12）尿常规，粪常规。

（13）床旁心电图。

（14）胸部X线检查。

（15）胸部CT检查（必要时）。

（16）奥司他韦75~150mg，口服，bid。

（17）中药1剂，口服，bid。

（18）5%葡萄糖氯化钠注射液500ml+维生素C 2.0g，静脉滴注。

（19）5%葡萄糖注射液500ml+地塞米松10mg，静脉滴注。

【转诊】

重症患者需转诊上级传染病院进一步处理。

【注意事项】

（1）抗病毒治疗选用神经氨酸酶抑制剂，对磷酸奥司他韦、扎那米韦敏感，对金刚烷胺和金刚乙胺耐药。奥司他韦用于治疗流感时以36h内用药为理想状态。用药期间应密切监测患者的自我伤害、谵妄等异常行为。扎那米韦给药宜间隔12h，bid，可早晚各1次。

（2）对于临床症状较轻且无合并症、病情趋于自限的甲型H1N1流感病例，可按一般流感用药。对于发病时即病情严重、发病后病情呈动态恶化的患者，感染甲型H1N1流感的高危人群应及时给予神经氨酸酶抑制剂进行抗病毒治疗。对于较易成为重症病例的高危人群，一旦出现流感样症状，不一定等待病毒核酸检测结果，即可开始抗病毒治疗。孕妇在出现流感样症状之后，宜尽早给予神经氨酸酶抑制剂治疗。

（3）对于重症和危重患者，也可以考虑使用甲型H1N1流感近期康复者恢复期血浆或疫苗接种者免疫血浆进行治疗。对发病1周内的重症和危重患者，在保证医疗安全的前提下，宜早期使用。推荐用法：一般成人100～200ml，儿童50ml（或根据血浆特异性抗体滴度调整用量），静脉输入。必要时可重复使用。使用过程中，注意过敏反应。

【诊疗新进展】

新型甲型H1N1流感重症患者淋巴组织萎缩、机体免疫功能下降，特别是特异性细胞免疫功能下降更为明显，可能构成了患者死亡机制的重要因素之一。

【预后】

轻型无并发症者，7～10天内可痊愈。本病预后与患者年龄、是否有基础性疾病，治疗是否及时、有无并发症等有关。

三、手足口病

【初诊依据】

（1）流行病学：注意当地流行情况，暴发或散发，病前1周内有无接触史。常见于3岁以下婴幼儿。

（2）临床特点：以口腔炎及手、足皮疹为主，有低热、厌食、口痛，部分患者可无发热。口腔黏膜有散在小疱疹，破溃后成溃疡，常见于舌、颊、硬腭，偶波及软腭、牙龈、扁桃体及咽部。皮疹初为斑丘疹，后转为小疱疹，2～3天后吸收，不留痂，多见于手掌、足底两侧和足跖为多，也可见于臂、腿及臀部，偶见于躯干。皮疹数量由几个到几十个，为玫瑰红色充血性斑丘疹或疱疹，呈圆形或椭圆形，丘疹直径1～2mm，疱疹直径在2～4mm，呈灰白色，周围绕以红晕。

（3）具有下列之一者即可确诊：①肠道病毒（CoxA16、EV71等）特异性核酸检测阳性；②分离出肠道病毒，并鉴定为CoxA16、EV71或其他可引起手足口病的肠道病毒；③急性期与恢复期血清CoxA16、EV716或其他可引起手足口病的肠道病毒中和抗体有4倍以上的升高。

（4）重型：出现神经系统受累表现，如精神差、嗜睡、易惊、谵妄，头痛、呕吐，肢体抖动，肌阵挛、眼球震颤、共济失调、眼球运动障碍，无力或急性弛缓性麻痹，惊厥。体征可见脑膜刺激征，腱反射减弱或消失。

（5）危重型：出现下列情况之一者：①频繁抽搐、昏迷、脑疝；②呼吸困难、发绀、血性泡沫痰、肺部啰音等；③休克等循环功能不全表现。

【并发症】

手足口病可能会有心肌炎、无菌性脑膜炎、肺水肿、肾脏受损等并发症。

【鉴别诊断】

普通患者需与丘疹性荨麻疹、水痘、幼儿急疹、单纯疱疹、疱疹性咽峡炎、药物性皮炎、风疹、带状疱疹等进行鉴别。可根据流行病学特点，皮疹形态、部位，出疹时间，有无淋巴结肿大以及伴随症状等进行鉴别。以皮疹形态及部位最为重要，最终可依据病原学和血清学检测进行鉴别。

【诊疗处方】

重症患者

（1）传染病隔离护理常规。

（2）消化道、呼吸道隔离（严格执行乙类传染病中的特殊传染病进行管理）。

（3）一级护理（卧床休息）。

（4）口腔护理，qid。

（5）流食或暂禁食（多饮水）。

（6）病重或病危通知。严密观察病情变化，密切监护。

（7）传染病报告，立即。

（8）物理降温（必要时）。

（9）保持呼吸道通畅，吸氧（必要时）。

（10）咽拭子培养、咽拭子病毒分离。

（11）粪常规，尿常规。

（12）疱疹内容物涂片+细菌培养。

（13）疱疹液以标记抗体染色检测病毒特异抗原。

（14）血常规，血生化全项，血清病毒抗体（必要时）。

（15）脑脊液常规、生化+病毒RNA（必要时）。

（16）心电图、胸部X线检查，头颅MRI（必要时）。

（17）维生素B$_1$ 10mg，口服，tid。

（18）维生素B$_2$ 10mg，口服，tid。

（19）维生素C 0.1mg，口服，tid。

（20）2%利多卡因，适量，餐前涂口腔溃疡处。

（21）甘露醇：按每次0.5～1.0g/kg，20～30分钟快速静脉滴注，q4h～q8h，并根据病情调整给药间隔时间及剂量。必要时加用呋噻米。

（22）酌情应用糖皮质激素，参考剂量：甲基泼尼松龙1～2mg/（kg·d），或氢化可的松3～5mg/（kg·d），或地塞米松0.1～0.5 mg/（kg·d），病情稳定后，尽早减量或停用。

【注意事项】

（1）隔离期通常7～10天。接触者医学观察1周，每日测体温，检查口腔及皮肤。

（2）本病一般为低热或中等热度，无需特殊处理，可让患儿多饮温开水。如体温超过38.5℃，可在医师指导下服用退热剂。若出现发热不退、呕吐、烦躁不安，应立即去医院诊治，防止重要脏器合并症的发生。发热患儿禁用阿司匹林。

【诊疗新进展】

探讨血清白细胞介素-6（IL-6）、白细胞介素-10（IL-10）、白细胞计数（WBC）、CRP、降钙素原（PCT）水平对手足口病早期合并细菌感染患儿的临床诊断价值。结论：IL-6、IL-10水平在手足口病早期明显升高，但在合并细菌感染和单纯细菌感染鉴别方面临床价值不显著；WBC、CRP、PCT水平对于鉴别手足口病早期是否合并细菌感染具有重要价值。

【预后】

手足口病一般一周内可康复，但如果此前疱疹破溃，极容易传染。手足口病可能会有并发症。本病表现在皮肤和口腔上，但病毒会侵犯心、脑、肾等重要器官。本病如出现高热、白细胞不明原因增高而查不出其他感染病灶时，要警惕暴发性心肌炎的发生。

四、麻疹

【初诊依据】

（1）流行病学：发病前2周内有与麻疹患者有密切接触史，过去未患过麻疹。

（2）临床特点：发热，伴流泪、畏光、结膜充血，上呼吸道卡他症状（喷嚏、流清涕、干咳、咽喉部充血等），可同时伴全身不适、食欲减退，幼儿常有呕吐、腹泻。重型麻疹，高热持续在40℃以上，嗜睡或谵妄、抽搐、咳嗽频繁，可合并肺炎、喉炎、心肌炎、心功能不全、脑炎、中耳炎等。

发病第2～3天出现口腔麻疹黏膜斑，位于双侧第二磨牙对面的颊黏膜上，约0.5～1mm针尖大小的白色小点，周围有红晕，初起时仅数个，1～2天内迅速增多融合，扩散至整个颊黏膜，形成表浅的糜烂，似鹅口疮，2～3天内消失，黏膜斑也可见于下唇内侧及牙龈黏膜。

发病第3～4天皮肤出现皮疹，出疹顺序先耳后、发际、渐及前额、面、颈，自上而下蔓延到胸、腹、背及四肢，最后到达手掌与足底，约2～3天遍及全身。皮疹约2～5mm大小，2～5天出透。皮疹初为淡红色、散在斑丘疹，压之褪色，大小不等，高出皮肤，疹间皮肤正常。出疹高峰时皮疹可融合，颜色转暗，少数患者可呈现出血性皮疹，压之不褪色。出疹时全身浅表淋巴结及肝脾轻度肿大，肺部可闻及干、湿啰音。皮疹出透后中毒症状减轻，同时体温逐渐下降，皮疹随之按出疹的先后顺序消退，留浅褐色色素斑，伴糠麸样细小脱屑，历时约1～2周完全消失。无并发症者的病程为10～14天。成人麻疹的全身症状多较小儿重，但并发症较少。

（3）白细胞计数降低，淋巴细胞相对增高。

（4）取初期患者鼻、咽分泌物或血细胞、尿沉渣细胞，用瑞氏染色查多核巨细胞，在病程第1周阳性率可高达90%。用荧光或酶标记抗体染色，可在鼻咽部或尿脱落细胞中证实麻疹病毒抗原存在，可作为早期诊断的依据。用酶联免疫吸附试验（ELISA）或免疫荧光法，检测患者血清中抗麻疹病毒IgM抗体，在发病后2~3天即可测到，可作为早期、快速的特异性诊断方法。

（5）取前驱期或出疹初期患者的鼻咽分泌物、血液，接种于敏感细胞，可分离到麻疹病毒，但阳性率较低，不作为常规检查。

【并发症】

肺炎、喉炎、心肌炎、心功能不全、脑炎、口腔炎、中耳炎、乳突炎，大多为细菌继发感染。常因慢性腹泻、照顾不当、忌口等引起营养不良及各种维生素缺乏症。原有结核病灶者，可扩散恶化，发生粟粒性结核或结核性脑膜炎。麻疹后也易发生百日咳、水痘等感染。

【鉴别诊断】

与风疹、幼儿急疹、猩红热、肠道病毒感染、药物皮疹等鉴别。

【诊疗处方】

以3岁儿童为例。

1. 普通型

（1）传染病一般护理常规。呼吸道隔离。

（2）二级护理。

（3）眼、鼻、口腔护理。

（4）传染病报告。

（5）流质或小儿半流饮食（多饮水）。

（6）胸部X线检查。

（7）心电图。

（8）尿常规，粪常规。

（9）血常规，血麻疹抗体测定。

（10）维生素C 0.1~0.1g，口服，tid。

（11）维生素B_2 5~10mg，口服，tid。

（12）小儿百部止咳糖浆10ml，口服，bid（咳嗽重者）。

2.肺炎型

（1）传染病护理常规，呼吸道隔离。

（2）一级护理（卧床休息）。

（3）吸氧。

（4）传染病报告。

（5）流质饮食（多饮水）。

（6）血、尿、粪常规，血麻疹抗体测定，血电解质。

（7）心电图，胸部X线检查。

（8）痰培养+药敏。

（9）眼、鼻、口腔护理。

（10）维生素C 0.1g，口服，tid。

（11）维生素B_2 5mg，口服，tid。

（12）小儿清热止咳口服液10ml，口服，tid。

（13）头孢氨苄25～50mg/kg，口服，tid。

（14）5%葡萄糖氯化钠液250ml+利巴韦林10～15mg/kg，静脉滴注，qd。

3.喉炎型

（1）传染病护理常规，呼吸道隔离。

（2）一级护理（卧床休息）。

（3）吸氧（必要时）。

（4）传染病报告。

（5）流质饮食（多饮水）。

（6）0.9%氯化钠注射液20ml+糜蛋白酶5mg+地塞米松2mg，雾化吸入，bid~tid。

（7）喉插管或气管切开（必要时）。

（8）头孢唑林钠0.5～1.0g，肌内注射，tid～qid。

（9）地西泮2.5mg，口服，tid。

（10）泼尼松5mg，口服，qid。

（11）5%葡萄糖氯化钠注射液250ml+利巴韦林10～15mg/kg，静脉滴注，qd。

【注意事项】

（1）应用麻疹减毒活疫苗预防后，发病率显著降低，且症状多不典型。单纯麻疹预后良好，若免疫力低下或有并发症及重型麻疹病死率较高。

（2）保持室内安静、空气流通，温度和湿度适宜，保持眼、鼻、口腔和皮肤的清洁，以生理盐水或3%碳酸氢钠溶液多次漱口，以防止口腔炎、溃疡和鹅口疮。要用温水洗脸，体温过高时用物理降温，一般不用药物降温，以免影响出疹。多饮水，进食易消化的流食或半流食。

（3）合并肺炎时主要用抗生素治疗，常选用青霉素G，肌内注射或静脉滴注，最好根据痰菌药敏试验结果选用抗生素。高热中毒症状重者，可酌情给肾上腺皮质激素。

（4）合并喉炎时应用抗生素及激素静脉滴注治疗。刺激性咳嗽较重且烦躁，用镇静剂及雾化吸入，qh~q3h。病情重者可短期应用肾上腺皮质激素。控制炎症，减轻喉头水肿，选用氢化可的松或地塞米松。呼吸困难者，给氧气吸入。喉梗阻出现明显呼吸困难者，应行气管切开。

（5）心肌炎和心功能不全者，应用强心药及利尿剂、能量合剂。注意水、电解质平衡。

（6）合并脑炎时给予降温、止惊等对症处理。可参考流行性乙型脑炎治疗。

【预后】

麻疹的预后与患者免疫力的强弱有关。年幼体弱，营养不良、佝偻病或其他疾病者，特别是细胞免疫功能低下者，病情较重，易有并发症。若护理不当、治疗不及时，常加重病情。单纯麻疹预后良好，轻型病程短，重型预后差。

五、流行性乙型脑炎

【初诊依据】

（1）流行病学：动物为本病主要传染源。有严格的季节性，多集中在7、8、9月发病，患者多为10岁以下儿童，尤以2~6岁儿童发病率最高。近年来有从儿童转向成年人或老年人的趋势。

（2）潜伏期：4～21天，一般为10～14天。在潜伏期内病毒侵入血液内繁殖，大多数人感染后不出现症状，为隐性感染，但机体可获得免疫。

（3）临床特点：急性起病，持续高热、头痛、恶心、呕吐，多有嗜睡或精神萎靡等毒血症状，数天后可转入昏迷、反复惊厥或抽搐，重型患者可出现中枢性呼吸衰竭。体检有脑膜刺激征及病理征阳性，瞳孔缩小或散大或两侧不等大，腹壁反射及提睾反射消失或减弱，肢体可发生瘫痪，伴肌张力增强。

（4）血常规：发病1～2天内白细胞计数及中性粒细胞增高，一般在（10～20）×10^9/L，个别甚至更高，中性粒细胞在80%以上，部分患者血象始终正常。

（5）脑脊液检查：脑脊液呈无菌性改变。外观无色透明或微混，压力增高，白细胞计数多在（50～500）×10^6/L，少数高达$1000×10^9$/L以上。早期以中性粒细胞为主，随后则淋巴细胞增多。白细胞计数的高低与病情轻重及预后无关。血糖正常或偏高，氯化物正常，蛋白质轻度增高，细菌阴性。少数患者病初脑脊液检查可正常。

（6）血清学检查：补体结合试验单份血清抗体效价大于1∶4或双份血清抗体效价增高4倍以上者，有诊断意义。乙脑特异性IgM抗体阳性有早期诊断意义。

【并发症】

约30%患者有不同程度的后遗症，主要为意识异常、智力障碍、痴呆、癫痫样发作及肢体强直性瘫痪等。

【鉴别诊断】

（1）中毒型菌痢：与流行性乙型脑炎的发病季节相同，多见于夏、秋季。一般不出现颈项强直及脑膜刺激症状。特殊情况下可进行腰椎穿刺取脑脊液检查，中毒型菌痢脑脊液无变化。

（2）化脓性脑膜炎：多发生在冬、春季，脑脊液混浊，其中白细胞可数以万计，中性粒细胞在80%以上，糖减低，蛋白质升高。脑脊液涂片及培养有细菌生长。

（3）其他病毒所致脑炎：腮腺炎脑炎、肠道病毒脑膜脑炎、单纯疱疹病毒脑炎，各有其特征。

（4）其他相似症状的病：蛛网膜下腔出血、脑溢血、疟疾流行区的脑型疟疾等，如在夏季发生，也应与流行性乙型脑炎鉴别。

【诊疗处方】

轻、中型

（1）传染病隔离护理常规，昆虫隔离。

（2）传染病报告。

（3）一级护理。

（4）病重通知。

（5）吸氧。

（6）流质或半流质饮食。

（7）血常规，肝、肾功能，CO_2-CP，血清钾、钠、氯化物，血清乙脑特异性IgM抗体测定，抗-HIV，TPPA，HBsAg，抗-HCV、抗-HEV（IgG、IgM）。

（8）尿常规，粪常规。

（9）心电图，胸部X线检查。

（10）记24h出入量。

（11）吸痰（必要时）。

（12）口腔护理，bid。

（13）测体温、血压、脉搏，观察瞳孔，30min～4h一次。

（14）板蓝根冲剂1包，冲服，tid。

（15）维生素C 0.1g，口服，tid。

（16）维生素B_1 20mg，口服，tid。

（17）干扰素100万U，肌内注射，qd。

【转诊】

重型患者（高热、惊厥、呼吸衰竭）需及时转诊上级传染病院进一步治疗。

【注意事项】

（1）降高热：以物理方法降温为主，如用空调降低室温、头部冰帽、用冷盐水纳肛等；药物降温用氯丙嗪和异丙嗪每次各 0.5～1mg/kg，肌内注射。使体温控制在 38℃左右。

（2）抗惊厥或抽搐：处理包括去除病因及镇静止痉。如脑水肿所致者以脱水为主，用 20% 甘露醇 250ml，快速静脉滴注，根据病情每 4～6h 重复应用。加用肾上腺皮质激素、呋塞米、50% 葡萄糖注射液效果更好。若因脑实质病变引起的抽搐，首选地西泮，成人每次 10～20mg，小儿每次 0.1～0.3mg/kg（每次不能超过 10mg），肌内注射或缓慢静脉注射；或水合氯醛保留灌肠，成人每次 1.0～2.0g，小儿每次 0.1g/岁（每次不超过 1.0g）。

（3）呼吸衰竭的治疗：①保持呼吸道通畅：头偏向一侧，及时吸痰，防止痰液阻塞呼吸道。如痰液黏稠可用 a-糜蛋白酶 5mg（小儿 0.1mg/kg）、沐舒坦和糖皮质激素，以生理盐水稀释后雾化吸入。必要时气管切开或气管插管及应用人工呼吸机。②应用呼吸中枢兴奋剂：如洛贝林，成人每次 3～6mg，小儿每次 0.15～0.2mg/kg，稀释后静脉注射或静脉滴注，亦可用尼可刹米、二甲弗林、哌甲酯等，可交替使用。

（4）应用血管扩张剂：山莨菪碱注射液成人 20mg/次，儿童每次 0.5～1mg/kg，稀释后静脉注射或静脉滴注，可重复应用。

（5）抗病毒治疗：可用利巴韦林 15mg/kg 加入 10% 葡萄糖注射液 200ml 静脉滴注，连用 1～2 周。阿糖腺苷 15mg/（kg·d），稀释后缓慢静脉滴注，连用 2～3 周。α-干扰素 100 万 U，肌内注射，qd，连用 1～2 天。

（6）高压氧治疗：高压氧治疗 2～4 次，有助于意识的恢复。

【诊疗新进展】

人血丙种球蛋白联合甲强龙冲击治疗流行性乙型脑炎具有良好的近期和远期疗效。

【预后】

轻型和普通型患者大多可顺利恢复，重型和爆发型患者的病死率较高。约30%的重症患者留有后遗症，儿童较成年人有更高的发生率，主要有失语、肢体瘫痪、意识障碍、痴呆及帕金森综合征等，经积极治疗可有不同程度恢复。

六、狂犬病

【初诊依据】

（1）病史：发病前有犬、猫等狂犬动物咬伤或抓伤史，有皮肤或黏膜破损处被其唾液污染，或接触兽、畜皮，或进食患病兽、畜肉史。

（2）流行病学：狂犬系本病主要传染源。病毒主要通过病犬咬伤传播，也可由病毒唾液经各种伤口和抓伤、舔伤的黏膜和皮肤而入侵。潜伏期一般为1～3个月，短至5天，长至1年以上，个别长达19年。

（3）前驱期：局部症状为原愈合的伤口附近有麻木、瘙痒、疼痛及蚁走等异样感觉；全身症状可有低热、乏力、头痛、恶心、全身不适，继而恐惧不安、烦躁失眠，对声、光、风等刺激敏感，出现喉头紧缩感、唾液增多、流泪、出汗等。本期持续2～4天。

（4）兴奋期：本期约1～3天。表现为高度兴奋、暴躁、极度恐怖表情、恐水、怕风、发作性咽肌痉挛、呼吸困难、极度口渴而不敢饮，甚至提及饮水及听到流水声皆可引起咽肌痉挛发作；风、光、声等刺激也可引起咽肌痉挛。严重时发生全身抽搐，呼吸肌痉挛致呼吸更加困难。患者交感神经功能亢进，表现为大汗淋漓、唾液分泌增加、心率加快、血压升高、体温可高达40℃。部分患者可有精神失常、定向力障碍、幻觉等。患者常在发作时死于呼吸或循环衰竭。

（5）麻痹期：肌肉痉挛停止，出现全身弛缓性瘫痪，呼吸变慢不规则，心搏微弱，由安静转入昏迷状态，最终死于呼吸、循环衰竭。本期仅6～18小时。

本病全程一般不超过6天。除上述狂躁型外，尚有以脊髓或延髓受损为主的麻痹型，无兴奋期和典型的恐水表现，常见高热、头痛、呕吐、腱反射消失、肢体软弱无力、共济失调和大、小便失禁等症状，因肌肉瘫痪而死亡。

（6）辅助检查：根据流行病学史和临床特点做出临床诊断，但确诊有赖病原学实验室检查的阳性结果。①血常规：白细胞增高，可达（10～20）×10⁹/L，中性粒细胞增高，可超过80%。②病毒分离：发病后4～24小时取患者的唾液或脑脊液分离病毒。③免疫荧光抗原测定：用患者唾液、鼻咽洗液、角膜印片、皮肤切片或脑组织涂片，以检测病毒抗原。阳性率为98%。④聚合酶链反应（PCR）检测病毒RNA阳性，有早期诊断价值。⑤内基小体检查：取死者脑组织做切片染色，镜检找内基小体，阳性可确诊。用于死亡后确诊。

【并发症】

可出现不适当抗利尿激素分泌，尚可并发肺炎、气胸、纵隔气肿、心律不齐、心衰、动静脉栓塞、上腔静脉阻塞、上消化道出血、急性肾功能衰竭等。

【鉴别诊断】

本病需与破伤风、病毒性脑膜脑炎、脊髓灰质炎等鉴别。

【诊疗处方】

（1）传染病隔离护理常规，接触隔离。

（2）传染病报告。

（3）一级护理（医护人员戴乳胶手套）。

（4）流食或半流食或鼻饲饮食（必要时）。

（5）单间病室，安静，避光、音、水、风。随时严格消毒，焚烧所用物品。

（6）告病重。心电监测观察生命体征。

（7）氧气吸入，气管切开，人工呼吸机（早期）。

（8）清洗伤口，立即。

（9）静脉插管高营养。

（10）血常规，血清钾、钠、氯化物，CO_2-CP，血气分析，血狂犬病IgM测定，抗-HIV，TPPA，HBsAg，抗-HCV。

（11）尿、唾液、鼻咽分泌物免疫荧光染色检查。

（12）尿常规，粪常规。

（13）床边心电图（必要时）。

（14）TAT皮试。

（15）20%甘露醇250ml，静脉注射（必要时）。

（16）狂犬病血清20~30ml，肌内注射，qd。

（17）地西泮10mg，口服，tid。

（18）10%葡萄糖注射液250ml+氢化可的松300mg，静脉滴注，qd。

【转诊】

出现上述并发症患者需及时转诊上级传染病院进一步治疗。

【注意事项】

（1）紧急处置：接诊后立即将患者入住单病室严格隔离，防止唾液污染，尽量保持安静，减少光、风、声等刺激。给予氧气吸入，必要时气管切开呼吸机辅助呼吸。狂躁时用镇静剂，如安定、苯巴比妥等。纠正酸中毒，维持水、电解质平衡。有心动过速、心律失常、高血压者，可用 β 受体阻滞剂或强心剂。有脑水肿时给予脱水剂。狂犬病血清20~30ml，每日或隔日肌内注射1次。

（2）犬咬伤后的伤口处理：挤出污血，伤口应尽快用20%肥皂水或0.1%苯扎溴胺彻底冲洗至少半小时，力求去除带有狂犬病毒的狗涎。冲洗后用75%乙醇擦洗或2%浓碘酒反复涂拭，伤口一般不予缝合或包扎，以便排血引流。如有抗狂犬病免疫球蛋白或免疫血清，则应在伤口底部和周围行局部浸润注射。

【预后】

无特效治疗，以对症综合治疗为主。病死率100%，一般于发病3~6天后死于呼吸、循环衰竭。

第二节 细菌性疾病

一、猩红热

【初诊依据】

（1）流行病学：1周内与猩红热、咽峡炎、扁桃体炎、皮肤化脓感染者密切接触史。潜伏期 1～7 天，一般为 2～3 天。典型患者起病 24h 内出现特征性猩红色样皮疹。

（2）临床特点：起病急，发热、畏寒、化脓性咽峡炎、全身酸痛、头痛、呕吐、便秘或腹泻等。发病早期舌面覆盖白苔，乳头红肿并突出于白苔之上，以舌尖及边缘为著，称"草莓舌"。2～3 天后白苔脱落，舌面光滑呈肉红色，乳头仍隆起，称"杨梅舌"。发热后 24 小时内开始发疹，出疹顺序先耳后、颈部、上胸部，24 小时内迅速蔓延至全身。皮疹排列密集，呈针尖大小稍隆起的点状猩红色皮疹，全身皮肤发红，压之褪色，伴有痒感。面部充血潮红，但无皮疹，口鼻周围无充血呈现白色，形成"口周苍白圈"。皮肤皱褶处皮疹密集，常伴有针头大小出血点，呈紫色线状，称"线状疹"。多数情况下，皮疹于 48 小时达高峰，然后按出疹顺序开始消退，2～3 天内完全消退，但重者可持续 1 周左右。疹退后开始皮肤脱屑，皮疹密集处脱屑更为明显，尤以粟粒疹为重，轻者多为糠屑样，重者可呈片状，四肢特别是手掌、脚底常为大片状，有时呈手套、袜套状脱皮。重症脱皮可历时 3～5 周。

（3）辅助检查：①血常规：血白细胞计数及中性粒细胞增高，重症可见中毒颗粒及核左移现象，出疹后嗜酸粒细胞亦可增高。②尿检查：早期因中毒性肾炎可有一过性轻度蛋白尿。晚期因并发肾小球肾炎，尿中可出现蛋白、红细胞、白细胞及管型。③咽拭子或其他病灶分泌物的培养：可有 β 型溶血性链球菌生长。咽拭子涂片，用免疫荧光检查，可快速诊断。

【并发症】

（1）化脓性并发症：可由本病病原菌或其他细菌直接侵袭附近组织器官引起中耳炎、乳突炎、鼻旁窦炎、颈部软组织炎、蜂窝织炎、肺炎等。

（2）中毒性并发症：中毒性心肌炎、心包炎等。病变多为一过性，预后良好。

（3）变态反应性并发症：一般见于恢复期，可出现风湿性关节炎、心肌炎、心内膜炎，心包炎及急性肾小球肾炎。并发急性肾炎时一般病状轻，多能自愈，很少转为慢性。

【鉴别诊断】

（1）白喉：白喉咽峡炎比猩红热者轻，但假膜较紧韧且不易抹掉，用力剥掉后可见有小出血点。猩红热者为脓性分泌物，容易剥脱。有时猩红热与白喉可合并存在，细菌学检查有助于诊断。

（2）传染性单核细胞增多症：传染性单核细胞增多症亦可出现咽峡炎甚至溃疡。患者血中白细胞亦可增高，但分类以单个核细胞增多为突出表现。

（3）川崎病：川崎病发热时间较长，除见草莓舌外，口腔黏膜有弥漫性红斑形成，但无咽峡部化脓性病变，皮疹呈多形性，出疹多从四肢开始，逐渐遍及全身，伴有四肢末端硬性水肿、关节炎、心脏病变等。病原菌检查可助鉴别。

（4）药疹：如青霉素、磺胺类药、异烟肼、乙胺丁醇、退热止痛片、苯妥英钠、诺氟沙星、林可霉素、胃得乐等，以及某些中成药如十滴水、复方青黛片等均有发生猩红热样皮疹的报道。药疹均有用药史，皮疹多呈多样化，既有猩红热样，也有麻疹样或荨麻疹样同时存在，皮疹分布不均匀，出疹顺序也不像猩红热那样，也无咽峡炎表现。

【诊疗处方】

（1）传染病护理常规，呼吸道隔离。

（2）二级或一级护理（出疹期禁用肥皂等洗浴）。

（3）高热量半流质饮食（多饮水，并发肾炎者宜低盐饮食）。

（4）传染病报告。

（5）物理降温（必要时）。

（6）咽拭细菌培养或涂片。

（7）血常规，血电解质，肝、肾功能，血清AST、磷酸肌酐激酶，血培养+药敏，HBsAg，抗-HCV，抗-HIV，TPPA。

（8）尿常规，粪常规。

（9）心电图。

（10）胸部X线检查。

（11）口腔护理，口服，bid。

（12）维生素C 0.1g，口服，tid。

（13）复合维生素B 2片，口服，bid。

（14）头孢克肟50~100mg，口服，bid，疗程5~7天；亦可用红霉素，成人1.5~2g/d，儿童30~50mg/（kg·d），分4次静脉滴注。

（15）甲氧苄胺嘧啶（TMP）0.1g，口服，bid。

【注意事项】

（1）口腔护理：给予复方硼砂液或氯已定含漱液漱口，溶菌酶含片含服，以利及早清除细菌，减轻咽痛。

（2）药物治疗：首选青霉素，成人80~160万U，儿童2~4万U/kg，q6h~q12h，肌内注射，疗程5~7天。约80%的患者用药24小时即可退热，95%的患者1天后咽培养转阴性。对脓毒型或中毒型等严重患者应加大剂量，800~2000万U/d，分2~3次静脉滴注。疗程应延长至10天或热退后3天。

对青霉素耐药或过敏者，可选用红霉素，成人1.5~2g/d，儿童30~50mg/（kg·d），分4次静脉滴注。也可用复方磺胺甲噁唑（SMZ-TMP），成人每日4片（每片含磺胺甲噁唑0.4g，甲氧苄啶0.08g），分2次口服，儿童酌减。使用各种抗菌药物同时加用TMP，0.1g，bid。

如用青霉素治疗2天后病情仍无明显好转，应根据培养及药物敏感改用适当抗菌药物，如苯唑西林、氯唑西林、克林霉素、林可霉素、红霉素等。待有培养结果后再行调整，以免耽误治疗。

（3）并发症的治疗：①中毒症状的处理：中毒症状严重，导致感染中毒性休克发生时，应积极补充液体以扩容，纠正酸中毒，给予血管活性药等。如有中毒性心肌炎，应绝对卧床，适量输液，给予大量维生素C、细胞色素C、辅酶A、ATP等。同时可应用泼尼松静脉滴注。②局部脓肿与重要部位的化脓病灶的处理：除全身应用大剂量抗菌药物外，局部采用针吸抽脓、切开引流等外科手术清理病灶。如咽峡炎反复发作，内科治疗不易使细菌转阴者，可行扁桃体摘除。③变态反应并发症的治疗：对有风湿病并发症的患者，应注意卧床休息，除应用阿司匹林等抗风湿药物以外，应延长青霉素的疗程，防止链球菌再感染，减少风湿病的复发。一般可用长效青霉素制剂。对有肾小球肾炎者，除需充分休息、按肾炎患者相应处理外，亦应用青霉素，疗程至少2周。

【预后】

普通型患者1周左右能治愈，皮疹退后开始皮肤脱屑，可呈片状脱皮，常有变态反应性并发症。脓毒型患者可引起败血症，但目前少见。中毒型患者可出现出血、休克等并发症，病死率高。外科型患者一般症状较轻，预后良好。

二、流行性脑脊髓膜炎

【初诊依据】

1. 流行病学

流行性脑脊髓膜炎（流脑）带菌者和患者是唯一的传染源。人群对本病普遍易感，多见于儿童，冬、春季节发病较多，自11月至次年2月上升，3～4月达高峰。潜伏期1～7天，一般为2～3天。流脑初期症状类似上呼吸道感染，1～2天后病情加剧，出现脑膜炎症状。

2. 临床特点

（1）普通型：分为三期，上呼吸道感染期，表现为低热、咽痛、鼻塞、鼻咽部分泌物增多。1～2天后进入败血症期，患者突然出现恶寒、寒战、高热、头痛、呕吐、全身酸痛、神志淡漠或烦躁等毒血症症状，70%患者有出血性皮疹。1～2天后进入脑膜炎期，除败血症期高热及中毒症状外，中枢神经系统症状加重。患者因颅内压增高而头痛欲裂、呕吐频繁、血压增高而脉搏减慢，脑膜刺激征阳性。本期经治疗通常在2～5天内进入恢复期。三期不易区分，病情轻重不一。

（2）暴发型：多见于儿童，起病急，病情严重，常在24小时内危及生命。按临床特点可分为三型：①败血症休克型：突发寒战、高热、面色发白、四肢发凉、头痛、呕吐，迅速出现精神极度萎靡、意识障碍。短期内出现广泛皮肤瘀点、瘀斑，迅速增多而融合成片或坏死。循环衰竭为本型特点，休克早期血管普遍收缩。多无脑膜刺激征，脑脊液多澄清。血培养多阳性。瘀点涂片可发现革兰阴性双球菌。常死于呼吸、循环衰竭。②脑膜脑炎型：以脑实质损害为突出临床表现。剧烈头痛、频繁呕吐、反复持续惊厥、迅速陷入昏迷。瞳孔改变，呼吸衰竭或呼吸突然停止。③混合型：病死率最高，常同时或先后出现败血症休克型和脑膜脑炎型的表现。

（3）慢性败血症型：以病程迁延，反复发作为特征，常见于成年人。有间歇性畏寒、发热、关节疼痛。每次发作历时约12小时后缓解，每隔1～4天后再次发作，每次发作时皮疹成批出现，亦可见瘀点。常伴关节痛、脾大、血液白细胞增多，血液培养可为阳性。病程可迁延数月。

3. 实验室检查

（1）血常规：发病1～2天内白细胞计数明显增高，一般为（10～20）×10^9/L左右，高者可达40×10^9/L或以上，中性粒细胞占80%～90%，也有白细胞计数不增高者，甚至降低，多属重症，预后较差应引起注意。血小板在暴发型时常显著减少，常在（80～90）×10^9/L以下，有DIC者呈进行性减少。

（2）脑脊液：呈典型的化脓性改变，压力增高，外观混浊，白细胞计数常在1000×10^9/L以上，多核细胞在

80%～90%以上；蛋白显著增高，糖明显降低，氯化物也降低。早期脑脊液改变不明显，必要时12～24小时后复查。

（3）细菌学检查：瘀点或脑脊液涂片可见革兰阴性双球菌。血培养、脑脊液培养，要在用抗生素之前取样，可提高阳性率。培养阳性时，要做药物敏感试验。此外，鼻咽拭子也可做培养。

（4）免疫学试验：特异性抗原检测，用特异性抗体检测血、脑脊液中脑膜炎球菌特异性抗原，是早期快速诊断方法，一般在病程3天内检查。特异性抗体检测，用患者早期和恢复期血清，检测特异性抗体，病程中升高4倍有诊断价值。

【并发症】

（1）继发感染：在败血症期播散至其他脏器而造成的化脓性病变，脑膜炎本身对脑及其周围组织造成的损害，以及变态反应性疾病。

（2）化脓性迁徙性病变：有全眼炎、中耳炎、化脓性关节炎（常为单关节炎）、肺炎、脓胸、心内膜炎、心肌炎、睾丸炎、附睾炎。

（3）脑及周围组织因炎症或粘连：引起的损害中有动眼肌麻痹、视神经炎、听神经及面神经损害、肢体运动障碍、失语、大脑功能不全、癫痫、脑脓肿等。慢性患者，尤其是婴幼儿，因脑室间孔或蛛网膜下腔粘连以及脑膜间的桥静脉发生栓塞性静脉炎，可分别发生脑积水或硬膜下积液。

（4）变态反应疾病：在病程后期可出现血管炎、关节炎及心包炎等。

（5）后遗症：可由任何并发症引起，其中常见者为耳聋、失明、动眼神经麻痹、瘫痪、智力或性情改变、精神异常和脑积水。

【鉴别诊断】

（1）与其他化脓性脑膜炎相鉴别：应与肺炎球菌、葡萄球菌、流感杆菌、铜绿假单胞菌所致的化脑鉴别。

（2）与与流行性乙型脑炎鉴别。

（3）与虚性脑膜炎鉴别：败血症、伤寒、大叶性肺炎等急性感染患者有严重毒血症时，可出现脑膜刺激征，但脑脊液除压力稍增高外，余均正常。

（4）与中毒型细菌性痢疾鉴别：确诊依靠粪便细菌培养。

（5）与蛛网膜下腔出血鉴别：起病突然，以剧烈头痛为主，重者继以昏迷。体温常不升高，脑膜刺激征明显，但皮肤黏膜无瘀点、瘀斑，无明显中毒症状。脑脊液为血性。脑血管造影可发现动脉瘤、血管畸形等改变。

【诊疗处方】

普通型

（1）传染病护理常规。

（2）一级护理。

（3）呼吸道隔离。

（4）传染病报告。

（5）流质或半流质或鼻饲饮食。

（6）病重通知。

（7）吸氧（必要时）。

（8）物理降温（必要时）。

（9）测体温、血压、脉搏、呼吸、神志，qid。

（10）血常规，钾、钠、氯化物，肾功能，血培养+药敏，抗-HIV，TPPA，HBsAg，抗-HCV。尿常规，粪常规。脑脊液常规、生化、细菌培养+药敏。血或脑脊液查脑膜炎球菌抗原（必要时）。瘀点涂片找脑膜炎球菌。

（11）胸部X线检查，心电图。

（12）复合维生素B 2片，口服，tid。

（13）维生素C 0.1g，口服，tid。

（14）碳酸氢钠2.0g，口服，tid。

（15）地西泮5～10mg，口服（必要时）。

（16）10%葡萄糖注射液500ml+磺胺嘧啶1.5～2.0g，静脉滴注，qid。

（17）5%～10%葡萄糖注射液50～100ml+头孢曲松钠1.0～2.0g，qd~bid（于30min内滴入）。

【转诊】

暴发休克型、慢性败血症型及出现严重并发症者需转诊上级医院进一步治疗。

【注意事项】

（1）紧急处置：流脑病情进展快，入院后要及时建立并保留静脉输液通道，适量输入液体，使每日尿量在1000ml以上。必要时给予吸氧、物理降温、镇静止痛，抗休克，补充血容量，心功能不全酌情选用洋地黄、酚妥拉明，脑水肿者应用20%甘露醇，每次5ml/kg，q4h~q6h，加用呋塞米及糖皮质激素，酸中毒者用碳酸氢钠纠正等。

（2）抗菌药物的应用：首选青霉素、氨苄西林、头孢曲松钠。还可选用磺胺嘧啶、头孢噻肟、头孢唑肟等。

（3）DIC治疗：早期应用肝素钠每次0.5mg/kg，首次可加入10%葡萄糖注射液20ml静脉推注，以后改静脉滴注，q4h~q6h。若后期出现纤溶现象，加用6-氨基己酸等纤溶酶抑制药。

（4）激素治疗：严重毒血症、有大量瘀斑、休克或脑膜脑炎患者，用氢化可的松200～400mg/d，或地塞米松10～20mg/d，静脉滴注，休克纠正后，即可停药。

【诊疗新进展】

加用免疫球蛋白联合甲基泼尼松龙静脉注射，能够提高患者的免疫力，有效提高免疫治疗效果。

【预后】

暴发型患者的病程凶险，预后较差；年龄2岁以下及高龄者预后差；在流行高峰时发病者预后差，流行末期较佳；有反复惊厥、持续昏迷者预后差；治疗较晚或治疗不彻底者预后不良，并且易发生并发症及后遗症。

三、白喉

【初诊依据】

1. 流行病学

本病患者及带菌者为主要传染源。从潜伏期末即有传染性。恢复期和健康带菌者是重要传染源。本病主要通过呼吸道传播，日常接触也可传染。通过牛奶可引起暴发流行，人群对本病普遍易感，2～10岁发病率最高。呈全年发病但以秋季发病数开始增加，11～12月份为高峰，并延续到次年3月。病后可获得持久免疫力。潜伏期1～7天，多为2～4天。

2. 临床分型

（1）咽白喉：最常见。表现为咽痛、扁桃体肿大、红肿，其上覆有片状灰白色假膜，可逐渐扩大，边缘清楚，不易被剥脱，脱后可见出血。假膜可局限于腭弓、悬雍垂等处，常有颌下淋巴结肿大及压痛。全身症状有轻度或中度发热、乏力、食欲减退等，偶有恶心、呕吐。婴儿表现欠活泼、爱哭闹、常流口水等。重型全身中毒症状重，常伴高热、面色苍白、恶心、呕吐、脉细数，严重者血压下降。极重型出现烦躁不安、呼吸急促、心律失常或中毒性休克等，抢救不及时常易死亡。

（2）喉白喉：多由咽白喉蔓延而来，也可为原发性白喉。婴幼儿多见。主要表现为饮水呛咳、粗糙的干咳、声音嘶哑，甚至失音，犬吠样咳嗽，呼吸急促和吸气性呼吸困难，严重时可出现鼻翼扇动，吸气时肋间软组织、锁骨上、剑突下凹陷、发绀、烦躁不安，如假膜延伸至气管，则呼吸困难更严重，可因假膜脱落而窒息死亡。

（3）鼻白喉：多与咽白喉、喉白喉并存。多见于婴幼儿。主要表现为鼻塞，流浆液性血性鼻涕，鼻孔周围皮肤受分泌物浸渍而发红、糜烂、结痂。单纯的鼻前庭白喉，全身症状轻，可有微热、张口呼吸、吮乳困难、睡眠不安、消瘦等。

（4）其他部位白喉：如眼结膜、耳、口腔、外阴、新生儿脐部、食管等。无论在何部位，均于局部有假膜形成，全身中毒症状轻。

3. 辅助检查

（1）血常规：白细胞计数多升高，达 10×10^9/L，严重者可超过 30×10^9/L，中性粒细胞增多，重症可见中毒颗粒，有核左移，血小板减少。

（2）尿检查：尿中可有蛋白、红细胞、白细胞及管型。

（3）病原学检查：①直接涂片镜检：以亚甲蓝或革兰染色法找白喉杆菌。②细菌学培养：可区分白喉与其他棒状杆菌，并可做毒力试验。如培养出有毒力的白喉杆菌，即可确诊。

（4）其他检查：对疑有喉白喉者，应做喉镜检查，以观察有无假膜形成，并取材做病原学检查。

【并发症】

白喉毒素虽然可以累及全身细胞，但心脏、神经系统和肾脏最为显著。严重型白喉可并发心肌炎或周围神经麻痹，偶尔也可发生中毒性肾炎。

【鉴别诊断】

1.咽白喉需与下列疾病鉴别

（1）急性扁桃体炎：起病急，热度高，扁桃体红肿，咽痛明显；分泌物较薄，色较淡，仅限于扁桃体，拭之容易剥落。

（2）鹅口疮：热度不高，有白色片状块物附着于口腔黏膜，可蔓延至咽部。白膜松，易剥离。病变范围虽可很广泛，但中毒症状不显著。

（3）溃疡膜性咽炎：咽部有坏死性溃疡和假膜，常伴牙龈炎，易出血，口腔有恶臭。咽拭子涂片可找到梭形杆菌和螺旋体。

（4）传染性单核细胞增多症：扁桃体上有白膜，消退慢。涂片和培养无白喉杆菌，白喉抗毒素治疗无效。周围血液中有异常淋巴细胞，血嗜异性凝集试验可呈阳性，特异抗体阳性。

2.喉白喉需与下列疾病鉴别

（1）急性喉炎：儿童期的急性喉梗阻大多由于急性喉炎、麻疹并发喉炎和喉白喉所引起。麻疹并发喉炎者有麻疹史；急性喉炎起病急，突然呼吸困难。由于原发性喉炎患者的咽部无假膜，故出现喉梗阻时小易确诊；如有白膜自气管切开口处喷出，则应考虑白喉的诊断。

（2）气管内异物：有异物吸入史，当异物吸入时有剧烈咳嗽，以后咳嗽呈阵发性。无假膜发现，胸透时常可见局限性肺气肿或肺不张。

3.鼻白喉需与下列疾病鉴别

（1）鼻腔内异物：常为一侧性，检查时可发现鼻腔内有异物而无假膜。

（2）先天性梅毒：常伴有其他梅毒症状，鼻腔内有溃疡而无白膜。血清性病研究实验室（VDRC）试验阳性。

【诊疗处方】

以6岁儿童为例。

1.咽白喉

（1）传染病护理常规。呼吸道隔离。

（2）二级或一级护理。

（3）半流质饮食或鼻饲饮食。

（4）鼻、咽黏膜或分泌物拭子培养及直接涂片查白喉杆菌。

（5）传染病报告。

（6）严格卧床休息。

（7）心电图。

（8）血常规，白喉杆菌免疫荧光检查，TPPA，HBsAg，抗-HCV。

（9）尿常规，粪常规。

（10）气管切开（必要时）。

（11）胸部X线检查。

（12）白喉抗毒素皮试。

（13）青霉素皮试（用青霉素前）。

（14）白喉抗毒素2万U，肌内注射，立即。

（15）吸氧+雾化吸入。

（16）口腔护理，tid。

（17）测血压，qd。

（18）青霉素40万U，肌内注射，q6h；或5%～10%葡萄糖注射液500ml+维生素C 1.0g+红霉素1.0g，静脉滴注，bid。

（19）维生素 C 0.1g，口服，tid。

（20）维生素 B_1 20mg，口服，tid。

2. 喉白喉

（1）传染病护理常规。呼吸道隔离（建立特别护理记录单）。

（2）一级护理（严格卧床休息）。

（3）流质饮食或鼻饲饮食。

（4）病重通知。

（5）传染病报告。

（6）喉插管或气管切开（必要时）。

（7）鼻咽拭子培养及涂片查白喉杆菌。

（8）胸部 X 线检查。

（9）心电图。

（10）血常规，白喉杆菌免疫荧光检查，TPPA，HBsAg，抗 –HCV。

（11）尿常规，粪常规。

（12）测血压，qd。

（13）白喉抗毒素皮试，立即。

（14）青霉素皮试，立即。

（15）5% 葡萄糖注射液 250ml+白喉抗毒素 2 万 U，静脉滴注，立即。

（16）口腔护理，tid。

（17）蒸气雾化吸入，qid。

（18）维生素 C 0.1g，口服，tid。

（19）苯巴比妥 10mg，口服，qid。

（20）青霉素 40 万 U，肌内注射，q6h；或 5% ～10% 葡萄糖注射液 500ml+维生素 C 1.0g+红霉素 1.0g，静脉滴注，bid。

3. 白喉心肌炎

（1）儿科护理常规。呼吸道隔离（建立特别护理记录单）。

（2）病危通知。

（3）一级护理。

（4）心电、血压监护。

（5）心脏起搏（必要时）。

（6）血常规，钾、钠、氯化物测定，AST，同工酶测定，TPPA，HBsAg，抗-HCV。

（7）高热量流质饮食。

（8）尿常规，粪常规。

（9）维生素 C 0.1g，口服，tid。

（10）维生素 B_1 10mg，口服，tid。

（11）泼尼松 5mg，口服，qid。

（12）肌苷口服液 10ml，口服，bid。

（13）10% 葡萄糖注射液 250ml+10% 氯化钾注射液 7.5ml+ATP 20mg+辅酶 A 50U+维生素 B_6 100mg，静脉滴注，qd。

（14）5% ~ 10% 葡萄糖注射液 500ml+维生素 C 1.0g+红霉素 1.0g，静脉滴注，bid。

【注意事项】

1. 一般治疗

患者应卧床休息，轻者 3 周，重者 4 ~ 6 周，如有心肌炎需延长至 6 周以上。卧床休息对改善白喉患者的预后影响较大。注意口腔清洁，防止口腔炎和肺炎的发生。病期 2 ~ 3 周时，应注意中毒性心肌炎的发生。病期 3 ~ 4 周时，应注意周围神经麻痹的发生。

2. 病原治疗

（1）白喉抗毒素：应尽早足量给药，因抗毒素只能中和血清中游离的外毒素，不能中和进入细胞内的外毒素。病后 3 ~ 4 天为治疗早晚的分界。用量视假膜部位及中毒症状的轻重和治疗开始之早晚而定。轻、中型为 3 万 ~ 5 万 U，重型 6 万 ~ 10 万 U。治疗晚者抗毒素的用量宜相应加大，喉白喉适当减量，并密切注意用抗毒素后假膜很快脱落，堵塞气道造成窒息的危险，如有喉梗阻或假膜脱落，堵塞气道者，应立即气管切开取膜。抗毒素肌内注射后 24h 达血峰浓度，而静脉注射仅需 30min。对于重症及治疗晚者常将抗毒素稀释于 100 ~ 200ml 葡萄糖注射液中缓慢静脉滴注。注射前必须做皮试，过敏者需采用脱敏疗法注射。应用抗毒素后2~3周有时可出现血清病，有发热、荨麻疹、关节肿痛、脾大等。

（2）抗菌药物：青霉素G为首选药物，与抗毒素合用提高疗效，缩短病程。青霉素G用量为80万~160万U/次，分2~4次肌内注射，疗程7~10天。若青霉素过敏，可用红霉素，10~15mg/（kg·d），分3~4次口服，疗程7~10天。亦可选用头孢菌素。

3. 对症治疗

对有烦躁不安者，给予镇静剂，如地西泮、苯巴比妥等。对重型、喉白喉以及并发中毒性心肌炎者，宜及早加用肾上腺皮质激素，并给予足量维生素B_1。喉白喉或假膜蔓延至气管、支气管，出现梗阻现象者，应尽早行气管切开，以防窒息。发生严重全身中毒症状时，应按感染性休克治疗。

【预后】

预后与年龄、治疗早晚、临床类型、并发症及是否接受预防接种等有关。严重者可并发心肌炎和神经瘫痪。应用抗毒素和抗生素治疗后，病死率可降至5%以下，多死于心肌炎。

四、伤寒及副伤寒

【初诊依据】

1. 流行病学

当地有伤寒疫情，病前2~3周有不洁饮食或接触伤寒患者或带菌者，或进入疫区史。患者和带菌者为本病主要传染源。粪-口传播为主要传播途径。病后可获较持久的免疫。潜伏期一般为7~14天。

2. 临床特点

（1）伤寒：典型伤寒起病大多缓慢。发热是最早出现的症状，发热前可伴有畏寒，寒战少见；常伴全身不适，有表情淡漠，听力减退，谵妄，腹痛，腹泻或便秘。病程第7~12天，部分患者胸腹和背部分批出现淡红色玫瑰疹，约2~4mm大小的斑丘疹，压之褪色。

病程第2~3周，常有伤寒的典型表现，肝脾肿大，相对缓脉，如合并心肌炎时，脉搏快而弱，心音减弱，可有奔马律。可发生肠出血、肠穿孔等并发症，肠出血可自大便隐血至大量便血。稽留热为典型的热型，高热常持续2周左右，高峰可达40℃或以上。大量出血时可表现为体温突然下降，头昏，面色苍白，出冷汗，血压下降，脉快等。肠穿孔患者有突觉右下腹痛，呕吐，体温下降，脉快而弱，右下腹明显压痛及反跳痛，腹肌强直，肝浊音界消失等急腹症表现。

（2）副伤寒：起病一般较急，热型不规则，波动较大，病程较短（约2周），中毒症状较轻，以呕吐、腹痛、腹泻等胃肠道症状为多见，尤以副伤寒乙酷似急性胃肠炎或食物中毒。副伤寒丙临床症状较复杂，可呈脓毒血症型、伤寒型或急性胃肠炎型，以脓毒血症型多见，并可出现黄疸，预后较副伤寒甲、乙严重。伤寒与副伤寒在临床上不易鉴别，应依靠细菌和血清学检查进行鉴别。

3.实验室依据

外周血白细胞数减少、淋巴细胞比例相对增多，嗜酸粒细胞减少或消失。腹泻患者大便可见少许白细胞。并发肠出血者可出现大便隐血试验阳性或肉眼血便。肥达反应阳性有辅助诊断意义，血、粪和骨髓培养阳性有确诊意义。

【并发症】

（1）肠出血：为常见并发症，发生率为2.4%~15%，多见于病程第2~3周。有腹泻者并发肠出血机会较多。病程中随意起床活动，饮食中含固体及纤维渣滓较多，过量饮食，排便时用力过度以及治疗性灌肠等均易诱发肠出血。

（2）肠穿孔：为最严重的并发症，发生率为1.4%~4%，多见于病程第2~3周。肠穿孔常发生于回肠末段，但亦可见于结肠或其他肠段。肠穿孔的诱因大致与肠出血相同，可同时并发。

（3）中毒性心肌炎：发生率为3.5%~5%，常见于病程第2~3周伴有严重毒血症者。注意并发阿-斯综合征。

（4）中毒性肝炎：发生率为12.8%～60%，常见于病程1～2周，主要特征为肝肿大，可伴有压痛，少数患者出现轻度黄疸，丙氨酸转氨酶活性轻度增高。临床不易与病毒性肝炎相区别。

（5）支气管炎及肺炎：小儿以支气管肺炎最多，成人以肺炎多见。

（6）溶血性尿毒综合征：一般见于病程第1～3周，约半数发生于第1周。主要表现为溶血性贫血和肾衰竭，并有纤维蛋白降解产物增加，血小板减少及红细胞破碎现象。

（7）其他：伤寒杆菌所致的急性胆囊炎、膀胱炎、血栓性静脉炎、DIC等。

【鉴别诊断】

（1）伤寒早期（第1周以内），特征性表现尚未显露，应与病毒感染、疟疾、钩端螺旋体病、急性病毒性肝炎等相鉴别。

（2）伤寒的极期（第2周以后），多数患者无典型伤寒表现，需与败血症、粟粒性结核、布氏杆菌病、地方性斑疹伤寒、结核性脑膜炎等相鉴别。

【诊疗处方】

（1）传染病一般护理常规护理，消化道隔离。

（2）传染病报告。

（3）二级或一级护理。

（4）无渣流质饮食（避免过饱）。

（5）心电图，胸部X线检查。

（6）血常规，肝、肾功能，肥达反应，血嗜酸粒细胞计数，血培养+药敏，抗-HCV，抗-HIV，TPPA，HBsAg。

（7）尿常规，粪常规+隐血试验+培养+药敏。

（8）骨髓培养+药敏（必要时）。

（9）氯霉素0.15～0.5g，口服，qid。

（10）复合维生素B 3片，口服，tid。

（11）维生素 C 0.1g，口服，tid。

（12）阿米卡星 0.1g，肌内注射，bid。

（13）开塞露 1 支，口服（必要时）。

（14）25％葡萄糖氯化钠注射液 500ml+10％氯化钾注射液 20ml+维生素 B_6 0.1g，静脉滴注，qd。

【注意事项】

伤寒杆菌耐药现象较普遍，不同地区伤寒杆菌耐药不同。因此，在治疗时应尽量坚持对伤寒、副伤寒杆菌感染菌型和耐药性的监测，以便于指导临床用药，避免耐药菌株的产生和流行。

【诊疗新进展】

近年来伤寒季节性高发的趋势减弱。在寒冷季节也应警惕伤寒的发生。其流行病学特征、临床症状及体征不典型。凡临床上出现不明原因的持续发热，伴白细胞、血小板减少，应考虑鉴别，及早进行血培养及肥达试验等检查。

【预后】

伤寒病死率约为 1％～5％。老年人、婴幼儿预后较差；明显贫血、营养不良、胃酸缺乏者预后也差。并发肠穿孔、肠出血、心肌炎、严重毒血症等患者病死率高。曾接受预防接种者病情较轻，预后较好。副伤寒的预后较好，恢复后慢性带菌者较少见。

第三节　螺旋体与立克次体感染

一、钩端螺旋体病

【初诊依据】

（1）流行病学：当地有钩体病流行，有与疫水接触史或有到过疫区等。

（2）临床特点：急起发热，部分伴有畏寒或寒战，呈稽留或弛张热型；乏力、头痛明显，全身肌肉酸痛，以腓肠肌和腰背肌疼痛较突出；眼结膜充血、疼痛或畏光；浅表淋巴结肿大与疼痛，以双侧腹股沟淋巴结为主，其次为腋窝淋巴结肿大，轻度肿大，疼痛与压痛，肝脾轻度肿大。若患者同时出现血痰或咯血、黄疸、肾功能损害、脑膜脑炎等表现，或在青霉素治疗过程中出现赫氏反应，临床诊断可成立。

（3）辅助检查：①显微凝集试验和补体结合试验，双份血清效价呈4倍增长可确诊。单份血清显微凝集试验效价达1：400以上或补体结合试验1：40以上有诊断价值。②血常规：白细胞和中性粒细胞轻度增高或正常。③尿常规：有蛋白尿、红白细胞和管型。④血沉持续增快。⑤黄疸出血型肝功能明显异常，肾功能衰竭型血尿素氮、肌酐等升高。⑥肺出血型胸部X线检查有异常改变。

【并发症】

发生于疾病早期和中期者称为并发症，发生于晚期者称为后发症。本症的并发症仍以眼部和神经系统为主。

【鉴别诊断】

（1）发热：应与其他急性发热性疾病鉴别的有伤寒、流行性感冒、上呼吸道感染、疟疾、急性血吸虫病、恙虫病、肺炎、流行性出血热、败血症等。除依靠临床特点外，流行病学病史、蛋白尿以及氮质血症的出现，往往对鉴别诊断提供重要的线索。

（2）黄疸：应与黄疸型肝炎鉴别。流行病史和血清学试验可助鉴别。

（3）肾炎：有肾脏损害而无黄疸的钩体病患者需与肾炎相鉴别。钩体病具有急性传染性热性发病过程，有结合膜充血、肌痛明显，血压多正常，无浮肿。

（4）肌痛：应与急性风湿热相鉴别。急性风湿热的疼痛多为游走性的关节疼痛，而钩体病的肌痛以腓肠肌为甚。

（5）出血：应与上消化道出血、血尿、白血病、血小板减少及再生不良性贫血等鉴别，可通过周围血象及骨髓检查、胃肠钡餐（GI）检查等手段与出血性疾病相鉴别。咯血应与肺结核、支气管扩张、肿瘤等鉴别，通过肺部X线检查或CT等检查加以区分。

（6）咳嗽、咯血：应与肺结核、支气管扩张、严重急性呼吸综合征（SARS）、肿瘤等鉴别，通过肺部X线检查或CT等检查可以区别。

（7）肺炎：钩体病的肺出血型常被误诊为肺炎休克型。因此临床应从流行病学、病史及短期内动态观察症状和肺部湿啰音的发展加以区别。若肺部X线动态检查发现其阴影迅速扩展、融合，对本病诊断具重要价值。

（8）脑膜脑炎：脑膜脑炎型钩体病与流行性乙型脑炎都在夏、秋季流行，都无疫水接触史，亦无全身酸痛、腓肠肌压痛、结膜充血及淋巴结肿大等。流行性乙型脑炎病情凶险，抽搐、昏迷等脑部症状比钩体病明显，尿常规、肝功能多正常。

【诊疗处方】

普通型

（1）传染病隔离护理常规（就地治疗）。

（2）一级护理（严格卧床，避免搬动）。

（3）接触隔离。

（4）传染病报告。

（5）半流质饮食

（6）尿常规，粪常规+隐血。

（7）血涂片或荧光抗体染色检测钩体病原体。

（8）血常规，血电解质，血沉，肝、肾功能，凝血酶原时间测定，血气分析，钩体IgM抗体检测，血清钩端螺旋体显凝试验，HBsAg，抗-HCV，抗-HEV（IgG、IgM），抗-HIV，TPPA。

（9）脑脊液常规+生化（必要时）。

（10）胸部X线检查（必要时）。

（11）心电图（床边）。

（12）眼部护理。

（13）复合维生素B 2片，口服，tid。

（14）维生素C 0.1g，口服，tid。

（15）多西环素0.1g，qd~bid（首次0.1g）。

（16）氯丙嗪50mg+异丙嗪50mg，肌内注射，立即。

（17）5%葡萄糖注射液250ml+氢化可的松200～300mg，静脉滴注，立即。

（18）青霉素皮试，立即。

（19）青霉素40万U，肌内注射，q6h~q8h。

（20）5%葡萄糖氯化钠注射液500ml+维生素B_6 0.1g，静脉滴注，qd。

（21）10%葡萄糖注射液 500ml+10%氯化钾10ml，静脉滴注，qd。

【转诊】

　　黄疸出血型、肺出血型患者需转诊上级医院进一步治疗。

【注意事项】

　　（1）病原治疗疗程为7天，或至退热后3天。为预防发生赫氏反应，首次使用青霉素主张以小剂量肌内注射开始，首剂5万U，4h后10万U，逐渐过渡到每次40万U，或者在应用青霉素的同时静脉滴注氢化可的松200mg。为预防肺大出血，应严格卧床，精神紧张者给予镇静剂。

　　（2）咯血多者注意引流，保持呼吸道通畅。

　　（3）严密观察神志、血压、出血、尿量改变等。

【诊疗新进展】

　　钩端螺旋体病是弥漫性肺泡出血的重要病因之一。把握该病的临床特征，及早给予针对性治疗后可全部治愈。

【预后】

　　本病因临床类型不同，病情轻重不一，因而预后有很大的不同。轻型或亚临床患者预后良好，病死率低；而重症患者如肺大出血、休克、肝肾功能衰竭、微循环障碍、急性胰腺炎、中枢神经系统严重损害等，病死率高。如能在起病2日内应用抗生素及对症治疗，则病死率可降至6%以下。无黄疸型钩体病在国内外的病死率最低为1%～3%。有眼和神经系统并发症者，可长期遗留后遗症。

二、斑疹伤寒

【初诊依据】

（1）临床特点：流行性斑疹伤寒，发热起病多急骤，体温多在39℃左右，可为稽留热，亦可为张弛热，伴发冷、剧烈头痛、全身疼痛及结膜充血。约90%患者有皮疹、脾大。极期可有烦躁不安、谵妄、昏睡及意识障碍。地方性斑疹伤寒与流行性斑疹伤寒临床表现相似，但病情轻，皮疹少。

（2）实验室检查：白细胞计数多正常，中性粒细胞常升高，嗜酸粒细胞减少或消失，血小板常减少。尿蛋白常阳性。补体结合试验，血清抗体滴度≥1∶32，双份血清恢复期高于急性期4倍以上，可确诊。外斐试验（变形杆菌OXK凝集反应），单份血清OX19凝集效价达1∶160以上，或病程中有4倍增高者，有诊断价值。

【并发症】

（1）支气管肺炎是流行性斑疹伤寒的常见并发症。其他并发症有中耳炎、腮腺炎、心内膜炎、脑膜脑炎等，偶见趾、指、阴囊、耳垂、鼻尖等坏死或坏疽，走马疳、胃肠道出血、胸膜炎、流产、急性肾炎等。轻型和复发型斑疹伤寒很少有并发症。

（2）地方性斑疹伤寒并发症以支气管炎最多见，支气管肺炎偶有发生。其他并发症有肾功能衰竭等。

【鉴别诊断】

（1）流行性斑疹伤寒和地方性斑疹伤寒相鉴别。

（2）与伤寒、恙虫病、麻疹、流行性脑脊髓膜炎、回归热、钩端螺旋体病、流行性出血热等区别。

【诊疗处方】

（1）传染病护理常规隔离护理。

（2）昆虫隔离。

（3）二级或一级护理。

（4）高热量半流质饮食。

（5）物理降温（必要时）。

（6）外斐试验，立即，qw。

（7）血常规，白细胞计数及分类，血电解质，肝、肾功能，凝血酶原时间测定，补体结合试验，特异性IgG、IgM检测，血型（ABO+RH），血交叉配合试验，HBsAg，抗-HCV，抗-HEV（IgG、IgM），抗-HIV，TPPA。

（8）血涂片、血培养+药敏。

（9）心电图，胸部X线检查。

（10）地西泮10mg，肌内注射，立即。

（11）5%葡萄糖氯化钠注射液250ml+氢化可的松200mg，静脉滴注，qd。

（12）5%葡萄糖注射液20ml+毒毛花苷K 0.15mg，静脉注射（必要时）。

（13）米诺环素0.4g，立即，后予0.1g，口服，qd。

（14）10%葡萄糖注射液500ml+维生素B$_6$ 0.1g+10%氯化钾10ml，静脉滴注，qd。

【注意事项】

（1）抗立克次体药物：多西环素，成人0.1～0.1g；四环素，成人1～2g；氟喹诺酮类，氟罗沙星0.4g/d；或氧氟沙星0.4，bid。

（2）对症治疗：高热以物理降温为主，慎用退热剂。头痛剧烈时，可酌用止痛药。毒血症症状严重者，可应用肾上腺皮质激素。

【诊疗新进展】

（1）流行性斑疹伤寒并发心律失常分析。流行性斑疹伤寒的基本病理改变部位在血管，常伴有血栓形成、血管腔堵塞。累及心脏，有中毒性心肌炎时，可出现奔马律、心律失常等。在病程中离子紊乱也是引发心律失常的常见原因。近期发现心律失常均出现在发热阶段和伴有中毒性心肌炎时。随着斑疹伤寒好转，心律失常消失，预后良好。

（2）地方性斑疹伤寒发患者群多为农村人口。左氧氟沙星治疗地方性斑疹伤寒不良反应轻，疗效好。

【预后】

预后取决于患者年龄、一般情况、有无并发症、治疗早晚等。有严重毒血症、支气管肺炎、显著中枢神经系统症状者，预后不良。同时发生回归热者，也增加预后的严重性。每次流行的严重情况常有明显差异，儿童患者的病情一般较轻。预防接种后发病者，其病程较短，病情也较轻。地方性斑疹伤寒预后良好，经及时治疗后很少有死亡。

第四节　原虫病

阿米巴痢疾

【初诊依据】

（1）流行病学：夏、秋季发病率较高。有不洁饮食史或与患者密切接触史。

（2）临床特点：起病常较缓慢，病程长，反复发作。无发热或低热、腹部不适、腹泻。典型表现为黏液血便，呈果酱样，每日3~10余次，便量中等，粪质较多，有腥臭，伴有腹胀或轻中度腹痛，无里急后重。盲肠与升结肠部位轻度压痛。暴发型呈急起发热，呈高热，毒血症状明显，出现剧烈肠绞痛，随之排出黏液血性或血水样大便，每日10余次，伴里急后重及明显腹部压痛，呕吐、失水，甚至虚脱或肠出血、肠穿孔或腹膜炎。轻型仅有轻度腹痛与稀便。慢性阿米巴痢疾则时轻时重，持续数月或数年。久病有营养不良及贫血。

（3）实验室检查：粪便呈暗红色果酱样，腥臭、粪质多，含血及黏液，可检到滋养体和包囊。粪便标本必须新鲜，因为滋养体在被排出后半小时就会丧失活动能力，发生形态改变。

粪便做生理盐水涂片检查可见大量聚团状红细胞、少量白细胞和夏科－莱登晶体；检到伸展伪足活动、吞噬红细胞的阿米巴滋养体具有确诊意义。慢性期找到溶组织阿米巴包囊有助诊断。血沉升高。血清中抗溶组织阿米巴滋养体抗体阳性。

【并发症】

最常见的并发症是肠出血，其他还有肠穿孔、阑尾炎、结肠病变等；肠外并发症中最常见的是阿米巴肝脓肿。

【鉴别诊断】

本病应与细菌性痢疾相鉴别。

【诊疗处方】

（1）传染病护理常规隔离护理。

（2）消化道隔离。

（3）三级或二级护理。

（4）传染病报告。

（5）少渣高蛋白半流质饮食。

（6）尿常规，粪常规+培养。粪便阿米巴滋养体、包囊体检查。

（7）血常规，血沉，肝、肾功能，血清抗溶组织阿米巴滋养体抗体检测，HBsAg，抗－HCV，抗－HEV（IgG、IgM），抗－HIV，TPPA。

（8）X线钡剂灌肠（必要时）。

（9）乙状结肠镜检查（慢性不典型患者）。

（10）心电图，胸部X线检查。

（11）测血压，qid。

（12）甲硝唑400mg，口服，tid（10天为1个疗程）。

（13）替硝唑2.0g，口服，qd（每日清晨顿服，5天为1个疗程）。

（14）双碘喹啉400～600mg，口服，tid（连服14～21天）。

【转诊】

出现严重并发症时需转诊上级医院进一步治疗。

【注意事项】

（1）双碘喹啉禁忌证：①对碘过敏者；②甲状腺肿大患

者；③严重肝、肾疾病患者；④神经紊乱的患者。

（2）替硝唑禁忌证：禁用于有血液病史者、器质性神经系统疾病者及哺乳期妇女。服用替硝唑期间应禁酒。

【预后】

预后一般良好，与病程长短、有无并发症、是否及早诊断和及时有效的治疗有关。无并发症的阿米巴肝脓肿，早期诊治者病死率低于1%。暴发型患者，有脑部迁徙性脓肿、肠穿孔、弥漫性腹膜炎等并发症者预后较差。

第五节　蠕虫病

一、血吸虫病

【初诊依据】

（1）流行病学：曾在流行区，有疫水接触史。多见于夏、秋季。

（2）急性期：急性起病，出现发热、腹痛、腹泻或脓血便，每日排便3~10次不等，可有荨麻疹、血管神经性水肿、全身淋巴结肿大、肝脾肿大有压痛。

（3）慢性期：部分患者可无明显临床症状，但腹痛、腹泻在大多数患者中较为常见。排便次数多为2~4次。肝脾肿大，可并发肠息肉、肠狭窄、贫血等。部分患者可有内分泌功能障碍。

（4）晚期：出现食欲下降、体重减轻、腹胀、尿量减少、疲乏等。肝脾明显肿大、质硬，脾可肿大平脐、有腹水、腹壁静脉曲张、下肢水肿，可发生食管静脉破裂出血，肺、脑及其他部位损害等。幼年期患病可影响发育。

（5）血液检查：急性期周围血液白细胞多升高，嗜酸粒细胞显著增多；慢性期白细胞正常或轻度升高，嗜酸粒细胞中度增多。晚期则红细胞、白细胞和血小板均减少。血清ALT升高，白蛋白下降，球蛋白升高。用酶联免疫吸附测定（ELISA）

等免疫学方法可在患者血清中检出抗血吸虫抗体。

（6）粪便镜检：可发现少量白细胞和红细胞。粪便发现血吸虫卵或孵出毛蚴。

（7）B超、CT、MRI等检查：可提示肝脾肿大、门静脉扩张、食管静脉曲张和腹水等。

（8）直肠黏膜或肝组织活检：可找到血吸虫卵或虫卵肉芽肿。

【并发症】

（1）肝纤维化并发症：以上消化道出血为最常见。晚期患者并发食管下段或胃底静脉曲张破裂出血，可反复多次发生。

（2）并发原发性腹膜炎和革兰阴性杆菌败血症。

（3）肠道并发症：血吸虫病并发急性阑尾炎时，易引起阑尾穿孔、局限性脓肿或腹膜炎。血吸虫病结肠肉芽肿可并发结肠癌，多为腺癌，恶性程度较低、转移较晚，早期手术预后较好。

（4）乙型病毒性肝炎：血吸虫病患者，尤其是晚期患者，合并病毒性肝炎者较为常见。病理变化常呈混合性肝硬化。

（5）伤寒、副伤寒：伤寒合并血吸虫病时，临床表现特殊，患者长期发热，中毒症状不显著，血嗜酸性粒细胞一般不低，单用抗生素治疗效果不显著，需同时治疗血吸虫病才能控制病情。

【鉴别诊断】

（1）急性血吸虫病有时可与伤寒、副伤寒、阿米巴肝脓肿、粟粒性结核、结核性腹膜炎、败血症等混淆。

（2）慢性与晚期血吸虫病肝脾肿大型，应与慢性病毒性肝炎相鉴别，有时两者可同时存在。以腹泻、便血为主要表现者易与慢性菌痢、阿米巴痢疾、结肠癌等混淆，直肠镜检查对后者有重要意义。流行区的癫痫患者，应考虑脑型血吸虫病的可能。晚期患者应与其他原因引起的肝硬化鉴别。

【诊疗处方】

（1）传染病护理常规隔离护理。

（2）三级或二级护理。

（3）高蛋白高维生素半流质饮食。

（4）尿常规，粪常规，粪便涂片及沉淀找血吸虫卵，粪便孵化试验。

（5）血常规，肝、肾功能，血电解质，蛋白电泳，血尿素氮、肌酐，间接血凝试验，血型（ABO+RH），血交叉配合试验，HBsAg，抗-HCV，抗-HIV，TPPA。

（6）血吸虫环卵试验。

（7）ELISA法查血吸虫循环抗原（必要时）。

（8）直肠黏膜或肝组织活检（必要时）。

（9）乙状结肠镜检查，腹部B超，腹部CT检查。

（10）胸部X线检查，食管钡餐检查。

（11）心电图检查。

（12）头颅CT或MRI（必要时）。

（13）维生素C 200mg，口服，tid。

（14）维生素B_1 10mg，口服，tid。

（15）吡喹酮400mg，口服，tid。

【转诊】

出现严重并发症需转诊上级医院进一步治疗。

【注意事项】

（1）吡喹酮具体用药方法：①急性血吸虫病：总量按120mg/kg，6天分次服完，其中50%必须前两天服完，体重大于60kg者以60kg计量。②慢性血吸虫病：成人总量按60mg/kg，2天内分4次服完，儿童体重在30kg以内者可按70mg/kg，30kg以上者与成人相同剂量。③晚期血吸虫病：如患者一般情况较好，肝功能代偿尚佳，总量可按40～60mg/kg，2天内分次服完，每天量分2～3次服。年老、体弱、有其他并发症者可按总量60mg/kg，3天内分次服完。感染严重者可按总量90mg/kg，分6天内服完。④预防性服药：在重疫区特定人群进行预防性服药，能有效预防血吸虫感染。青蒿素衍生物蒿甲醚和青蒿琥酯能杀5～21天的血吸虫童虫。在接触疫水后15天口服蒿甲醚，按6mg/kg，以后每15天一次，连服4~10次；或在接触疫水后7天口服青蒿琥酯，剂量为6mg/kg，顿服，以后每7天一次，连服8~15次。

（2）用吡喹酮注意：①在服首剂0.5~1h后可出现头昏、头痛、乏力、腹痛、关节酸痛、腰酸、腹胀、恶心、腹泻、失眠、多汗、肌束震颤、早搏等，一般不需处理，于用药后数小时至1~2d内即消失。②成年患者服药后大多心率减慢，儿童则多数心率增快。③偶见心电图改变（房性或室性早搏、T波压低等），血清氨基转移酶升高，中毒性肝炎等，并诱发精神失常以及消化道出血，脑疝，过敏反应（皮疹，哮喘）等。严重心、肝、肾病患者及有精神病史慎用。

【预后】

急性和慢性早期患者接受病原治疗后，绝大多数症状消失，体重、体力明显增进和恢复，并可长期保持健康状态。侏儒症患者治疗后常能恢复生长发育，获得生育能力。晚期患者有高度顽固性腹水，并发上消化道出血、黄疸、肝性脑病以及结肠癌者，预后较差。

二、丝虫病

【初诊依据】

（1）临床特点：急性期出现周期性发热，淋巴结炎与淋巴管炎，丹毒样皮疹，精索炎、附睾炎、睾丸炎等。慢性期可出现乳糜尿、下肢或阴囊象皮肿、睾丸鞘膜积液，腹股沟及股部出现淋巴结肿大等。晚期为淋巴管阻塞及其产生的系列症状，四肢、阴囊、乳房等部位可出现象皮肿。

（2）实验室检查：血液白细胞计数与嗜酸粒细胞增多。由夜间22时至翌日2时之间取患者新鲜血液用低倍镜检查，可发现运动活跃的微丝蚴。血液涂片用吉姆萨（Giemsa）染色后镜检，可发现微丝蚴。用ELISA等免疫学方法可在患者血清中检出抗丝虫成虫或微丝蚴IgG抗体。

【并发症】

盘尾丝虫病最常见的并发症为特征性的角膜炎、睫状体炎、青光眼、脉络膜炎和视神经萎缩，最终造成失明。

【鉴别诊断】

（1）丝虫病急性期的淋巴管炎和淋巴结炎应与细菌性感染者相区别。

（2）晚期腹股沟淋巴结肿大形成的肿块需与腹股沟疝区别。

（3）精索炎和附睾炎应与附睾结核相鉴别。

（4）乳糜尿虽多见于丝虫病，但也可由结核、肿瘤、包虫病以及其他因素造成的腹膜后淋巴系广泛破坏，使淋巴通路受阻而引起。

（5）盘尾丝虫病需与疥疮和肤癣相鉴别。

（6）链尾丝虫病易和麻风混淆，诊断依赖皮肤活检寻找成虫和微丝蚴。

【诊疗处方】

（1）传染病护理常规隔离护理。

（2）三级或二级护理。

（3）高蛋白普食。

（4）尿常规，粪常规。

（5）血常规，肝、肾功能，血电解质，白细胞计数及分类，嗜酸粒细胞计数，IgG抗体检测，夜间血液微丝蚴涂片，HBsAg、抗-HCV、抗-HIV、TPPA。

（6）阴囊鞘膜积液或淋巴管曲张处穿刺抽液做微丝蚴检查。

（7）淋巴结、精索结节活检（必要时）。

（8）心电图，胸部X线检查。

（9）盐酸左旋咪唑100mg，口服，bid（10天为1个疗程）。

（10）乙胺嗪0.1g，口服，bid~tid（7~14天为1个疗程）；或呋喃嘧酮20~50mg/（kg·d）（6~7天为1个疗程，每人剂量分2~3次，饭后30~60分钟服用）。

【注意事项】

（1）乙胺嗪用药注意：①乙胺嗪可引起头痛、乏力、关节痛、恶心、呕吐等反应。此外由于消灭大量丝虫（尤其是马来丝虫）后释出异性蛋白，尚可引起畏寒、发热、皮疹、关节肌肉酸痛、哮喘等过敏反应，严重者可给予复方乙酰水杨酸片及抗过敏药；②几天后由于成虫死亡，尚可出现局部淋巴腺炎及淋巴管炎；③偶可引起脑病、盘尾丝虫病引起的失明等；④用药前，应先驱蛔，以免引起胆道蛔虫病；⑤肾功能不全和持续碱性尿的患者适当减少剂量。

（2）呋喃嘧酮不良反应与乙胺嗪相仿，不良反应以发热和消化道症状较多。少数患者有四肢麻木、皮疹、心悸、胸闷，也有氨基转移酶轻微上升者，应予注意。个别患者心电图有T波变化。孕妇以及育龄妇女慎用，有严重心、肝、肾病和消化性溃疡患者禁用。

【诊疗新进展】

预防丝虫病的技术措施包括消灭传染源、灭蚊，消灭传播媒介，坚持反复查治措施。对查出的微丝蚴阳性者，多数应用乙胺嗪药物3日疗法（总量1.5~3.0g）进行病原治疗。根据抽样调查结果，5~7个月应用乙胺嗪药物施行阳性对象加患者家庭成员服药治疗方案，对班氏丝虫患者采用总量4.1g、7天疗法，连服3个疗程，每个疗程间隔1个月；对马来丝虫患者采用总量1.5g、3天疗法，连服3个疗程。服药治疗后血检复查微丝蚴阳性者均可转阴，达到消除丝虫病的标准。

【预后】

（1）早期及时治疗多能治愈，但反复发作淋巴结炎、淋巴管炎和象皮肿患者可影响劳动力，继发细菌感染，可加重病情。

（2）盘尾丝虫病持续的刺激性皮疹对人的健康影响较大，严重眼部病变常致失明。

三、钩虫病

【初诊依据】

（1）临床特点：咳嗽、咳痰，重者痰中带血和低热，持续数日或数周。成虫可引起上腹部隐痛、消化不良、腹泻。严重者出现黑便、贫血、水肿，甚至腹水。在钩虫病流行地区，凡有贫血、好食易饥、异嗜癖者，应考虑本病。

（2）周围血常呈低色素小细胞性贫血，嗜酸粒细胞增多。血清IgE明显升高。

（3）粪便中检出虫体或虫卵可确定诊断。

【并发症】

并发症主要表现为上消化道出血、腹痛和贫血等。

【鉴别诊断】

钩虫贫血系小细胞性贫血，当患者贫血程度与粪便中虫卵计数不相称时，需与其他低色素性贫血相鉴别。

【诊疗处方】

（1）传染病护理常规隔离护理。

（2）三级或二级护理。

（3）高蛋白半流或普食。

（4）尿常规，粪常规+隐血，粪便孵化试验。

（5）血常规，肝、肾功能，血电解质，血清IgE，血型（ABO+RH），血交叉配合试验，HBsAg，抗–HCV，抗–HIV，TPPA。

（6）心电图，胸部X线检查。

（7）硫酸亚铁300mg，口服，tid。

（8）维生素C 200mg，口服，tid。

（9）噻嘧啶10mg/kg，口服（睡前顿服，连服3天）。

（10）甲苯咪唑200mg，口服，qd（空腹连服3天）。

【注意事项】

（1）噻嘧啶用药注意：①服后有轻度恶心、眩晕、腹痛，偶有呕吐、腹泻、畏寒等，一般不需处理；②急性肝炎或肾炎、严重心脏病、发热患者应暂缓给药，孕妇、冠心病及有严重溃疡病史者慎用。

（2）甲苯咪唑严重的不良反应多发生于剂量过大、用药时间过长、间隔时间过短，应引起注意。动物实验表明甲苯咪唑可致畸胎，故孕妇和哺乳期禁用，肝肾功能不全患者及2岁以下小儿禁用。

【诊疗新进展】

病原学方法目前仍然是检测钩虫病的金标准。而病原学检测方法不但费时费力，且漏检率高；分子生物学方法虽然敏感、特异，但对仪器装备和人员要求较高，存在大规模基层现场应用的局限性；免疫学检测方法具有敏感性高、特异性强、操作简便等特点，适合基层使用，但目前应用于钩虫病的免疫学检测方法的敏感性和特异性均有待提高，存在一定局限性。

【预后】

（1）及时正确诊治，预后良好。

（2）重度感染伴营养不良、贫血性心脏病心力衰竭时，如能积极补充营养、纠正贫血、控制心力衰竭、症状控制后驱虫，并杜绝重复感染，则预后良好。

第十一章 常见外科疾病

第一节 水、电解质及酸碱平衡失调

一、高渗性脱水

【初诊依据】

（1）有停止饮水或进食不足史，或体液严重丢失而摄入不足，或输入过量高渗盐水，鼻饲高浓度要素饮食或氨基酸型营养液。

（2）水分丢失过多，如高温大汗、肾性糖尿病、尿崩症或溶质性利尿剂使用不当。

（3）高热、缺氧、再灌注损伤、感染、应激及高分解代谢。

（4）口渴明显、尿少、尿比重升高，皮肤干燥，严重时可出现性格改变，幻觉、谵语、狂躁、高热或昏迷。

（5）血钠>150mmol/L，晶体渗透压>300mmol/L。血尿素氮和肌酐也可增高。

【并发症】

严重者可并发颅内出血、硬膜下血肿、大静脉窦血栓形成等。

【鉴别诊断】

机体高渗性脱水后，体液代谢及微循环发生严重变化，包括血容量减少，血浆渗透压增高，出现代谢性酸中毒及血液浓缩，血细胞比容及血的黏稠度增加等。机体代谢及微循环的紊乱可引起内脏器官的继发性损害，发生多器官功能衰竭等，故要注意鉴别。

【诊疗处方】

（1）外科疾病护理常规。

（2）二级护理。

（3）半流或普食（依原发病而定）。

（4）吸氧，立即。

（5）血常规，血电解质，血尿素氮、肌酐，血糖，血氯化物、血渗透压，HBsAg，HCV-RNA，抗-HIV，TPPA。

（6）粪常规，尿常规，尿氯化物，尿渗透压，测尿比重。

（7）心电图，胸部X线检查。

（8）5%葡萄糖注射液或0.45%氯化钠注射液500ml，静脉滴注，立即。

（9）5%葡萄糖氯化钠注射液1000ml，静脉滴注，立即。

（10）10%葡萄糖注射液1000ml+10%氯化钾注射液20ml，静脉滴注，qd。

【注意事项】

（1）尽可能治疗原发病，去除缺水或失液的原因。根据尿量（>40ml/h）及血钾值调整补钾量。

（2）患者血清钠测定虽有增高，但因同时有缺水，血液浓缩，体内总钠量仍有减少，故应适当补钠，以纠正缺钠。

（3）纠正糖尿病，停用高渗性利尿剂和钠盐，或给予髓袢利尿剂，如呋塞米、布美他尼等。

（4）补液以公式法计算，补液量（ml）=［实测血钠值（mmol/L）-142mmol/L］×体重（kg）×4（女性×3）。

（5）纠正高钠不宜过快，血钠水平应在48~72h内恢复正常，以防引发急性脑水肿。

（6）高渗性脱水的主要矛盾是缺水，早期仍应以补充足量的水分，限制钠的入量为主，可以很好地阻止高钠血症的进一步发展。当血钠降至145mmol/L以内时，再酌量补充含钠液体，可以弥补体内总体钠量不足。

【预后】

及时有效地救治预后良好。

二、低渗性脱水

【初诊依据】

（1）临床特点：常因严重呕吐、腹泻及第三间隙丢失所致，而体液丢失后，输液用大量等渗葡萄糖注射液，以致盐的缺失多于水，或患者无节制饮水。主要表现为细胞水肿、血容量不足。轻度缺钠，表现为倦怠、头昏、嗜睡，一般无口渴、尿少；中度则表现为眼球下陷、静脉萎缩、皮肤干燥、血压偏低，或出现厌食、肌肉痉挛；严重者可发生休克，导致脑、肺水肿等。

（2）实验室检查：红细胞比容明显增高。血清钠<135mmol/L，晶体渗透压<260mmol/L，尿钠可降至0。血尿素氮和血肌酐可增高。

【并发症】

休克严重者可并发脑水肿、肺水肿等。

【鉴别诊断】

应与其他类型意识障碍相鉴别。

【诊疗处方】

（1）外科护理疾病常规。

（2）二级或一级护理。

（3）半流或普食（依原发病而定）。

（4）吸氧，立即。

（5）血常规，血电解质，血尿素氮、肌酐，血糖，血氯化物、血渗透压，HBsAg，HCV-RNA，抗-HIV，TPPA。

（6）尿常规，尿氯化物，测尿比重、尿渗透压。

（7）心电图，胸部X线检查。

（8）5%葡萄糖氯化钠注射液1000ml，静脉滴注，立即（轻、中度）。

（9）5%氯化钠注射液200～300ml，静脉滴注，立即（重度）。

（10）10%葡萄糖注射液1500ml+5%葡萄糖氯化钠注射液

500ml+10%氯化钾注射液30~40ml，静脉滴注，qd。

【注意事项】

（1）查找及积极治疗原发病。

（2）补钠量计算法：补钠量（g）=［142mmol/L-血钠测定值（mmol/L）］×体重（kg）×0.6（女性为0.5）。

（3）补液原则：①首日补总缺钠量1/2。余量第2日补给；②重度缺钠应补充血容量，改善微循环后，给予高渗盐水，并根据病情改为等渗盐水。由于休克，补液中应重视补给胶体溶液。

（4）立即给予禁水、利尿，使水代谢呈负平衡，并迅速补盐纠正低渗状态，控制病情发展，减少并发症非常重要。

【预后】

及时有效地救治预后良好。

三、低钾血症

【初诊依据】

（1）摄钾不足，全身或消化道疾病，不能摄取足量的钾，失钾过多（呕吐、胃肠减压、腹泻、创面渗出、尿量增多以及应激），钾进入细胞（如葡萄糖、胰岛素治疗，或补碱过多、过快）。

（2）软弱无力，腱反射减弱或消失，呼吸肌麻痹，食欲不振、恶心、腹胀、肠鸣音减弱，心率增快、心律失常等。

（3）血清钾<3.5mmol/L，心电图示ST段降低，QT间期延长，QRS综合波变宽，T波低平、倒置，出现U波。

（4）血气pH升高，碱剩余（BE）增加，$PaCO_2$升高，尿pH呈酸性。

【并发症】

可导致室性早搏、室性心动过速、室颤、软瘫、呼吸困难、神经系统及肌肉的功能失调、代谢性碱中毒、肠蠕动减弱、麻痹性肠梗阻等。快速补钾要注意防止突然发生的高钾血症。

【鉴别诊断】

应与巴特（Bartter）综合征相鉴别。

【诊疗处方】

（1）外科疾病护理常规。

（2）二级或一级护理。

（3）定时翻身，防压疮。

（4）高钾饮食。

（5）血常规，血电解质，血尿素氮、肌酐，血糖，血氯化物，血渗透压，血气分析，HBsAg，HCV-RNA，抗-HIV，TPPA。

（6）尿常规、尿比重、尿渗透压、尿氯化物、尿pH检测。

（7）心电图，胸部X线检查。

（8）0.9%氯化钠注射液500ml+10%氯化钾注射液15ml，静脉滴注，立即。

（9）10%葡萄糖注射液1500ml+5%葡萄糖氯化钠注射液500ml+10%氯化钾注射液30～40ml，静脉滴注，qd。

（10）枸橼酸钾片2.0g，口服，tid。

【注意事项】

（1）查找引起缺钾的原因，治疗原发病。

（2）补钾方法：①轻度缺钾：口服补钾即可，3.0～6.0g/d；②重度缺钾：静脉补给，总量9～12g/d，每1000ml液体加入10%氯化钾注射液30ml；③根据血钾值及时调整用量；④尿量>40ml/h补钾较为安全。

（3）血清钾<3.0mmol/L，并伴严重心律失常，特别有多发室早或室性心动过速或血清钾<2.5mmol/L，伴心电图异常者，均应迅速静脉持续补钾。

（4）补钾时应边补边查，不可操之过急。血钾正常时，仍需补钾3～5天。

【预后】

（1）急性心肌梗死患者合并低钾血症，恶性心律失常发生率及死亡率增高，常见的有室性心动过速、心室颤动和猝死。

（2）颅脑损伤早期低钾血症，血清钾<3.0mmol/L的患者预后较差。

（3）婴幼儿严重低钾血症常合并代谢性碱中毒，影响预后。

四、高钾血症

【初诊依据】

（1）有肾功能不全、醛固酮缺乏、急性酸中毒、溶血、大量输入库存血、补钾过多过快等病史。

（2）表现特点为软弱无力、感觉异常、恶心、呕吐和腹痛，有肌肉无力、肢体麻痹、上行性瘫痪、心律失常。

（3）血清钾>5.5mmol/L，心电图示T波高尖，QT间期缩短；重症者P波低，QRS波增宽；更重者QRS波和T波呈正弦波，甚至发生心室纤颤和心脏骤停。动脉血pH降低。

【并发症】

严重者可并发心室颤动和心脏骤停。

【鉴别诊断】

与假性高钾血症鉴别：急性心肌梗死、重症心肌炎、挤压伤和外科术后，由于细胞缺血、坏死、炎症细胞破坏等因素导致细胞内钾释放，而体内总钾不高，称假性高钾血症。慢性粒细胞白血病患者白细胞增多，血液凝固后白细胞释放出钾离子使血清钾升高而血浆钾并不高，造成高钾假象。心电图对假性高钾血症可与之鉴别。

【诊疗处方】

（1）外科疾病护理常规（建立特别护理记录单）。

（2）一级或特级护理。

（3）低钾饮食。

（4）持续心电监护。

（5）血常规，血电解质，血尿素氮、肌酐，血糖，血氯化物，血渗透压，血气分析，HBsAg，HCV-RNA，抗-HIV，TPPA。

（6）粪常规，尿常规、测尿比重、尿氯化物、尿渗透压。

（7）心电图（床边）。

（8）立即停止补钾（有补钾者）。

（9）呋塞米20mg，静脉注射，立即。

（10）5%碳酸氢钠注射液100ml，静脉滴注，立即。

（11）25%葡萄糖注射液200ml胰岛素12~16U，静脉滴注（必要时重复给药）。

（12）10%葡萄糖酸钙注射液20ml，静脉注射（心律失常时用）。

（13）10%葡萄糖注射液1500ml+5%葡萄糖氯化钠注射液500ml，静脉滴注，qd。

（14）腹膜透析或血液透析（必要时）。

【注意事项】

（1）立即停止摄入钾盐。查找引起高钾的原因，治疗原发病。

（2）治疗应在心电监护下进行。高钾血症有心脏突然停搏的危险，必要时可应用100%葡萄糖酸钙注射液静脉滴注。对抗钾对细胞膜的作用，用10%葡萄糖酸钙注射液20ml缓慢静脉注射；尚可用高渗盐水治疗。

【预后】

严重高钾血症可引起致死性心律失常，危及生命。

五、高钙血症

【初诊依据】

（1）临床特点表现为软弱无力、厌食、便秘、恶心、呕吐、腹泻、轻瘫痪、意识障碍、肾功能不全或肾结石的症状。

（2）血清钙>2.7mmol/L。

（3）心电图ST段缩短。

（4）X线检查示软组织可有钙化和尿路结石。

【并发症】

可引起代谢性碱中毒、氮质血症、心律失常、高血压、尿路结石、肾功能衰竭、病理性骨折等。

【鉴别诊断】

与假高钙血症鉴别：高钙血症是由于过多的钙进入细胞外液，超过了细胞外液钙浓度调节系统的调节能力，临床症状表现为疲倦、乏力、烦渴、尿频等。常见于原发性甲状旁腺功能亢进和恶性肿瘤，但临床上有的患者无高钙血症的临床症状，而血清钙测定却升高。

【诊疗处方】

（1）外科疾病护理常规。

（2）二级护理。

（3）低钙饮食。

（4）记24h出入量。

（5）监测血和尿电解质，q6h。

（6）血常规，血电解质，血尿素氮、肌酐，血糖，血氯化物，血渗透压，血气分析，HBsAg，HCV-RNA，抗-HIV，TPPA。

（7）粪常规，尿常规、尿渗透压、测尿比重。

（8）心电图，胸部X线检查。

（9）西咪替丁200mg，口服，qid。

（10）0.9%氯化钠注射液500ml+呋塞米40mg，静脉滴注，tid。

（11）0.9%氯化钠注射液500ml+氢化可的松100mg，静脉滴注，qd。

（12）0.9%氯化钠注射液500ml+降钙素5～10IU/kg，静脉滴注（静脉滴注至少6h）。

（13）腹膜透析或血液透析。

【注意事项】

（1）高钙血症治疗措施较多。可用0.45%氯化钠，含氯化钾10～15mmol/L，配合用呋塞米，以利于排钙和防止容量负荷过重；也可口服或静脉补充无机磷、等渗硫酸钠、肾上腺糖皮质激素；或服降钙素，每日 100MRC。用抗癌药 mithramycin 抑制 RNA 合成以降低血清钙，剂量 15～50μg/（kg·d），每周不得超过 150μg/kg。尚可用磷酸纤维素、普萘洛尔、吲哚美辛和依地酸钙钠。

（2）针对病因治疗，如及时治疗甲状旁腺功能亢进或骨转移性癌。

【预后】

肿瘤高钙血症多见于肿瘤晚期，常合并骨转移、肺转移，生存期短。

六、低钙血症

【初诊依据】

（1）临床特点：可出现手足抽搐、腕足痉挛、肌肉强直、喉头痉挛、指间发麻或刺痛，情绪紊乱，易兴奋以及精神错乱，颅内压增高，脱发，皮肤干燥，角膜及结膜炎和白内障。

（2）血清钙<2.1mmol/L。

（3）心电图可见 QT 间期延长，ST 段延长。

【并发症】

可并发抽搐、心律失常、癫痫发作、呼吸衰竭等。

【鉴别诊断】

以呼吸暂停为主要表现的早产儿低钙血症应与早产儿原发性呼吸暂停相鉴别。

【诊疗处方】

（1）外科疾病护理常规。

（2）二级护理。

（3）高钙普食。

（4）血常规，血电解质，血尿素氮、肌酐，血糖，氯化物，HBsAg，HCV-RNA，抗-HIV，TPPA。

（5）尿常规，粪常规。

（6）心电图，胸部 X 线检查。

（7）5% 葡萄糖注射液 10ml+10% 葡萄糖酸钙 10ml，静脉注射（缓慢，每分钟不超过2ml）。

【注意事项】

（1）调节饮食，避免脂肪泻，必要时服用维生素D。

（2）有症状者缓慢静脉补钙。

（3）慢性患者或症状不明显者口服乳酸钙、葡萄糖酸钙或碳酸钙2.0～4.0g/d。

【预后】

（1）急性有机磷农药中毒患者低钙血症预后不良。

（2）低钙血症的发生是急性心肌梗死后30天病死率的独立预测因子。

（3）脓毒症患者容易发生低钙血症，但血清钙离子浓度与患者预后无关。

七、代谢性酸中毒

【初诊依据】

（1）有休克、缺氧等产乳酸过多；糖尿病、饥饿等产酮酸过多；腹泻、肠瘘等失碱过多。临床多有原发疾病的表现。软弱无力、恶心、呕吐、恍惚、嗜睡、昏迷，严重者出现呼吸深快，循环衰竭等。

（2）动脉血气分析pH<7.35，HCO_3^-<21mmol/L，标准碳酸氢盐（SB）<22mmol/L，缓冲碱（BB）<45mmol/L，剩余碱（BE）<－3mmol/L，二氧化碳分压（$PaCO_2$）<30mmHg，血肌酐和尿素氮增高，肾小球滤过率降低，为尿毒症性酸中毒。阴离子间隙正常时为高氯性酸中毒，增大时为正常氯性酸中毒。

（3）尿pH<5.5，呈酸性。

【并发症】

治疗不及时或不正确可并发休克、昏迷、循环衰竭等。

【鉴别诊断】

鉴别中注意构成复杂的代谢性酸碱失衡的要素。正常阴离子隙（AG）型代谢性酸中毒合并代谢性碱中毒诊断较困难，两种失衡并存时，酸碱程度相当，作用相互抵消，表现为大致正常的酸碱值、血气分析值和电解质值，这种混合性酸碱失衡诊断需要依靠病史和病情分析。

【诊疗处方】

（1）外科疾病护理常规。

（2）一级护理。

（3）半流或普食（或根据原发病而定）。

（4）血常规，血糖，血电解质，肝、肾功能，动脉血气分析，血乳酸检测，HBsAg，HCV-RNA，抗-HIV，TPPA。

（5）粪常规，尿常规、尿糖、酮体、尿pH。

（6）心电图，胸部X线检查。

（7）5%碳酸氢钠注射液200ml，静脉滴注，立即（pH<7.1为给碱性药物指征）。

【注意事项】

（1）代谢性酸中毒病因复杂，常合并其他代谢紊乱，应积极明确和治疗原发病，纠正缺水。

（2）碱性药物使用原则：①一般常用5%碳酸氢钠注射液。②碱性药物补给量计算方法：HCO_3^-量（mmol/L）=［（HCO_3^-）正常值-（HCO_3^-）测定值］（mmol/L）×体重（kg）×0.4。③用量应根据血气分析结果随时调整用量。④一般先给计算量的1/2~2/3。⑤纠正酸中毒不应过快、过量。

【预后】

预后取决于代偿情况、严重程度、是否正确及时治疗和基础疾病不同而异。

八、代谢性碱中毒

【初诊依据】

（1）有呕吐、胃内吸引、利尿剂大量应用、碱性药物过量、大量用盐皮质激素、输入大量库存血以及缺钾等情况。临床上出现口周和四肢麻木，呼吸浅慢，可有抽搐、谵妄、嗜睡、恍惚、昏迷，甚至死亡。

（2）动脉血气分析pH>7.45，SB>26mmol/L，BE>+3mmol/L，

$PaCO_2>45mmHg$，可有血钾低。

（3）血浆HCO_3^-、CO_2-CP增加。

【并发症】

低钾血症时可出现各种心律失常。碱血症抑制呼吸中枢，可导致严重低氧血症。

【鉴别诊断】

鉴别诊断重点是尽快查找本病的病因：如患者有无神经精神症状、当前是否使用可导致碱中毒的药物、有无固定酸的丢失而导致代谢性碱中毒的危险因素等。

【诊疗处方】

（1）外科疾病护理常规。

（2）二级护理。

（3）半流或普食（或根据原发病而定）。

（4）血常规，血电解质，肝、肾功能，动脉血气分析，HBsAg，HCV-RNA，抗-HIV，TPPA。

（5）粪常规，尿常规。

（6）心电图，胸部X线检查。

（7）氯化钾缓释片1.0g，口服，tid（尿量>40ml/h）。

（8）0.9%氯化钠注射液1000ml+10%氯化钾注射液20ml，静脉滴注，qd（慢）。

【注意事项】

（1）应积极治疗原发病。

（2）纠正碱中毒不宜过快，同时应注意低钙血症的发生。根据血气分析结果决定剩余量的补给。

（3）多数患者补给0.9%氯化钠注射液即可，伴低血钾可根据血钾测定值，适量补给。

（4）补氯量（ml）=［血氯正常值（mmol/L）－血氯实测值（mmol/L）］×体重（kg）×0.1。

【诊疗新进展】

机械通气治疗中存在轻度代谢性碱中毒的患者应用盐酸精氨酸治疗，效果并不明确，应在处理原发病的同时，补充细胞外液以及纠正水、电解质和酸碱紊乱平衡，从而取得良好的治疗效果。

【预后】

预后取决于是否正确、及时治疗和病因不同而异。

第二节 外科非特异性感染

一、急性淋巴结炎

【初诊依据】

（1）常继发于其他感染病灶，多见于颌下、腋窝及腹股沟部。

（2）浅表淋巴结肿大，疼痛、压痛明显，局部皮肤发红、发热，可发展成为脓肿。

（3）全身症状有头痛、乏力、食欲不振、全身不适、畏寒发热等。

（4）白细胞及中性粒细胞增多。

（5）诊断有困难时，应做淋巴结活检，以明确诊断。

【并发症】

如不及时控制其发展，可形成多腔性脓肿。

【鉴别诊断】

（1）淋巴结结核：常有低热、盗汗，淋巴结压痛较轻，发病年龄小，肿大淋巴结的数目多；病程较长，无急性感染病灶；血沉快、白细胞计数不高；穿刺抽吸脓液或取瘘道口处脓液做抗酸染色，可发现抗酸杆菌。抗结核药物试验治疗可使病变缩小。

（2）淋巴结转移癌：转移癌淋巴结肿大，质地坚硬、无压痛，推之不移动。

【诊疗处方】

（1）外科疾病护理常规。

（2）二级护理。

（3）半流或普食。

（4）尿常规，粪常规。

（5）血常规，血电解质，肝、肾功能，HBsAg，HCV-RNA，抗-HIV，TPPA。

（6）心电图，胸部X线检查。

（7）淋巴系统造影X线检查或放射性核素检查（必要时）。

（8）热敷或超高频理疗，bid。

（9）鱼石脂软膏外敷患处（必要时）。

（10）0.9%氯化钠注射液100ml+头孢曲松钠2.0g，静脉滴注，bid。

【转诊】

局部淋巴结炎并发蜂窝织炎，或慢性长期不愈、窦道形成，需转诊上级医院进一步行病原学检查和手术治疗。

【注意事项】

积极治疗原发病。必要时全身抗感染治疗。淋巴结硬肿时，不要轻易外敷药物或热敷，以免导致化脓溃破。

【预后】

及时有效地治疗预后较好。

二、脓性指头炎

【初诊依据】

（1）指头有损伤史。手指末节掌面肿胀，外观呈"蛇头状"，伴剧烈跳痛，手下垂时加重；指掌侧红肿、发硬及压痛，局部波动感不明显。可伴有发热、头痛等全身症状。

（2）重者X线检查可显示末节指骨骨髓炎或骨坏死。

【并发症】

治疗不及时可引起局部骨坏死、骨髓炎。

【鉴别诊断】

排除化脓性腱鞘炎及骨坏死。

【诊疗处方】

（1）外科疾病护理常规。

（2）二级护理。

（3）半流或普食。

（4）尿常规，粪常规。

（5）血常规，血电解质，血糖，肝、肾功能，凝血四项（PT+APTT+TT+FIB），HBsAg，HCV–RNA，抗–HIV，TPPA。

（6）心电图，胸部X线检查。

（7）瘘道口处分泌物涂片+细菌培养+药敏试验。

（8）悬吊前臂，平置患手。

（9）TAT皮试（开放性损伤）。

（10）TAT 1500U，肌内注射，立即（开放性损伤）。

（11）湿热敷20min，tid。

（12）超高频理疗，bid。

（13）金黄散糊剂外敷患处（必要时）。

（14）0.9%氯化钠注射液100ml+氨苄西林3.0g，静脉滴注，bid。

（15）5%葡萄糖注射液500ml+维生素C 2.0g，静脉滴注，qd。

【转诊】

化脓需切开引流者，需转诊上级医院进一步诊疗。

【注意事项】

若患指剧烈疼痛，肿胀明显，伴有全身症状，应及时切开引流，以免感染侵入指骨。通常采用指神经阻滞麻醉，选用末节指侧面做纵切口，切口远侧不超过甲沟的1/2，近侧不超过指节横纹，将皮下纤维索分离切断，剪去突出的脂肪，使脓液引流通畅；脓腔较大则宜做对口引流，切口内放置橡皮片引流，有死骨片应当除去；切口不应做成鱼口形，以免术后疤痕形成，影响手指感觉。

【预后】

及时治疗预后较好。

三、手掌筋膜间隙感染

【初诊依据】

（1）病史：常有手部损伤和手指化脓性腱鞘炎史。

（2）掌中间隙感染：手掌肿胀，掌心凹消失，剧烈疼痛，压痛明显；尺侧三指呈屈曲状，被动伸直疼痛加剧；手背皮肤明显发红、肿胀。

（3）鱼际间隙感染：鱼际部肿胀、隆起，压痛明显，拇指呈外展状，对掌及内收受限，示指半屈曲状，被动伸直疼痛加剧。

（4）全身症状：全身感染性症状明显，有发热、头痛、脉搏快、白细胞计数增加。还可继发肘内或腋窝淋巴结肿大、触痛。严重者可发生脓毒血症。

【诊疗处方】

（1）外科疾病护理常规。

（2）二级护理。

（3）半流或普食。

（4）尿常规，粪常规。

（5）血常规，血电解质，血糖，肝、肾功能，HBsAg，HCV-RNA，抗-HIV，TPPA。

（6）心电图，胸部X线检查。

（7）患手X线检查（必要时）。

（8）患处切开引流（必要时）。

（9）悬吊抬高或平置患肢。

（10）复方新诺明2片，口服，bid（首剂4片，早饭及晚饭后服）。

（11）0.9%氯化钠注射液100ml+头孢曲松钠1.0～2.0g，静脉滴注，bid。

【转诊】

感染部位积脓需转诊上级医院切开引流者。

【注意事项】

（1）掌中间隙感染时纵行切开中指与无名指间的指蹼掌面，切口不应超过手掌远侧横纹，以免损伤掌浅动脉弓。亦可在无名指相对位置的掌远侧横纹处做一小横切口，进入掌中间隙。

（2）鱼际间隙感染，引流切口可直接在大鱼际最肿胀和波动最明显处；亦可在拇指、示指间指蹼处做切口，或在手背第2掌骨桡侧做纵行切口。

（3）术后手指置功能位，感染控制后即行关节主动或被动活动。

【预后】

及时有效地治疗预后较好。

四、急性化脓性腱鞘炎

【初诊依据】

（1）常有手部损伤或感染史。病情发展迅速，早期即有寒战、高热、恶心、呕吐等全身中毒症状。

（2）患部明显肿胀，剧烈疼痛，沿整个腱鞘压痛明显，张力高，无波动感。患指呈半屈曲状，被动伸直疼痛加剧。

（3）白细胞计数及中性粒细胞显著增高。

【并发症】

可并发手指功能障碍。

【鉴别诊断】

应与深部的间隙感染相鉴别。

【诊疗处方】

（1）外科疾病护理常规。

（2）二级护理。

（3）半流或普食。

（4）尿常规，粪常规。

（5）血常规，血电解质，血糖，肝、肾功能，HBsAg，HCV-RNA，抗-HIV，TPPA。

（6）心电图，胸部X线检查。

（7）患手X线检查（必要时）。

（8）复方新诺明2片，口服，bid（首剂4片，早饭及晚饭后服）。

（9）0.9%氯化钠注射液100ml+头孢曲松钠1.0～2.0g，静脉滴注，bid。

【转诊】

积脓时需转诊上级医院及时切开引流治疗。

【注意事项】

鞘内积脓可致肌腱受压坏死，导致手指失去功能。炎症亦可蔓延到手掌深部间隙或经滑液囊扩散到腕部和前臂。治疗要及时切开减压。

【诊疗新进展】

由于手指、手掌感染可造成深部组织感染及渗出，为使感染及坏死组织彻底引流，在切开引流的基础上采用VSD材料覆盖创面，术后给予持续冲洗。这样可将渗出及坏死组织引流干净，使新鲜肉芽组织生长较快，待创面干净后闭合伤口。但注意的是术中应用医用贴膜封闭负压引流（VSD）材料时要求严格，一定要完全封闭，防止渗漏使引流不彻底。每天根据伤情调整负压压力，为防止术后VSD材料医用贴膜破损，加用绷带缠绕予以保护，并留有观察窗口。同时也可根据病情需要在冲洗液中加入抗生素等治疗。

【预后】

早期未能及时诊治或彻底切开引流者，后期可导致感染扩散，组织坏死，最终给患者带来痛苦和功能障碍。

第三节　颈部疾病

一、结节性甲状腺肿

【初诊依据】

（1）甲状腺内有单个或多个大小不等结节，一侧较明显，呈不对称性,与周围组织无粘连,吞咽时肿物可随喉和气管上下移动,一般生长缓慢。

(2)甲状腺肿大程度不等,一般甲状腺功能正常,无代谢亢进征象。

(3)病程长者,结节内发生退行性变,囊肿形成和局部的纤维化、钙化等。

(4)结节坏死,出血或囊性变者在短期迅速增大,出现疼痛。

(5)病程长或结节大者可有气管压迫、移位,食管或颈部大动脉、喉返神经等压迫的相应临床表现。

【并发症】

可并发甲状腺功能减退或亢进症。

【鉴别诊断】

区别结节为良或恶性,因为癌的发病率在单个结节性甲状腺肿远比多结节性甲状腺肿高。甲状腺细针抽吸细胞学检查有助单发甲状腺结节良、恶性的鉴别。

【诊疗处方】

(1)外科疾病护理常规。

(2)二级护理。

(3)普食或半流质。

(4)测基础代谢率。

(5)尿常规,粪常规。

(6)血常规,血沉,血生化全项,凝血四项(PT+APTT+TT+FIB),三碘甲状原氨酸(T_3)、甲状腺素(T_4)、游离T_3(FT_3)、游离T_4(FT_4)、促甲状腺激素(TSH),血清钙测定,血型、血交叉配合试验,HBsAg,HCV-RNA,抗-HIV,TPPA。

(7)声带活动状况检查。

(8)甲状腺放射性核素扫描,甲状腺摄取[131]碘试验,甲状腺抑制试验(必要时)。

(9)胸部X线检查,心电图检查。

（10）甲状腺彩超检查。

（11）甲状腺CT（必要时）。

【转诊】

（1）初诊单纯性甲状腺肿，需转诊上级医院进一步检查者。

（2）甲状腺肿需手术治疗者。

【注意事项】

（1）一般情况下，单纯性甲状腺肿无论是散发性还是地方性，均不宜外科手术治疗，但若是腺体过于肿大，特别是巨大结节性甲状腺肿，或有并发症引起压迫症状或疑有癌变且给予甲状腺素治疗无效者，宜手术治疗。

（2）手术适应证：①凡结节型或混合型甲状腺肿合并坏死、囊性变、出血及其他退行性变者；②可能恶性变者；③X线检查证实甲状腺肿有继发钙化者；④有气管、食管、喉返神经受压的临床表现者；⑤胸骨后甲状腺肿；⑥影响美观或日常生活者；⑦合并继发性甲亢者。

（3）手术禁忌证：①弥漫性甲状腺肿，除有明显并发症者，原则上不需手术；②儿童和青春期甲状腺肿，即使结节性和混合性甲状腺肿也尽可能先用药物治疗；③妊娠和月经期；④有严重慢性病者；⑤继发性甲亢未经术前严格准备者；⑥颈部有伤口、感染及皮肤病，尚未治愈者。

【诊疗新进展】

对有甲状腺功能亢进症状的患者，术前检查甲状腺功能是必要的。术前细针穿刺甲状腺结节的细胞学诊断或癌标记物诊断等措施可增加术前结甲合并甲状腺癌诊断率，同时减少不必要的手术。结节性甲状腺肿复发率高，再次手术危险大，应改进术式，加强术后治疗以减少复发率。

【预后】

良性结节预后较好；冷结节，癌的发生率较高；单个热结节，一般无癌性，为功能亢进性甲状腺结节，仅有极个别甲状腺癌的报道。

二、甲状腺腺瘤

【初诊依据】

（1）颈前部无痛性肿块，多为单个，较大者可以看到明显隆起，较小者仅能触及，触诊肿块表面光滑，随吞咽上下活动。

（2）患者多无不适，但个别患者因肿瘤较深或较大压迫气管或神经，可有呼吸紧迫、声音嘶哑等症状。

（3）放射性核素检查多为冷结节或温结节，个别高功能腺瘤者为热结节。

（4）病理检查确定诊断。

【并发症】

随着病情发展，患者可出现甲状腺功能亢进的表现。

【鉴别诊断】

甲状腺腺瘤应与结节性甲状腺肿、甲状腺癌相鉴别。

【诊疗处方】

（1）外科疾病护理常规。

（2）二级护理。

（3）普食或半流质。

（4）测基础代谢率。

（5）尿常规，粪常规。

（6）血常规，血沉，血生化全项，凝血四项（PT+APTT+TT+FIB），T_3、T_4、FT_3、FT_4、TSH，血清钙测定，抗甲状腺球蛋白抗体，抗微粒体抗体，血型、血交叉配合试验，HBsAg，HCV–RNA，抗–HIV，TPPA。

（7）声带活动状况检查。

（8）甲状腺放射性核素扫描，甲状腺摄取[131]I试验，甲状腺抑制试验（必要时）。

（9）胸部X线检查，心电图检查。

（10）甲状腺彩超。

（11）甲状腺CT（必要时）。

【转诊】

（1）甲状腺腺瘤有癌变可能，并可引起甲状腺功能亢进症，应早期手术切除者。

（2）初诊单纯性甲状腺肿，需转诊上级医院进一步检查者。

（3）甲状腺腺瘤有压迫症状需手术治疗者。

【注意事项】

甲状腺腺瘤有继发甲状腺功能亢进症的可能，故应早期切除。一般应行患侧甲状腺大部切除（包括腺瘤在内），若腺瘤较小，亦可行单纯腺瘤切除。

【诊疗新进展】

改良Miccoli术式（甲状腺叶切除术及中央区清扫术）与小切口术式均为甲状腺腺瘤的有效治疗方式，术后恢复较快、安全性较高。而改良Miccoli术式具有更微创的特点。在术中出血、手术时间、术后引流以及术后疼痛方面具有较为明显的优势，能够有效提高患者对手术切口的满意度。

【预后】

及时手术切除预后较好。

三、甲状腺癌

【初诊依据】

（1）颈部甲状腺区出现单个结节，生长较快，形状不规则，质地较硬，边界不清楚。

（2）肿块易与周围组织粘连、固定，不随吞咽上下活动。

（3）容易产生压迫症状，如声音嘶哑或呼吸困难等。

（4）颈部淋巴结肿大，质硬，不活动，无触痛。

（5）细针穿刺活检可见到癌细胞（乳头状癌、滤泡状腺癌、髓样癌）。

【并发症】

在甲状腺切除术中，存在较高风险，术后并发症多，癌组织复发转移等情况各异。

【鉴别诊断】

凡是甲状腺出现结节，尤其是单个结节，必须考虑甲状腺癌的可能性。如结节质地坚硬，最近迅速长大，与邻近组织固定，不随吞咽移动，出现邻近器官的压迫症状，局部淋巴结肿大，甲状腺扫描显示冷结节等，提示甲状腺癌的可能性很大，必要时可做甲状腺活组织检查进行鉴别诊断。

【诊疗处方】

（1）外科疾病护理常规。

（2）二级护理。

（3）普食或半流质。

（4）测基础代谢率。

（5）尿常规，粪常规。

（6）血常规，血沉，血生化全项，凝血四项（PT+APTT+TT+FIB），T_3、T_4、TSH，血清钙测定，血清抗甲状腺球蛋白抗体、抗甲状腺微粒体抗体，血型、血交叉配合试验，HBsAg，HCV-RNA，抗-HIV，TPPA、降钙素检查（怀疑髓样癌时）。

（7）甲状腺放射性核素扫描，甲状腺摄取^{131}I试验，甲状腺抑制试验。

（8）声带活动状况检查。

（9）胸部X线检查，心电图检查。

（10）甲状腺彩超。

（11）甲状腺CT。

【转诊】

疑似甲状腺癌者需尽快转诊。

【注意事项】

（1）乳头状腺癌：对尚局限于一侧腺体内、无颈部淋巴结转移者，应将患侧腺体及峡部全部切除，对侧腺体大部分切除；若癌肿已侵及左右两叶，应将两侧腺体及峡部全部切除；如已有颈部淋巴结转移，则除切除全部甲状腺外，同时清除患侧颈部淋巴结。注意尽量不损伤喉返神经，至少保留一侧甲状旁腺。

（2）滤泡状腺癌：即使肿瘤仍局限于一侧腺体内，也应行双侧腺体、峡部全部切除，若颈部淋巴结已有转移，不主张作颈部淋巴结清扫，局部可行放射治疗。

（3）髓样癌：应行双侧甲状腺包括峡部全都切除。同时行改良式颈淋巴结清扫，即不需要清除颌下、颏下淋巴结，不切除颈内静脉，保留胸锁乳突肌。

【诊疗新进展】

全腔镜胸乳入路甲状腺癌手术及针式辅助的全腔镜甲状腺癌手术均为安全可靠的手术方式，具有较高的美容效果。针式辅助器械的应用可以缩短手术时间，降低一过性喉返神经麻痹的发生。

【预后】

（1）隐匿性甲状腺癌早期手术治疗效果满意，预后良好。

（2）肿瘤组织TIPE2的异常表达与甲状腺癌患者临床分期、淋巴结转移、肿瘤大小密切相关。TIPE2表达水平越低，临床分期越晚，越容易出现淋巴结转移，表明TIPE2具有抑制肿瘤的生长和转移的作用。TIPE2低表达是甲状腺癌预后不良的独立指标之一。

第四节　乳腺疾病

一、急性乳腺炎、乳腺脓肿

【初诊依据】

（1）多发于初产妇的授乳期，发病前常有乳头、乳晕皲裂或乳汁淤积等诱因。

（2）乳部红、肿、热、痛，触及浸润性硬块有压痛，脓肿形成后可有波动感。同侧腋下可能有淋巴结肿大、触痛。全身可有畏寒、发热症状。

（3）血白细胞及中性粒细胞计数增多，核左移。

（4）B超或诊断性穿刺以助深部脓肿诊断和定位。

【并发症】

可并发乳漏，严重者可并发全身化脓性感染而发生败血症。

【鉴别诊断】

应与炎性乳腺癌、乳腺内积乳囊肿、乳腺皮肤丹毒、乳腺组织坏死、乳腺导管结核等相鉴别。

【诊疗处方】

（1）外科疾病护理常规。

（2）二级或三级护理。

（3）产后饮食或普食。

（4）血常规，肝、肾功能，血电解质，凝血三项（PT+APTT+TT），抗–HIV，TPPA。

（5）尿常规，粪常规。

（6）心电图。

（7）胸部X线透视。

（8）乳腺B彩超。

（9）患侧及时排空乳汁，未感染一侧可继续哺乳。

（10）吸乳器吸净乳汁、清洗乳头（早期）。

（11）局部理疗热敷（早期）。

（12）0.9%氯化钠注射液100ml+氨苄西林2.0g，静脉滴注，bid；或0.9%氯化钠注射液100ml+头孢唑林钠2.0g，静脉滴注，bid。

【转诊】

急性乳腺炎出现全身症状，局部形成脓肿者，需转上级医院手术治疗。

【注意事项】

（1）脓肿形成后，应及时切开引流。较深部脓肿，应先行穿刺。多房性脓肿须分开脓肿间隔，做多处切口，以保证引流通畅。放置的引流物应妥善固定，须准确记录其数目、部位，防止遗漏。

（2）脓液应常规送细菌培养和药敏试验，对反复发作的慢性脓肿，应切除部分脓腔壁做病理切片检查。

【预后】

急性乳腺炎大部分及时治疗可在短期内痊愈，少数因延误治疗，进入脓肿期病程可迁延甚久，严重的可并发全身化脓性感染，个别可发生败血症。若化脓易引起乳漏，及时切开引流亦可获得痊愈。

二、乳腺纤维腺瘤

【初诊依据】

（1）乳房区可触及单个或多个圆形或椭圆形无痛性肿块，表面光滑，质地韧硬，边界清楚，极易被推动，无压痛、腋下淋巴结不肿大。

（2）X线检查或彩超检查可协助诊断。活组织检查可确定诊断。

【并发症】

手术操作不当有并发乳管损伤的可能；单纯肿物切除会增加术后复发的机会。

【鉴别诊断】

一般腋窝淋巴结不肿大，如果静止多年后肿瘤突然迅速增大，出现疼痛及腋淋巴结肿大等表现，要高度怀疑已发生恶性变。临床鉴别应注意与乳腺增生症、乳腺囊肿及乳腺癌相鉴别。

【诊疗处方】

（1）外科疾病护理常规。

（2）三级护理。

（3）普食。

（4）血常规，凝血三项（PT+APTT+TT），CA19-9，CA125，CA15-3，HBsAg，抗-HCV，抗-HEV（IgG、IgM），抗-HIV，TPPA。

（5）尿常规，粪常规。

（6）胸部X线检查。

（7）心电图。

（8）乳腺红外线扫描。

（9）乳腺钼靶检查。

（10）乳腺彩超。

【转诊】

乳腺质硬肿块，不排除恶性可能者，需转诊上级医院进一步诊治。

【注意事项】

药物治疗一般无效。乳腺纤维腺瘤虽是良性，但仍有少数发生恶变。确诊后原则上需手术切除。由于妊娠、哺乳期内分泌环境发生变化，纤维瘤会迅速增大，妊娠前应将肿瘤切除。

【诊疗新进展】

对乳腺纤维腺瘤患者予以经乳晕弧形切口肿瘤切除术，临床疗效显著，术后乳房无明显瘢痕。

【预后】

正确治疗预后好。多发性乳腺纤维腺瘤切除后，有些仍可于原部位再发，或于其他部位继续有新发的纤维腺瘤出现。

三、乳腺纤维囊性病

【初诊依据】

（1）本病是女性乳腺良性病变，发生的高峰年龄是绝经期前后。疼痛程度可轻可重，可放射到肩部、背部，一般病程较长。

（2）乳房外形正常，多可扪及腺体增厚或结节，质韧不硬，分界不清，触痛，腋下淋巴结不肿大，偶有乳头溢液。

（3）红外线扫描、乳房X线检查可协助诊断。

（4）穿刺行细胞学检查或切片活检可明确诊断。

【并发症】

注意手术操作所产生的并发症。

【鉴别诊断】

本病应与乳管内乳头状瘤、乳腺癌、单纯乳腺小叶增生症、乳腺纤维腺瘤相鉴别。

【诊疗处方】

（1）外科疾病护理常规。

（2）三级护理。

（3）普食。

（4）血常规，肝、肾功能，血电解质，凝血三项（PT+APTT+TT），CA19-9，CA125，CA15-3，HBsAg，抗-HCV，抗-HEV（IgG、IgM），抗-HIV，TPPA。

（5）尿常规，粪常规。

（6）乳腺B彩超。

（7）乳腺钼靶检查。

（8）心电图。

（9）胸部X线摄片。

（10）乳腺红外线扫描。

（11）5%碘化钾5ml，口服，tid。

（12）乳癖消3片，口服，tid。

（13）维生素E 100mg，口服，tid。

（14）维生素B_6 10mg，口服，tid。

【转诊】

考虑手术治疗者，转诊上级医院进一步检查。

【注意事项】

本病主要对症治疗，对有乳腺癌高危因素或可疑癌变者，或活检示有导管上皮增生、上皮细胞重度异形者，应采用手术治疗。若活检证实有癌变时，应按乳腺癌处理。

【诊疗新进展】

女性乳腺系内分泌激素-雌、孕激素的靶器官，其组织结构变化受激素影响具有周期性特征，这些特征反映在乳腺实质细胞的分化、成熟甚至变异等方面。除激素因素直接作用外，细胞外环境如细胞外基质成分的变化亦是重要的影响因素之一。研究证明，任何组织中细胞外基质蛋白对组织细胞的发育、成熟、分化、修复、变异甚至恶变起着调节作用。胶原蛋白为细胞外基质中含量最丰富的一类蛋白质，至少有16种类型。目前研究较多并已证实Ⅰ型胶原蛋白主要分布于结缔组织中，而Ⅳ型胶原蛋白仅见于组织基底膜内。虽然有关这二种胶原蛋白在细胞外基质内分布情况已有深入研究，但他们在乳腺组织中，尤其是乳腺癌前病变和乳腺癌组织内的表达情况，报道甚少。本研究应用蛋白免疫印记法测试了正常乳腺组织、乳腺腺病、纤维囊性乳腺病和乳腺癌组织中Ⅰ型、Ⅳ型胶原蛋白分布特点，发现Ⅳ型胶原蛋白主要在纤维囊性乳腺病囊肿包膜和乳腺癌组织（细胞与基底膜）中呈阳性或强阳性表达，两者在组织发生与发展、分化与变异等方面可能存在着联系，为进一步研究乳腺癌癌前病变与乳腺癌之间的关系提供参考。

【预后】

本病预后良好。

四、乳腺管内乳头状瘤

【初诊依据】

（1）有自发性、间歇性乳头溢血，可为鲜红色、陈旧性或浆液血性，量少，无特殊不适感。当肿瘤增大，阻塞大导管时，可有乳头、乳晕区胀痛。

（2）检查乳晕区近乳头处有软性结节，挤压后乳头有血性液体流出，即可确诊。

（3）乳腺导管造影有助于诊断和定位。

（4）乳头溢液的细胞学检查可发现瘤细胞。

【鉴别诊断】

本病与纤维腺瘤、导管炎、乳腺增生、乳腺导管扩张症、乳腺内乳头状癌相鉴别。

【诊疗处方】

（1）外科疾病护理常规。

（2）三级护理。

（3）普食。

（4）血常规，肝、肾功能，血电解质，凝血三项（PT+APTT+TT），CA19-9，CA125，CA15-3，HBsAg，抗-HCV，抗-HEV（IgG、IgM），抗-HIV，TPPA。

（5）乳腺红外线扫描。

（6）乳腺钼靶检查。

（7）选择性乳腺导管造影。

（8）乳头溢液涂片细胞学检查。

（9）乳腺彩超。

（10）心电图。

（11）胸部X线检查。

【转诊】

考虑手术治疗者，转诊上级医院进一步检查。

【注意事项】

（1）尽管乳房乳管内乳头状瘤属于良性肿瘤，但很难与乳头状癌相鉴别，故主张早期手术切除。手术的关键在于病灶的准确定位。

（2）当冰冻切片不能确定时，可先做乳腺区段切除，待石蜡切片证实为恶性时，再行根治性手术。

【诊疗新进展】

（1）中央型导管内乳头状瘤常以乳头溢液或乳晕旁结节为首发症状，且常独立存在，区段切除是其常见手术方式。

（2）周围型导管内乳头状瘤首发症状不明显，常因超声提示乳房肿物而就诊，且常与乳腺囊肿病、纤维腺瘤及不典型增生等合并存在，目前常采用超声引导下微创切除，术后复发率低。

（3）超声及钼靶对导管内乳头状瘤的诊断率较低，乳管镜检查在诊断伴有乳头溢液的导管内乳头状瘤具有优势。

【预后】

本病是良性肿瘤，只要手术切除范围恰当，基本上不复发，预后良好。对伴有上皮增生，尤其是不典型增生者，宜进行随访。

第五节　腹外疝

一、腹股沟疝

【初诊依据】

1.腹股沟直疝

（1）腹股沟部出现半球形包块，可为双侧，老年男性多见。

（2）包块自赫氏三角区出现，压迫腹股沟管深环时包块仍可出现。

（3）平卧时包块可自行还纳，赫氏三角区可触及腹壁有缺损。

2.腹股沟斜疝

（1）腹股沟区发现可复性包块。

（2）包块自腹股沟管浅环突出，可达阴囊或大阴唇内。

（3）包块软、有弹性，压挤时可还纳入腹腔，压迫腹股沟管深环（腹环）可阻止包块出现。浅环扩大，患者咳嗽时有冲击感。

（4）包块嵌顿时，除局部疼痛外，有腹部疼痛伴呕吐。

【并发症】

（1）嵌顿疝转为绞窄性疝重者，可并发感染性休克。

（2）修补材料有关的并发症主要有感染、浆液肿、肠粘连、肠瘘和材料移位、材料皱缩等。

【鉴别诊断】

应与睾丸鞘膜积液、子宫圆韧带囊肿、精索囊肿或睾丸下降不全相鉴别。

【诊疗处方】

（1）外科疾病护理常规。

（2）三级或二级护理。

（3）普食或半流。

（4）血常规，空腹血糖，肝、肾功能，血电解质。凝血三项（PT+APTT+TT），HBsAg，抗-HCV，抗-HIV，TPPA。

（5）尿常规，粪常规。

（6）胸部X线检查。

（7）心电图。

【转诊】

疝有嵌顿，不能回纳者，应及时转至上级医院就诊。

【注意事项】

（1）对有明显诱发疝的病因尚未得到控制的患者，不宜行手术治疗，如前列腺肥大、直肠狭窄、尿道狭窄、慢性气管炎咳嗽较重者及各种原因引起腹水的患者等。

（2）对于复发性疝及老年人宜采用填充式无张力修补术。

【诊疗新进展】

腹股沟疝患者采用腹腔镜疝修补术与无张力疝修补术的临床疗效显著，与传统疝修补术相较，具有并发症少、复发率低及恢复迅速等优势，可使患者获得满意疗效。

【预后】

手术治疗预后佳。

二、股疝

【初诊依据】

（1）腹股沟韧带下方出现包块，位于大腿根部卵圆窝处，易嵌顿，嵌顿时有腹痛、呕吐等，并有肠梗阻症状，未嵌顿时可无不适。

（2）肿块呈圆形或卵圆形，柔软。用手挤压内容物难以回纳。

【并发症】

股疝容易发生嵌顿和绞窄。

【鉴别诊断】

应与腹股沟疝、慢性淋巴结炎、圆韧带囊肿、腰大肌冷脓肿相鉴别。

【诊疗处方】

（1）外科疾病护理常规。

（2）三级或二级护理。

（3）普食或半流。

（4）血常规，肝、肾功能，血电解质，空腹血糖，血型（ABO+RH），血交叉配合试验。凝血三项（PT+APTT+TT），HBsAg，抗-HCV，抗-HIV，TPPA。

（5）尿常规，粪常规。

（6）胸部X线检查。

（7）心电图。

【转诊】

疝有嵌顿，不能回纳者，应及时转至上级医院就诊。

【诊疗新进展】

腹膜前间隙无张力疝修补治疗股疝效果较好，手术预后快，疗效显著，并发症少。

【预后】

（1）单纯性股疝和嵌顿性股疝早期手术治疗患者预后好。

（2）不同类型的股疝临床表现不一，容易误诊，股疝具有相当高的嵌顿、绞窄和肠切除的发生率，延误治疗将增加手术病死率。

三、腹部切口疝

【初诊依据】

（1）有腹部手术史，大多有切口感染，长期换药，多次搔刮或切口崩裂史。

（2）切口处膨隆，站立时加重，平卧时减轻或消失，伴有腹部不适。

（3）查体可见腹部切口瘢痕宽大，局部组织薄弱，站立时可见到隆起肿块，柔软，可推回缩小，听诊有肠鸣音。可触及明显腹壁缺损及疝环。

【并发症】

部分腹壁疝患者可合并肠梗阻、缺血坏死及穿孔等严重并发症，手术修补前给予多层螺旋CT检查，对部分因肥胖、瘢痕掩盖或疝囊较小、深部腹壁的缺损而不易察觉的患者，疝出的肠管或系膜扭转、粘连、嵌顿等情况给予准确、快速诊断其并发症非常重要。

【鉴别诊断】

注意与腹部血肿、脓肿及腹壁良性瘤相鉴别。

【诊疗处方】

（1）外科疾病护理常规。

（2）二级护理。

（3）普食或半流质。

（4）血常规，空腹血糖，肝、肾功能，血电解质，血型（ABO+RH），血交叉配合试验。凝血三项（PT+APTT+TT），HBsAg，抗–HCV，抗–HIV，TPPA。

（5）尿常规，粪常规。

（6）胸部X线检查。

（7）心电图。

【转诊】

疝有嵌顿，不能回纳者，应及时转至上级医院就诊。

【注意事项】

（1）一般治疗：上腹部较小切口疝，症状不明显，生活无障碍，以及年老、体弱、腹压增高因素未能解除者，不宜手术，可用腹带束缚。

（2）手术适应证：巨大疝、症状明显、妨碍生活质量，或疝口虽小但易发生嵌顿者。

【诊疗新进展】

老年患者腹部手术后的巨大腹壁切口疝，可使用人工合成材料进行修补，可获得较好疗效.

【预后】

多数患者及时有效处置预后好，个别患者有粘连发生。

巨大腹壁切口疝若处置不当易发生术后呼吸及循环衰竭。

第六节　胃、肠道疾病

一、胃、十二指肠溃疡穿孔

【初诊依据】

（1）多有溃疡病史，近期加重或有暴饮、暴食。上腹部突发性剧痛，呈持续性、刀割样，渐波及全腹，疼痛可向肩背部放射。伴恶心、呕吐，可出现休克。

（2）腹膜刺激征，腹式呼吸减弱，腹部压痛、反跳痛，腹肌紧张，重者可为"板状腹"。可有肝浊音界缩小或消失的气腹征，肠鸣音消失。

（3）腹部X线检查可见膈下游离气体。腹穿可有黄色混浊液体，呈酸性反应。

（4）血白细胞计数升高，中性粒细胞百分比增加。

【并发症】

（1）胃和十二指肠溃疡均可并发出血、穿孔和幽门梗阻。胃溃疡可发生恶变，而十二指肠溃疡一般不会恶性变。

（2）处置不及时可出现中毒性休克、肠粘连等并发症，甚者导致死亡。

【鉴别诊断】

（1）与其他情况出血鉴别：如与食管静脉曲张破裂、食管裂孔病、食管黏膜撕裂症、胃癌、胆管病变等引起的出血相鉴别；有无合并症如胃十二指肠溃疡合并门静脉高压食管静脉曲张。

（2）应与急性胰腺炎、急性阑尾炎、急性胆囊炎和胆囊结石、肝破裂出血相鉴别。

【诊疗处方】

（1）普通外科护理常规。

（2）一级或特级护理。

（3）病重通知。

（4）禁食。

（5）留置胃管。

（6）胃肠减压。

（7）半卧位（无休克）。

（8）测血压、脉搏、呼吸，qh。

（9）鼻导管吸氧，3~5L/min。

（10）血常规，血电解质，肝、肾功能，血糖，血淀粉酶，血气分析，血型（ABO+RH），血交叉配合试验，凝血四项（PT+APTT+TT+FIB），HBsAg，抗-HCV，抗-HIV，TPPA。

（11）尿常规，尿淀粉酶，粪常规。

（12）胸、腹部立位X线检查。

（13）心电图。

【转诊】

疑似消化性溃疡穿孔者应立即转诊。

【注意事项】

（1）禁忌或慎重考虑行X线钡餐、胃镜检查。

（2）密切观察生命征及周围循环状况。

（3）溃疡急性穿孔，原则上应及早手术治疗。非手术治疗适应证：①腹膜炎症轻、局限；②年轻患者，一般情况良好，无休克；③单纯性，无出血、梗阻或癌变；④空腹穿孔。

（4）溃疡穿孔后手术患者三大危险因素：主要脏器严重疾病、术前休克和穿孔时间>24h。

【预后】

一旦溃疡穿孔，就有致命的危险，十二指肠溃疡穿孔的死亡率为5%~13%，胃溃疡为10%~40%。并且随着年龄的增加和穿孔时间的延长，死亡率也相应增高。

二、胃癌

【初诊依据】

（1）早期可无症状和体征，或出现上腹部疼痛，饱胀不适、食欲减退，或原有溃疡症状加重，按溃疡病治疗症状不缓解，可出现呕血、黑便。

（2）晚期体重下降，进行性贫血，低热，上腹部可触及包块并有压痛，可有左锁骨上淋巴结肿大，腹水及恶病质。

（3）贲门部癌侵犯食管，可引起咽下困难。幽门部癌可出现幽门梗阻症状和体征。

（4）X线钡剂检查证实胃部有癌变征象。

（5）B超可见胃癌的征象。

（6）胃液脱落细胞学检查可查见癌细胞。

（7）晚期可有血沉快、低蛋白血症。癌胚抗原（CEA）水平升高。

（8）病理活检可确诊。

【并发症】

术后最常见的并发症是出血、吻合口瘘。

【鉴别诊断】

与胃良性疾病相鉴别：血清CA724是鉴别诊断胃癌与胃良性疾病的可靠指标。

【诊疗处方】

（1）外科疾病护理常规。

（2）二级护理。

（3）普食或半流质（术前1天改进流食）。

（4）血常规，血糖，血电解质，凝血四项（PT+APTT+TT+FIB），CEA、AFP、CA19-9、CA125、CA50，HBsAg，抗-HCV，抗-HEV（IgG、IgM），抗-HIV，TPPA，血型（ABO+Rh），血交叉配合试验。

（5）尿常规，粪常规+隐血。

（6）胃蛋白酶原I，胃液中亮氨酸氨基肽酶，唾液酸（必要时）。

（7）腹部CT（必要时）。

（8）胸部X线检查，X线钡餐检查。

（9）心电图。

（10）腹部B超（肝、胆、胰）。

（11）电子胃镜+活检。

【转诊】

疑似胃癌者，应及时转至上级医院进一步检查。

【预后】

（1）胃癌具有预后不良、总体5年生存率低的特点。

（2）远端胃癌较近端胃癌预后较好，肠型胃癌比弥漫型预后好；肿瘤愈大预后愈差。

（3）年龄与胃癌患者的预后无关。

（4）早期胃癌患者行根治性切除术的5年存活率高达90%。早期诊治对胃癌切除后生存率的提高极有意义。

三、肠梗阻

【初诊依据】

（1）阵发性腹部绞痛，腹胀（低位性者明显），恶心呕吐（高位性者早而频），多无排便排气。绞窄性肠梗阻可继发于单纯性机械性肠梗阻或肠系膜血管栓塞等情况；麻痹性肠梗阻多继发于腹部外伤、手术、脊柱等损伤。

（2）腹部可见肠型及蠕动波（低位性者明显），单纯性机械性肠梗阻有局限性压痛，无反跳痛及肌紧张，肠鸣音阵发性亢进或有气过水声（低位性者多见）；绞窄性肠梗阻腹部压痛以病变部位明显，并有反跳痛及肌紧张；麻痹性肠梗阻肠鸣音消失。

（3）X线检查可见肠胀气及气液面。麻痹性肠梗阻两侧膈肌升高，全肠袢胀气，有多个气液面。

（4）常有脱水、电解质及酸碱平衡紊乱。绞窄性肠梗阻可出现中毒性休克。

【并发症】

可并发水、电解质紊乱，肠管坏死，毒血症，腹膜炎，休克等。

【鉴别诊断】

（1）机械性肠梗阻与动力性肠梗阻鉴别：动力性肠梗阻

包括常见的麻痹性和少见的痉挛性肠梗阻。机械性肠梗阻的特征是阵发性肠绞痛、肠鸣音亢进和非对称性腹胀；麻痹性肠梗阻的特征为无绞痛、肠鸣音消失和全腹均匀膨胀；痉挛性肠梗阻可有剧烈腹痛突然发作和消失，间歇期不规则，肠鸣音减弱而不消失，但无腹胀。腹部X线检查有助于三者的鉴别：机械性梗阻的肠胀气局限于梗阻部位以上的肠段；麻痹性梗阻时，全部胃、小肠和结肠均有胀气，程度大致相同；痉挛性梗阻时，肠无明显胀气和扩张。每隔5分钟拍摄正、侧位腹部平片以观察小肠有无运动，常可鉴别机械性与麻痹性肠梗阻。

（2）单纯性肠梗阻与绞窄性肠梗阻鉴别：绞窄性肠梗阻可发生于单纯性机械性肠梗阻的基础上，单纯性肠梗阻因治疗不善而转变为绞窄性肠梗阻的占15％～43％。一般认为出现下列征象应疑有绞窄性肠梗阻：①急骤发生的剧烈腹痛持续不减，或由阵发性绞痛转变为持续性腹痛，疼痛的部位较为固定。若腹痛涉及背部提示肠系膜受到牵拉，更提示为绞窄性肠梗阻。②腹部有压痛、反跳痛和腹肌强直，腹胀与肠鸣音亢进则不明显。③呕吐物、胃肠减压引流物、腹腔穿刺液含血液，亦可有便血。④全身情况急剧恶化，毒血症表现明显，可出现休克。⑤腹部X线检查可见梗阻部位以上肠段扩张并充满液体，在扩张的肠管间常可见有腹水。

（3）小肠梗阻与结肠梗阻鉴别：高位小肠梗阻呕吐频繁而腹胀较轻。结肠梗阻的临床表现与低位小肠便阻相似。但腹部X线检查可区别。小肠梗阻时充气的肠袢遍及全腹，液平较多，而结肠则不显示。若为结肠梗阻则在腹部周围可见扩张的结肠和袋形，小肠内积气则不明显。

（4）完全性肠梗阻与不完全性肠梗阻鉴别：完全性肠梗阻多为急性发作而且症状明显，不完全性肠梗阻多为慢性梗阻，症状不明显，往往为间歇性发作。完全性肠梗阻者腹部X线检查示肠袢充气扩张明显。

【诊疗处方】

（1）外科疾病护理常规。

（2）一级护理或特级护理。

（3）禁食。

（4）病重或病危。

（5）留置胃管，胃肠减压。

（6）记24h出入量。

（7）血常规，血糖，血电解质，肝、肾功能，血气分析，血型（ABO+Rh），血交叉配合试验，凝血四项（PT+APTT+TT+FIB），AFP、CEA、CA125，HBsAg，抗–HCV，抗–HIV，TPPA。

（8）尿常规，直肠指诊。

（9）心电图。

（10）胸部X线检查。

（11）测血压、脉搏、呼吸，qh。

（12）腹部立位平片。

（13）头孢拉定皮试。

（14）0.9%氯化钠注射液100ml+头孢拉定1.0g，静脉滴注，q6h。

（15）10%葡萄糖注射液1500ml+维生素C 3.0g+10%氯化钾注射液30ml，静脉滴注，qd。

（16）甲硝唑注射液100ml，静脉滴注，bid。

（17）0.9%氯化钠注射液48ml+生长抑素3～6mg，静脉泵入（2ml/h）。

（18）0.9%氯化钠注射液100ml+奥美拉唑40mg，静脉滴注，bid。

（19）复方氨基酸500ml，静脉滴注，qd。

【转诊】

疑似肠梗阻者，应及时转至上级医院就诊。

【注意事项】

（1）注意肠梗阻的类型，尤其是绞窄性肠梗阻与单纯性肠梗阻的鉴别。

（2）粘连性肠梗阻经非手术治疗无效、出现腹膜炎症状、因肿瘤引起或有血运障碍的肠梗阻患者，应积极手术治疗。

（3）由恶性肿瘤引起者，术后应定期复查并转入肿瘤科正规化疗。

（4）由克罗恩病、肠结核等引起者，术后转入内科继续治疗。

【诊疗新进展】

原发性腹茧症致小肠梗阻者，腹部CT检查主要表现为腹部包块内聚集成团及扩张的小肠肠管，固定在腹部的某一部位；部分肠管扩张、肠腔积液及液-气平面；受累及的小肠系膜聚集、牵拉及扭转，其系膜内血管走行异常；聚集肠襻周围及肠管间可见增厚纤维包膜。

【预后】

及时诊断、积极治疗者，大多能治愈。单纯性肠梗阻的死亡率约为3%，而绞窄性肠梗阻则可达10%～20%。

四、急性阑尾炎

【初诊依据】

（1）急性腹痛，早期为脐周围或上腹部疼痛，范围较广，部位不定，程度逐渐加重，数小时后转移至右下腹，部分患者初起时即为右下腹疼痛，伴食欲不振、恶心、呕吐。

（2）右下腹部局限性压痛，肌紧张反跳痛；后位阑尾炎腰大肌试验阳性，盆腔位阑尾炎闭孔内肌试验阳性。妊娠后期压痛点可能较高。

（3）直肠指诊有触压痛。

（4）阑尾穿孔后，可产生弥漫性腹膜炎，但在成人多形成局限性腹膜炎，上述症状加重2～3天后右下腹可触及有压痛的肿块。

【并发症】

（1）治疗不及时可出现阑尾化脓、坏疽、穿孔等造成急性腹膜炎，引起不良后果。

（2）术后可能出现的并发症有切口感染、肠粘连、肠梗阻、肠功能恢复不良、因肠粘连拔管时将大网膜带出体外、引流不当致肠坏死穿孔或因引流不当出现腹壁蜂窝织炎等。

【鉴别诊断】

鉴别诊断时，应注意首先要排除非外科急腹症，其次要与其他脏器病变引起的外科急腹症相鉴别。

（1）消化系疾病：应与上腹空腔或实质脏器病变，如胃、十二指肠溃疡穿孔，急性胆囊炎坏疽穿孔或肝肿瘤破裂出血等相鉴别。梅克尔憩室炎临床表现与急性阑尾炎极为相似。肠系膜淋巴结炎、急性胃肠炎等注意鉴别。

（2）呼吸系疾病：右侧肺下叶大叶性肺炎和右侧胸膜炎可出现牵涉性右侧腹痛。胸部X线检查即可确诊。

（3）泌尿系疾病：右侧输尿管结石嵌顿可产生右下腹阵发性剧痛，并向外生殖器放射。右侧肾结石有时亦可出现右下腹痛。尿常规检查可见有红细胞，尿路X线检查可见结石阴影。

（4）女性生殖系疾病：如右侧输卵管妊娠破裂、卵巢黄体破裂、卵巢囊肿扭转和急性附件炎等。最可靠的诊断方法是阴道检查，可见阴道积血、后穹隆饱满，穿刺有不凝血液。卵巢黄体破裂出血也有右下腹痛，破裂时疼痛可较剧烈，疼痛部位较低，腹痛通常均发生于经前排卵期。卵巢囊肿扭转起病急，腹痛剧，还可因囊肿坏死产生腹膜炎体征，阴道检查于盆腔右侧可扪到触痛性肿块。右侧急性附件炎多见于已婚妇女，通常先有发热，后有腹痛。

（5）血液系统病：过敏性紫癜患者有脐周和下腹疼痛，但痛点不如急性阑尾炎确切和局限。血管脆性试验阳性，嗜酸性粒细胞增多，尿常规提示有血尿。

【诊疗处方】

（1）外科疾病护理常规。

（2）普食或半流质（慢性）。

（3）禁食（急性）。

（4）平卧位（急性）。

（5）血常规，血糖，血电解质，肝、肾功能，凝血三项（PT+APTT+TT），HBsAg，抗-HCV，抗-HEV（IgG、IgM），抗-HIV，TPPA。

（6）尿常规，粪常规。

（7）心电图。

（8）胸部X线检查。

（9）肝胆或右下腹B超、泌尿系B超（女性加做子宫附件）。

【转诊】

（1）疑似急性阑尾炎者，应立即转诊至专科医院或综合医院进一步治疗，以免贻误手术时机。

（2）从上级医院转回采取保守治疗者，除给予消炎治疗外还应严密观察病情，病情加重立即转诊。

【注意事项】

（1）急性单纯性阑尾炎和轻型化脓性阑尾炎均可采用非手术疗法；化脓性、坏疽性阑尾炎及复发性阑尾炎均应手术治疗。

（2）特殊类型阑尾炎的处理原则：①小儿急性阑尾炎应及早手术；②妊娠期阑尾炎治疗原则同急性阑尾炎，术后适当予以镇静及安胎治疗；③老年人阑尾炎应早期手术治疗，但术前、术后应注意心、肺、肾、糖尿病等的检查和治疗；④异位阑尾炎较难诊断，可根据心、肝、盲肠的位置及症状和体征予以诊断，必要时剖腹探查。

【诊疗新进展】

外周血淋巴细胞数量减少，是急性炎症时期值得重视的现象，在血常规白细胞分类计数中，淋巴细胞百分比与急性阑尾炎严重程度的关联最大，肺总量（TLC）对阑尾炎有无穿孔具有一定提示能力，但临床上对急性阑尾炎的确诊及严重程度的判断，还需要借助影像及临床症状等其他手段。淋巴细胞降低对辅助判断急性阑尾炎严重程度具有重要意义。

【预后】

不同病理类型可随机体防御机制强弱，治疗是否及时正确而有不同预后。

（1）炎症消退：单纯性阑尾炎在黏膜尚未形成溃疡前，及时抗炎可能使炎症消退而不遗留病理改变。早期化脓性阑尾炎如经治疗即使炎症消退，也将是瘢痕性愈合，致阑尾腔变窄、壁增厚，阑尾发生扭曲，易复发。

（2）炎症局限化：化脓或坏疽、穿孔后，阑尾为大网膜包裹形成阑尾周围脓肿，或粘连成炎性包块，这是炎症被局限化的一种转归，如脓液不多可被完全吸收。

（3）炎症扩散：如机体防御机制差，或未予及时治疗，炎症加剧而致阑尾化脓、坏疽穿孔乃至弥漫性腹膜炎、化脓性门静脉炎等。

第七节 肛肠疾病

一、痔

【初诊依据】

（1）大便带血，色鲜红，出血量不多，常附在粪便表面。便秘、粪便干结，饮酒或食刺激性食物常诱发出血，出血量大或时间长者，可有贫血表现。

（2）当黏膜糜烂、感染或血栓形成时，可有肛门疼痛，且常伴有肛门下坠、发胀及粪便不尽感，尤其痔脱出嵌顿，出现水肿、感染时，局部疼痛剧烈。

（3）排便时痔块脱出，严重时呈环形脱出或需用手推回肛门内。

【并发症】

少数可并发出现出血、脱垂、血栓形成及嵌顿。

【鉴别诊断】

应与直肠癌、直肠息肉肛管、直肠脱垂相鉴别。

【诊疗处方】

（1）外科疾病护理常规。

（2）二级护理。

（3）少渣饮食。

（4）0.02%高锰酸钾溶液，坐浴，qd。

（5）血常规、空腹血糖、肝、肾功能、甲胎蛋白（AFP）、血型（ABO+ Rh）、凝血三项（PT+APTT+TT）、HBsAg、抗-HCV、抗-HIV、TPPA。

（6）尿常规，粪常规。

（7）心电图、胸部X线检查。

（8）直肠指诊。

（9）结肠镜检查（必要时）。

【转诊】

（1）内痔突出严重，或伴有出血、嵌顿、坏死等，症状与体征严重者，需转诊上级医院行手术治疗。

（2）需全身药物治疗或硬化剂注射疗法、器械治疗时，需转诊。

【注意事项】

Ⅰ期或Ⅱ期合并出血、较小的痔块，可用注射硬化疗法、胶圈套扎或微波热凝，无须住院。更大的孤立痔，可行痔梭形切除术；严重的环形痔，应行痔环形切除术。疼痛严重的血栓性外痔，可行外痔血栓剥离术。

【预后】

无症状的痔不需治疗，只需注意饮食结构合理，保持大便通畅、肛门周围清洁，预防并发症的发生。只有当痔并发出血、脱垂、血栓形成及嵌顿等情况时，才需采取医疗手段治疗。

二、肛瘘

【初诊依据】

（1）常有反复肛周感染或脓肿病史。肛周疼痛、肿胀、瘙痒、湿疹，时有分泌物流出，当外口闭合后局部可有炎症反应，肛门排气或腹泻时，有气体或稀便从外口排出。

（2）肛周可见外口（1个或多个），挤压时可有分泌物或脓液溢出。外口向肛门方向可触及条索状皮下瘘管；指诊有时可触及中央凹陷、呈硬结样内口。

（3）探针和瘘管造影可协助寻找内口。

【并发症】

（1）可并发感染，甚至发生脓毒血症。

（2）尿潴留是手术治疗后最常见的并发症。

【鉴别诊断】

在肛门周围和骶尾部其他瘘管，常有分泌物从外口排出，容易与肛瘘混淆，故需加以鉴别，如与会阴尿道瘘、骶尾部畸胎瘤瘘、晚期肛管直肠癌、骶尾部骨结核、肛门周围毛囊炎和疖肿、化脓性汗腺炎等。

【诊疗处方】

（1）外科疾病护理常规。

（2）二级护理。

（3）少渣饮食。

（4）血常规，空腹血糖，肝、肾功能，癌胚抗原（CEA），凝血四项（PT+APTT+TT+FIB），HBsAg，抗–HCV，抗–HIV，TPPA。

（5）尿常规，粪常规。

（6）心电图，胸部X线检查。

（7）直肠指诊。

（8）肛门镜检查。

（9）结肠镜检查（必要时）。

【转诊】

肛周瘙痒感，伴有反复流出少量脓液，有乳头状突起者，考虑为肛瘘，应及时转至上级医院进行手术治疗。

【预后】

经手术治疗，多数可治愈；少数经治疗后，症状和体征减轻或消失，存在肛门狭窄或肛瘘复发。

三、肛管、直肠周围脓肿

【初诊依据】

（1）肛周红肿、疼痛，或有波动感，步行、坐下受压和排便时加重，少数伴有排尿困难。

（2）可伴有畏寒、发热、乏力、头痛、全身不适等症状。

（3）位于肛提肌以上的脓肿，直肠指诊可触及压痛性肿块，穿刺可抽出脓液。

（4）B超检查可探及脓腔。

【并发症】

引流不彻底或损伤肛管括约肌易造成肛瘘发生。感染来源于肛腺，继发肛瘘的概率较高。

【鉴别诊断】

（1）手术前应穿刺定位，将抽得的脓液做微生物学检查，鉴别菌种和来源，以警惕肛瘘发生。

（2）术前做直肠指检或肛门镜检查，也可借助直肠内超声鉴别各种脓肿类型；术后定期做直肠指检或肛门镜检查，鉴别引流是否通畅。

【诊疗处方】

（1）外科疾病护理常规。

（2）二级护理。

（3）少渣半流质饮食。

（4）血常规，空腹血糖，CEA，肝、肾功能，凝血四项（PT+APTT+TT+FIB），HBsAg，抗–HCV，抗–HIV，TPPA。

（5）尿常规，粪常规。

（6）心电图，胸部X线检查。

（7）直肠指诊。

（8）直肠肛周B超或CT检查（深部脓肿）。

（9）结肠镜检查（必要时）。

【转诊】

肛门直肠周围脓肿考虑切开引流者，应及时转至上级医院就诊。

【注意事项】

急性白血病或不能控制的慢性白血病，并发肛门直肠周围脓肿时，不可广泛切开引流，以免发生大块组织坏死，引起败血症和出血，应给予广谱抗生素，对症治疗，待病情缓解或得到控制后，再切开引流。

【预后】

（1）为单纯性肛周脓肿，正确处理后不会并发肛瘘，治愈率高。

（2）感染来源于肛腺，易继发肛瘘。

四、直肠脱垂

【初诊依据】

（1）排便时直肠黏膜或肿块脱出肛门外，轻者可自行回纳，重者需用手帮助托回。便后有肛门下坠和排不尽感。

（2）反复脱垂，黏膜分泌黏液，致使肛周皮肤瘙痒。

（3）令患者下蹲做排便动作时，可见直肠黏膜呈"放射状"或"环状"脱出肛门外，黏膜表面充血、水肿、糜烂和溃疡等。

（4）直肠指诊示肛管括约肌松弛，黏膜光滑。

【并发症】

术后可出现吻合口裂开出血、顽固性疼痛、尿潴留、粪便嵌塞、术后复发等并发症。开腹直肠固定手术治疗直肠脱垂的男性患者，直肠切除可能损伤神经，导致术后性功能障碍。

【鉴别诊断】

本病与环状内痔、直肠黏膜内脱垂、盆底肌痉挛、肛管狭窄、内括约肌痉挛等相鉴别。

【诊疗处方】

（1）外科疾病护理常规。

（2）二级护理。

（3）无渣半流质饮食。

（4）会阴部清洗，qd。

（5）血常规，肝、肾功能，CEA，凝血四项（PT+APTT+TT+FIB），HBsAg，抗-HCV，抗-HIV，TPPA。

（6）尿常规，粪常规。

（7）心电图，胸部X线检查。

（8）直肠指诊。

（9）结肠镜检查（必要时）。

【转诊】

反复直肠脱垂者，应及时转至上级医院进一步手术治疗。

【注意事项】

术后卧床休息，前3天流质饮食，放置肛管排气；3天后服石蜡油，保持粪便通畅，并在床上排便；2周后开始离床活动，继续做提肛运动，3个月内不参加重体力劳动。

【诊疗新进展】

直肠黏膜螺旋形结扎、吻合器痔上黏膜环切、矾藤痔液注射、肛门紧缩四联手术可有效治疗完全性直肠脱垂，能提高治疗有效率，降低复发率。

【预后】

各种治疗方法治疗后均有复发的可能，采用手术治疗术后治愈率可达85%。

五、肛管、直肠癌

【初诊依据】

（1）大便习惯改变，便意频繁、便次增加及便不尽感，便秘与腹泻交替出现，黏液血便或脓血便。肿瘤较大可引起肠腔狭窄，表现为排便困难、腹痛、腹胀、粪便变细等。直肠指诊可触及肿块，指套可染脓血。

（2）直肠镜或乙状结肠镜检查可见肿瘤质脆、易出血，表面溃疡。

（3）钡灌肠检查显示黏膜破坏、充盈缺损或肠腔狭窄、僵硬等。

【并发症】

（1）术中常见并发症：①骶前静脉丛大出血：一旦损伤，具有出血凶猛、出血量大、止血困难、病死率高的特点，如处理不当可造成患者术中死亡。②输尿管损伤：在直肠癌根治术中，输尿管损伤部位以左侧输尿管腰段最为多见，其次是两侧输尿管的骨盆段。损伤常发生在剪开乙状结肠左侧腹膜或处理乙状结肠系膜及切断结扎肠系膜下动脉时，损伤左侧输尿管腰段。

（2）术后常见并发症：盆腔感染、吻合口瘘、性功能及排尿功能障碍。

【鉴别诊断】

（1）回盲瓣：有时比较大并突入盲肠，很像息肉样肿块，注意鉴别。

（2）痉挛：结肠可发生一小段肠痉挛，很像肿瘤浸润。

（3）恶性淋巴瘤、平滑肌瘤、平滑肌肉瘤等：应与大肠癌相鉴别。

（4）肠结核：好发于回肠末段与盲肠。

（5）Crohn病：发病部位主要以末段回肠、盲肠和升结肠为主，病变范围较大肠癌广，并呈节段性分布。

（6）溃疡性结肠炎：好发于直肠和乙状结肠，病变范围较结直肠癌广泛，呈连续性分布。

（7）腺瘤：绒毛状腺瘤表面呈乳头状，X线检查示肥皂泡状小透明区，这是主要的鉴别点。

【诊疗处方】

（1）外科疾病护理常规。

（2）二级护理。

（3）半流质或无渣饮食。

（4）肥皂水灌肠，qd。

（5）血常规，血糖，血电解质，肝、肾功能，血型（ABO+RH），血交叉配合试验。CEA，CA19-9，CA125，

CA50，抗-HIV，TPPA，凝血四项（PT+APTT+TT+FIB），HBsAg，抗-HCV，抗-HEV（IgG、IgM）。

（6）尿常规，粪常规。

（7）胸部X线检查，心电图。

（8）肝、胆彩超。

（9）腹部、盆腔CT。

（10）直肠指诊。

【转诊】

疑似肛管、直肠癌者，应及时转至上级医院进一步检查。

【预后】

（1）肿瘤一旦侵犯肌肉或括约肌外软组织，术后复发率可高达60%以上。

（2）鳞癌的预后要明显好于腺癌和基底细胞癌，而恶性黑色素瘤的恶性程度最高，生存率很低。

（3）血清碱性磷酸酶的增高提示预后不良。

（4）联合放疗、化疗为主的综合治疗的5年生存率为65%～80%；单独手术治疗的5年生存率为45%～70%。

第八节　肝脏疾病

非寄生虫性肝囊肿

【初诊依据】

（1）多数患者无明显症状。当囊肿较大，可出现上腹部闷胀不适、隐痛。如合并感染或出现囊肿破裂，可以有急腹症表现。若囊肿较小，可无体征。若囊肿较大或多囊肝，右上腹可扪及肿块。

（2）B超和CT检查可以确定囊肿的大小、部位及数量。

【鉴别诊断】

本病应与肝囊性包虫病、肝海绵状血管瘤、幼儿先天性肝囊肿、肝囊性肿瘤及肝内胆管囊性扩张症等疾病相鉴别。

【诊疗处方】

（1）肝胆外科疾病护理常规。

（2）三级护理。

（3）低脂饮食。

（4）测体温、血压、脉搏，qid。

（5）血常规，血糖，血电解质，肝、肾功能，AFP，血型（ABO+Rh），血交叉配合试验。凝血四项（PT+APTT+TT+FIB），HBsAg，抗-HCV，抗-HIV，TPPA。

（6）尿常规，粪常规。

（7）双肾、肝脏B超或CT、MRI检查。

（8）胸部、腹部X线检查。

（9）心电图。

【转诊】

考虑手术治疗者，应及时转至上级医院进一步检查。

【注意事项】

手术适应证：①孤立性肝囊肿，直径>10cm；②有明显症状，直径>5cm的孤立性肝囊肿；③伴有明显症状的多囊肝；④肝囊肿出现感染、囊内出血、破裂等合并症；⑤不能排除肿瘤性囊肿。

【诊疗新进展】

腹腔镜肝囊肿开窗网膜移植术术后并发症少，复发率低，是治疗非寄生虫性肝囊肿理想的微创术式。

【预后】

正确治疗预后好。

第九节　胆道疾病

一、急性胆囊炎

【初诊依据】

（1）突然发作右上腹区持续疼痛，阵发性加重，并向右肩或右背部放射痛，可伴恶心、呕吐、畏寒、发热、体温38～39℃。

（2）右上腹区有明显压痛、反跳痛和肌紧张，墨菲征阳性，有时可触及肿大的胆囊，有压痛。

（3）B超示胆囊增大，壁厚，胆汁透声差，可见强回声光团。

（4）CT检查可显示胆囊增大、壁厚或有结石。

【并发症】

（1）胆囊积脓：白细胞计数显著增高。因胆囊积脓易引起脓毒败血症和胆囊穿孔等危险，故胆囊积脓一经诊断，应立即行胆囊切除术，并积极抗感染治疗。

（2）气肿性胆囊炎：是急性胆囊炎罕见而严重的并发症。常与产气细菌感染有关，病原菌大多数为梭状芽孢杆菌，其次为大肠埃希杆菌、厌氧链球菌及其他肠源菌群，病情严重，除积极抗感染治疗外，应立即行胆囊切除术。

（3）胆囊穿孔：在病程中出现腹痛加重、胆囊显著肿大、高热和血白细胞计数显著增高时，应高度警示有胆囊壁坏疽、穿孔可能。

（4）胆源性胰腺炎：胆囊结石未排出，嵌顿于胆总管下段（胆总管与胰管汇合处），从而诱发胰腺炎，因此合并胆囊结石伴急性胆囊炎，应谨慎。入院后行血清淀粉酶测定，必要时行磁共振胰胆管成像（MRCP）检查，若明确诊断可行经内镜逆行性胰胆管造影（ERCP）+取石体。

【鉴别诊断】

应与急性病毒性肝炎、急性酒精性肝炎、急性胰腺炎、右下肺炎、肾盂肾炎、急性右心衰竭、消化性溃疡并发急性穿孔等疾病鉴别。一般结合病史、体格检查及有关的辅助检查，进行鉴别诊断。青年女性患者应与淋球菌性肝周围炎相鉴别。妇科检查时有附件压痛，宫颈涂片可发现淋病双球菌。如鉴别诊断有困难时，可行腹腔镜检查。

【诊疗处方】

（1）肝胆外科疾病护理常规。

（2）一级护理。

（3）低脂流质饮食（急诊手术时禁食）。

（4）半卧位。

（5）血常规，血淀粉酶，肝、肾功能，血电解质，血糖，血型（ABO+Rh），血交叉配合试验，凝血四项（PT+APTT+TT+FIB），AFP，HBsAg，抗-HCV，抗-HIV，TPPA。

（6）尿常规，粪常规。

（7）心电图，胸腹部X线检查。

（8）腹部B超（肝、胆、胰、脾）。

（9）肝、胆CT（必要时）。

【转诊】

疑似急性胆囊炎者，应立即转诊上级医院。

【注意事项】

（1）手术指征：①发病72h以内的有明确手术指征的急性胆囊炎（化脓性、坏疽性、梗阻性胆囊炎）；②有症状的慢性胆囊炎，经全面检查并排除能引起类似症状的其他上腹部疾病，B超提示胆囊壁增厚或胆囊造影证实已无功能；③有症状的胆囊结石；④胆囊隆起性病变，直径1cm以上的胆囊息肉或胆囊癌；⑤外伤性胆囊破裂。

（2）术后可能发生的并发症及处理：①胆瘘：充分引流，防止胆汁潴留于腹腔，同时给予抗感染和全身支持治疗，随着腹内粘连，胆瘘可痊愈。②术后出血：小量出血用止血药后可自行停止，大量出血多需急诊手术止血。

【诊疗新进展】

急诊胆囊切除术是急性胆囊炎基本的治疗方案，但在基础情况差或高风险患者中并发症及死亡率较高，因此其他替代方案进行胆囊减压被应用于高危患者。经皮经肝胆囊引流被指南推荐用于治疗急性胆囊炎，但经内镜胆囊引流更合适于不宜行经皮经肝胆囊引流的患者，经内镜下行胆囊引流治疗，可取得良好的效果。

【预后】

急性胆囊炎的死亡率为5%～10%，几乎发生于老年人并发化脓性感染和合并有其他严重疾病者。急性胆囊炎并发局限性穿孔，可通过手术治疗取得满意的疗效；并发游离性穿孔者预后较差，死亡率高达30%。

二、慢性胆囊炎胆石症

【初诊依据】

（1）可有胆绞痛或反复发作史。上腹或右上腹阵发性隐痛、胀痛，或餐后饱胀、嗳气、消化不良，多在进食油腻食物后症状明显。

（2）右上腹区可能有轻度压痛，有时触到肿大的胆囊，可有黄疸。

（3）B超可提示胆囊大小、形态、功能及总胆管情况。

（4）口服或静脉法胆囊造影示胆囊收缩功能差或胆囊不显影。

【并发症】

易并发胆囊炎、胆管炎和胰腺炎；最严重的并发症是胆囊坏疽和穿孔，穿孔可引起胆汁性和化脓性腹膜炎。

【鉴别诊断】

（1）排除与其他疾患共存可能：如上消化道、结肠、肾脏和胰腺等疾病。一些腹腔外疾病如心绞痛、降主动脉瘤、脊髓神经痛、胸膜炎、心包炎及不常见的代谢性疾病如遗传性血管性水肿、急性间歇性卟啉病都能引起相似的临床表现，应注意鉴别。

（2）急性胆囊炎患者常有局部炎症的症状和体征，注意与其他腹腔内的炎症和感染相鉴别。

（3）低位胆囊炎和肝下的阑尾炎部位相近，鉴别有一定困难，B超和肝胆闪烁成像检查有助于鉴别。

（4）急性胰腺炎和胆囊炎的鉴别也较难，胰腺炎和胆囊炎可同时存在可能。

（5）注意继发性胆汁性肝硬化和原发性胆汁性肝硬化、结石所致的胆管炎与硬化性胆管炎的鉴别，因其治疗方案不同。

【诊疗处方】

（1）肝胆外科护理常规。

（2）三级护理。

（3）低脂饮食。

（4）阿托品0.3mg，口服，tid。

（5）血常规，血型，AFP，肝、肾功能，血电解质，血糖，凝血四项（PT+APTT+TT+FIB），HBsAg，抗-HCV，抗-HIV，TPPA。

（6）尿常规，粪常规。

（7）胸部X线检查，心电图。

（8）腹部B超（肝、胆、胰、脾）。

【转诊】

凡需外科手术治疗者，应及时转至上级医院进一步检查。

【注意事项】

（1）手术适应证：凡确诊慢性胆囊炎、胆石症、内瘘者，除不能耐受手术者外，皆可行手术治疗。

（2）术前准备：①避免进食较油腻食物而引发症状；②并发胆囊炎症较明显者，应用广谱抗生素；③怀疑胆囊内瘘的患者，常规口服肠道抗生素，并做肠道准备。

【预后】

（1）成功的手术取石预后较好。

（2）术后结石残留与复发是再次手术的主要原因。

（3）并发胆囊坏疽和穿孔死亡率高达30%以上。当慢性胆囊炎伴急性发作或胆囊内浓缩的黏液或结石进入胆囊管或胆总管而发生梗阻，可呈急性胆囊炎或胆绞痛的典型症状。反复发作的慢性胆囊炎，行胆囊切除术可根治。

三、肝胆管结石

【初诊依据】

（1）上腹部或右上腹部隐痛、钝痛、叩击痛或绞痛。部分患者可无明显体征，或仅表现为右季肋区和后背部胀痛。

（2）B超、CT、经皮穿刺胆道造影或内镜逆行胰胆管造影等辅助检查可显示胆管扩张和结石。

【并发症】

肝胆管结石的常见并发症很多，如胆源性肝脓肿、急性化脓性梗阻性胆管炎、胆瘘、胆道出血、胆源性胰腺炎、肝形态比例失调（肝萎缩-肥大征）、继发性胆汁性肝硬化、门静脉高压、胆管壁静脉曲张、胆心综合征、肝性脑病、胆管细胞癌等，多而复杂，患者常以并发症就诊，不少患者死于肝胆管结石的并发症。

【鉴别诊断】

注意与是否合并肝、胆管癌相鉴别。

【诊疗处方】

（1）肝胆外科疾病护理常规。

（2）二级护理。

（3）低脂饮食。

（4）血常规，肝、肾功能，血电解质，血糖，血型（ABO+Rh），血交叉配合试验，凝血四项（PT+APTT+TT+FIB），AFP，HBsAg，抗-HCV，抗-HIV，TPPA、肿瘤标志物（肝、胆管癌）。

（5）尿常规，粪常规。

（6）腹部B超（肝、胆、胰）。

（7）腹部CT平扫+增强（明确结石大小、位置，并协助明确诊断）。

（8）胸部X线检查，心电图。

【转诊】

凡需外科手术治疗者，应及时转至上级医院进一步检查。

【注意事项】

（1）伴发急性胆管炎者，应尽可能先保守治疗，或采用鼻胆管引流、经皮肝穿刺胆道引流术等，渡过急性期后再行择期手术。

（2）一旦确诊且全身情况良好者，或急性发作，保守治疗病情稳定后，应尽早手术；病情危急，一般情况较差，可先行急诊胆管取石引流，术后用纤维胆道镜取石或二次手术。

【诊疗新进展】

硬质胆道镜治疗肝胆管结石安全、微创、有效，短期疗效优于辅助纤维胆道镜碎石，远期疗效与纤维胆道镜相当。

【预后】

对肝胆管结石的诊治成功与否很大程度上取决于对其并发症的认识和评估。原发性肝胆管结石若不及时治疗，可导致胆管感染、肝脓肿、坏死后性肝硬化、胆汁性肝硬化、门脉高压，并可促使或诱发急性胰腺炎、糖尿病、胃癌、胆管癌等病变。早期诊断，早期治疗直接影响预后。

四、胆总管结石

【初诊依据】

（1）反复发作性剑突下或右上腹绞痛，伴恶心、呕吐、寒战、发热等症状，呈波动状态，发作间歇期可无任何症状。

（2）可有不同程度的皮肤、巩膜黄染，多剑突下或右上腹压痛、肌紧张，可能有胆囊肿大、肝大并有触痛。

（3）伴急性炎症时，血白细胞计数及中性粒细胞增高、核左移，血总胆红素、碱性磷酸酶、转肽酶可以明显升高。

（4）B超、CT、经皮穿刺胆道造影、内镜逆行胰胆管造影检查显示胆总管扩张，有结石影。

【并发症】

（1）继发革兰阴性杆菌感染。

（2）壶腹部的结石比较容易造成胆管完全梗阻。

（3）梗阻性化脓性胆管炎，可引起中毒性休克。

（4）梗阻和感染均可造成肝细胞损害、胆汁性肝硬化。

（5）继发胆石性胰腺炎。

【鉴别诊断】

（1）与肿瘤或肝内胆汁瘀积症所致的梗阻性黄疸相鉴别。

（2）与肝病或肝炎等所致的肝细胞性黄疸相鉴别。

（3）与胰头癌或壶腹癌相鉴别。

【诊疗处方】

（1）肝胆外科疾病护理常规。

（2）二级护理。

（3）低脂饮食。

（4）血常规，肝、肾功能，血电解质，血糖，血型（ABO+Rh），血交叉配合试验，AFP，凝血四项（PT+APTT+ TT+FIB），HBsAg，抗–HCV，抗–HEV（IgG、IgM），抗–HIV，TPPA。

（5）尿常规，粪常规。

（6）心电图。

（7）胸部X线检查。

（8）肝、胆、胰彩超。

（9）0.9%氯化钠注射液100ml+头孢曲松钠2.0g。

【转诊】

凡需外科手术治疗者，应及时转至上级医院进一步检查。

【注意事项】

（1）胆总管结石诊断明确后即有手术指征，急性发作期应尽可能采取内科治疗控制症状，择期手术。

（2）内镜外科治疗可部分取代手术治疗。一般需先行内镜下十二指肠乳头切开，然后经内镜治疗孔，利用取石网篮进行取石；对于较大的结石，可先行机械、激光等进行碎石，取石后可冲洗或经鼻胆引流管进行引流。

（3）腹腔镜外科治疗，一般与纤维胆道镜联合使用进行胆总管取石。胆总管切口在取尽结石后可以一期缝合关闭，也可放置胆道引流管进行引流，但对于伴胆管狭窄、壶腹部结石嵌顿的患者尚不适用。

【诊疗新进展】

乳头旁憩室、既往有胆道手术史及胆总管夹角<45°为胆总管结石多次复发的独立危险因素。

【预后】

多数患者经及时手术治疗预后较好。但结石较多、较碎的色素结石不易取尽，往往容易术后残留，这类患者即使术中已基本取尽结石，但术后结石的复发率仍然很高。

五、胆道蛔虫症

【初诊依据】

（1）农村青少年多见，常有肠蛔虫病史。剑突下突发剧烈绞痛，呈"钻顶样"疼痛，向右肩背部放射，患者辗转不安，可以突然缓解，间歇期完全不痛，或仅轻微疼痛。常伴恶心、呕吐，有时伴轻度黄疸。

（2）体征少，除剑突下有触痛外，无其他阳性体征，腹肌不紧张。合并胆道感染时压痛明显，有肝区叩击痛。

（3）B超可显示胆管内蛔虫体。

【并发症】

（1）引起胆道感染、胰腺炎等，疾病后期蛔虫可成为结石。

（2）蛔虫钻入肝内胆小管时，可引起肝脓肿。

【鉴别诊断】

应与蛔虫性肠梗阻、肠穿孔相鉴别。

【诊疗处方】

（1）肝胆外科疾病护理常规。

（2）一级护理。

（3）低脂饮食。

（4）硫酸镁5～10g或硝酸甘油0.5mg，口服，tid。

（5）米醋30ml，口服，qid。

（6）0.9%氯化钠注射液50ml+哌拉西林钠他唑巴坦2.25～4.5g，静脉滴注，q6h。

（7）血常规，肝、肾功能，血电解质，血糖，血淀粉酶，AFP，CEA，CA199，CA125，血型（ABO+Rh），血交叉配合试验，凝血四项（PT+APTT+TT+FIB），HBsAg，抗-HCV，抗-HEV（IgG、IgM），抗-HIV，TPPA。

（8）尿常规，粪常规。

（9）心电图，胸部X线检查。

（10）腹部B超（肝、胆、胰）。

（11）5%葡萄糖注射液500ml+山莨菪碱20mg，静脉滴注，立即。

（12）盐酸哌替啶100mg+阿托品0.5mg，肌内注射（必要时）。

【转诊】

凡需外科手术治疗者，应立即转至上级医院进一步检查。

【注意事项】

（1）单纯性胆道蛔虫症，十二指肠镜检查如发现蛔虫尚有部分在肠腔内，可用圈套器取出，如造影发现蛔虫在胆管内，可切开奥迪（Oddi）括约肌后取出。有急性胆管炎者，可放置鼻胆引流管。

（2）也可手术探查，手术中应注意探查有无伴发肝脓肿、胰腺炎，必要时取虫后再用胆道镜探查或术中逆行胆道造影；对于胆囊蛔虫并感染者，应施行胆囊切除术。

【预后】

经及时治疗，多数可康复，少数遗留胆道感染和胆道结石。

六、胆管癌

【初诊依据】

（1）有胆管结石、胆管炎、先天性胆管囊肿、慢性溃疡性结肠炎或肝吸虫感染的病史。

（2）上腹不适、隐痛，腰背部放射痛。

（3）进行性黄疸，皮肤瘙痒，部分黄疸可出现波动。

（4）部分患者可出现发热、急性梗阻性胆管炎表现。

（5）肝大，胆总管以下肿瘤，胆囊可能增大，肝、胆B超及上腹部CT检查可见梗阻部位及肿物。

（6）血胆红素升高，以结合胆红素升高为主，碱性磷酸酶（AKP）及转氨酶升高。

（7）经皮穿刺胆道造影、内镜逆型胰胆管造影、PTC检查可明确肿瘤部位。

【并发症】

注意防范术后并发症，如胆瘘、出血、电解质紊乱、肺部感染、腹膜炎等。

【鉴别诊断】

（1）胆管慢性炎症和胆囊癌变在临床上很难区别，必须通过病理检查确诊。

（2）本病应与肝内胆管结石、肝细胞癌、肝囊肿、化脓性胆管炎相鉴别。

【诊疗处方】

（1）肝胆外科疾病护理常规。

（2）二级护理。

（3）低脂饮食。

（4）血常规，肝、肾功能，血电解质，血糖，AFP、CEA、CA199、CA125。血型（ABO+Rh），血交叉配合试验，凝血四项（PT+APTT+TT+FIB），HBsAg，抗-HCV、抗-HEV（IgG、IgM），抗-HIV，TPPA。

（5）尿常规，粪常规。

（6）腹部B超、CT或MRI（肝、胆、胰）。

（7）碘过敏试验。

（8）PTC或ERCP胆道造影。

（9）选择性门静脉和肝动脉造影。

（10）心电图，胸、腹部X检查。

【转诊】

疑似胆管癌患者，应及时转至上级医院进一步检查。

【预后】

晚期胆管癌的预后很差，中位生存时间不足1年。肿瘤分化程度、淋巴结转移与否、淋巴结转移比率、TNM分期和切缘情况与远端胆管癌患者的术后生存有相关性，多因素分析显示淋巴结转移比率和TNM分期是影响预后的独立因素。

第十节　胰腺疾病

一、胰腺假性囊肿

【初诊依据】

（1）多数有急、慢性胰腺炎病史或明显外伤史。患者多有中上腹部钝痛、胀痛，常伴有向背部放射，低热、消瘦、乏力、黄疸、恶心及呕吐等症状，可出现邻近脏器受压症状。上腹部包块呈球状，表面光滑，有波动感，移动度差，压痛。可有邻近器官受压出现相应的体征。

（2）X线胃肠钡透检查按囊肿大小和部位可显示胃、十二指肠或横结肠受压、移位、钡影缺损等表现。

（3）B超或CT检查可明确囊肿。逆行胰胆管造影可观察囊肿与胰管是否相通。

（4）剖腹探查、病理检查可确定诊断。

【并发症】

（1）继发感染：是最常见、最严重的并发症，死亡率高。

（2）胰性腹水：由于胰性腹水时纤维素渗出，纤维组织增生，炎性细胞浸润和弹性纤维变性等病变，液体不能大量地被吸收，而积聚于腹腔内。

（3）胰性胸水：囊肿内胰液通过横膈的淋巴管，弥散入胸腔，刺激胸膜或囊肿与胸腔之间形成瘘管，即可引起胸水。胸水多在左侧。

（4）出血：出血是假性囊肿罕见的但最危险的并发症。

（5）压迫症状：胰假性囊肿可以压迫附近的内脏或血管

引起相应的压迫症状。

（6）囊肿破裂和穿孔：胰假性囊肿可自发穿孔或破入邻近的内脏，如破入腹腔和胸腔可引起胰性腹水和胰性胸水；也可破入纵隔、主动脉、支气管、门静脉而引起相应的症状。

【鉴别诊断】

本病应与胆总管囊肿、胰腺肿瘤、胆囊炎、髂窝脓肿等相鉴别。

【诊疗处方】

（1）肝胆外科疾病护理常规。

（2）二级护理。

（3）低脂饮食。

（4）血常规，血型（ABO+Rh），血交叉配合试验，AFP，CEA、CA199、CA125、肝、肾功能、血电解质、血糖、脂血、血淀粉酶、凝血四项（PT+APTT+TT+FIB），HBsAg、抗-HCV、抗-HEV（IgG、IgM）、抗-HIV，TPPA。

（5）尿常规，尿淀粉酶，粪常规。

（6）心电图，胸部X线检查。

（7）腹部B超、CT或MRI（肝、胆、胰）。

【转诊】

（1）有严重并发症者，应及时转至上级医院进一步检查。

（2）胰腺假性囊肿者在，发病后3个月择期转诊上级医院行手术治疗。

【注意事项】

（1）除紧急情况外，胰腺假性囊肿应在发病3个月后施行手术治疗。

（2）除位于胰腺尾部的假性囊肿可以连同脾脏一并切除外，一般不作囊肿切除术。

（3）除囊肿破裂、出血或病情危重，囊肿合并严重感染或脓肿形成需要做囊肿外引流外，一般胰腺假性囊肿应做内引流而不做外引流术。

（4）术中注意事项：①先行囊肿穿刺，抽取部分囊液送淀粉酶测定。②对囊腔应做全面探查，发现赘生物应做冰冻切片检查，同时切取部分囊壁作冰冻切片，确定是否囊腺瘤和有无恶变，并排除腹膜后肿瘤或恶性肿瘤坏死后囊性变。③如发现囊内有分隔，应将其分开，变成单囊后再做引流术。④做囊肿空肠Y型吻合时，吻合口的位置应处于囊肿的最低位，吻合口应够大，旷置的空肠长度以50～60cm为宜。

【诊疗新进展】

依据个体情况采取个体化外科治疗方案。对于囊肿直径<6cm、无症状，可不做处理。随访观察，若短期出现症状，且迅速增大或继发感染则需行外引流术。囊肿直径>6cm，经过6周至3个月仍不吸收者，应行内引流术。术前可行ERCP，明确囊肿与胰管关系。同时应重视围手术期的综合治疗。

【预后】

早期正确手术治疗预后较好。胰腺假性囊肿体积增大提示需要侵入治疗。慢性胰腺假性囊肿直径<4cm是预后良好的指标，急性胰腺假性囊肿直径<8cm是自然消退的指标。

二、胰腺癌

【初诊依据】

（1）不明原因乏力、食欲不佳、消瘦，进行性加重的中腹或左上腹饱胀与疼痛，并向腰背部放射。仰卧与侧卧时疼痛加重，坐位时疼痛可减轻。可有进行性梗阻性黄疸，偶可触及肿大的胆囊。

（2）血清胆红素升高，血清癌胚抗原（CEA）阳性。

（3）B超可显示胰腺占位性病变。CT、MRI检查可显示胰腺肿物的部位及周围关系。内镜逆行胰胆管造影、经皮穿刺胆道造影检查可直接显示病变部位。

（4）手术探查，活组织病理检查可确定诊断。

【并发症】

肺炎、胸腔积液、胰瘘是最主要的三大术后并发症。

【鉴别诊断】

应与胆石症相鉴别。临床报道易误诊的病种有胃炎、胃溃疡、十二指肠炎、十二指肠溃疡、胆囊炎、胆石症、病毒性肝炎、慢性胰腺、急性胰腺炎、糖尿病、上消化道出血、结肠炎、血栓性静脉炎、肺炎、便秘、胰石症、膀胱炎、肝硬化、肠梗阻、胰腺良性肿瘤、壶腹癌、胆管癌、十二指肠癌、胃癌、肝癌、结肠癌、淋巴瘤、胃平滑肌肉瘤、肠系膜肉瘤、腰肌劳损、腰椎退行性变、上呼吸道感染、胃下垂、胆总管炎性狭窄、硬化性胆管炎、十二指肠郁滞症、十二指肠内瘘、脂肪肝、肝脓肿、食管炎、肠结核、克罗恩病、细菌性痢疾、腹水待查、结核性腹膜、肠易激综合征、肠系膜上动脉压迫综合征、风湿热、肾积水、尿路感染、泌尿系结石、脑梗死、神经官能症、精神病。其误诊最多的病种为胃十二指肠炎、消化性溃疡、病毒性肝炎、胆囊炎胆石症及慢性胰腺炎。

【诊疗处方】

（1）肝胆外科疾病护理常规。

（2）二级护理。

（3）低脂饮食。

（4）血常规，肝、肾功能，血电解质，血糖，葡萄糖耐量试验，血清淀粉酶，AFP、CEA、CA199、胰胎瘤抗原（POA），血型（ABO+Rh），血交叉配合试验，凝血四项（PT+APTT+TT+FIB），HBsAg，抗-HCV，抗-HEV（IgG、IgM），抗-HIV，TPPA。

（5）尿常规，尿淀粉酶，粪常规。

（6）胸部X线检查，心电图。

（7）腹部B超、CT或MRI检查。

【转诊】

疑似胰腺癌者，应立即转至上级医院进一步检查。

【注意事项】

（1）凡诊断明确，一般情况较好，无远处转移，可以耐受手术者，或临床症状明显，不能排除胰腺癌者，均应进行手术探查。

（2）术前准备：加强营养，改善患者营养状况，纠正低蛋白血症和贫血；护肝治疗常用极化液加肌苷、维生素C静脉滴注，同时补充维生素K，改善凝血机制；合并糖尿病者应用胰岛素控制血糖在7.1~8.9mmol/L；术前2天行肠道准备。

（3）术后处理：①严密监测生命体征，监测肝肾功能、血电解质、血糖变化。②密切观察腹部情况和各引流管引流液的性状，记录引流量，定期监测腹腔引流液的淀粉酶活性，腹腔引流管于术后5~7天进食后无胰瘘拔除。③补液，维持水、电解质平衡，早期行营养支持，或经空肠造口肠道营养。④应用广谱抗菌药物防治感染，如头孢唑林钠1.0g，静脉注射，q6h~q8h，或头孢呋辛钠0.75g，静脉注射，q6h~q8h。⑤必要时应用胰腺外分泌抑制剂和制酸剂，如奥曲肽、生长抑素或西米替丁、雷尼替丁等。

【预后】

胰腺癌的恶性程度高，侵袭性强，预后差，1年生存率为24%，5年生存率不足6%。其原因主要是因为胰腺癌仅7%的早期诊断率，80%的患者因为肿瘤侵犯大血管等重要结构或远处转移而无法根治。

第十一节　周围血管疾病

一、血栓闭塞性脉管炎

【初诊依据】

（1）早期患肢发凉，怕冷麻木，疼痛，间歇性跛行，可持续数年，以后静息痛逐渐加重，严重时可出现皮肤溃疡及肢端坏疽。

（2）患肢皮肤苍白、潮红、紫红或青紫；足部及小腿反复发作游走性、血栓性浅静脉炎，患肢动脉搏动减弱或消失。

（3）电阻抗血流图测定峰值幅度降低，降支下降速度减慢。

（4）多普勒超声检查可确定病变部位及程度。

（5）动脉造影示受累段动脉处于狭窄或闭塞状态，周围有侧支血管等（动脉造影可加重患肢缺血，应慎用）。

【并发症】

可并发局部组织缺血、坏死。

【鉴别诊断】

本病应与动脉硬化闭塞症、急性动脉栓塞、多发性大动脉炎、糖尿病性坏疽、雷诺病、CREST综合征、硬皮病相鉴别。

【诊疗处方】

（1）普外科护理常规。

（2）二级护理。

（3）普食。

（4）禁止吸烟。

（5）血常规，肝、肾功能，血电解质，血糖，血型，全血黏度、血浆黏度检测，血沉，凝血四项（PT+APTT+TT+FIB），HBsAg，抗-HCV，抗-HIV，TPPA。

（6）尿常规，粪常规。

（7）胸部X线检查，心电图。

（8）活动平板运动试验。

（9）电阻抗血流图。

（10）甲皱微循环。

（11）多普勒超声血管检查。

（12）低分子右旋糖酐250ml+复方丹参注射液20ml，静脉滴注，qd。

（13）0.9%氯化钠注射液250ml+蝮蛇抗栓酶1U，静脉滴注，qd。

【转诊】

（1）初诊血栓闭塞性脉管炎患者，需转诊上级医院进一步检查。

（2）血栓闭塞性脉管炎，需手术或介入治疗者。

【注意事项】

（1）严格戒烟，防止受冷、受潮和外伤，但不应热疗，以免组织需氧量增加而加重症状。患肢应进行适度锻炼。

（2）手术治疗目的是增加肢体血供和重建动脉血流通道，改善缺血引起的后果。可选用腰交感神经切除术、动脉重建术等。

（3）干性坏疽创面，应予消毒包扎，预防继发感染。感染创面可做湿敷处理。组织坏死已有明确界限者，或严重感染引起的毒血症者，需做截肢（趾、指）术。

【诊疗新进展】

自体骨髓干细胞移植是近年来逐渐兴起的一种用于治疗下肢慢性缺血性疾病的方法。

【预后】

近年来临床治愈率已显著提高，截肢率明显下降。高位截肢率已降到4%以下。

二、下肢深静脉血栓形成

【初诊依据】

（1）患肢突然发生肿胀发硬、胀痛，活动后加重，浅静脉扩张，重者皮肤呈青紫色，皮温降低。血栓脱落可致肺栓塞。

（2）超声多普勒检查及下肢静脉顺行造影可助诊断。

【并发症】

若未得到及时诊治可导致下肢致残性下肢深静脉血栓形成后综合征，严重者血栓脱落可继发致死性肺栓塞。

【鉴别诊断】

注意与心功能不全、肾功能不全、淋巴水肿、下肢蜂窝织炎等易误诊的疾病相鉴别，误诊率为28.7%。

【诊疗处方】

（1）普外科护理常规。

（2）一级护理。

（3）普食。

（4）半卧位，抬高患肢。

（5）血常规，肝、肾功能，血电解质，血糖，血脂，凝血四项（PT+APTT+TT+FIB），全血黏度，HBsAg，抗-HCV，抗-HIV，TPPA。

（6）尿常规，粪常规。

（7）心电图。

（8）胸部X线检查。

（9）床边患肢静脉多普勒超声。

（10）低分子右旋糖酐250ml+复方丹参注射液20ml，静脉滴注，qd（低分子肝素根据体重用药）。

（11）阿司匹林肠溶片0.06g，口服，qd。

【转诊】

（1）初诊下肢深静脉血栓形成者，需转诊上级医院进一步检查。

（2）下肢深静脉血栓形成需手术或介入治疗者。

【注意事项】

1. 非手术治疗

（1）一般治疗：急性深静脉血栓患者需卧床休息10天，使血栓紧黏附于静脉内膜，减轻局部疼痛，促使炎症反应消退。在此期间，避免用力排便，以防血栓脱落导致肺栓塞。患肢抬高需高于心脏水平，约离床20°~30°，膝关节处安置于稍屈曲位。注意保暖，避免血管痉挛。

（2）抗凝血疗法：凡肝、肾功能不全及有出血倾向者，禁用抗凝血疗法。抗凝血疗法一般选用肝素4~5天，停肝素前一天起口服香豆素类衍化物，疗程应根据病变部位及有无肺栓塞而定。

（3）溶血栓疗法：急性深静脉血栓形成或并发肺栓塞在发病1周内的患者，可应用纤维蛋白溶解剂（包括链激酶及尿激酶）治疗。

（4）祛聚疗法：低分子右旋糖酐、阿司匹林、双嘧达莫和丹参等，能扩充血容量、稀释血液及黏稠度，防止血小板凝聚。

2. 手术疗法

Fogarty导管取栓术。

【诊疗新进展】

介入溶栓治疗具有有效预防肺栓塞、创伤小、痊愈快、卧床时间短及血栓后遗症明显减少等优点。

【预后】

病程分期、治疗方法对预后有直接的影响。急性期若治疗不及时，血栓脱落可引起肺动脉栓塞、股青肿，危及生命；若早期未得到有效治疗，后期可出现血栓形成复发；若血栓机化，导致静脉功能不全，即为血栓后综合征。治疗后2年内血栓后综合征的累积发病率高达20%～50%。

三、单纯性下肢静脉曲张

【初诊依据】

（1）有长期站立和使腹压升高的病史。久站后患肢沉重、酸胀、麻木等。

（2）立位可见下肢静脉明显扩张、伸长、迂曲，以大隐静脉多见。如病情进展，可出现踝部轻度肿胀和足靴区皮肤萎缩、脱屑、瘙痒、色素沉着、皮肤和皮下硬结、湿疹和溃疡等。

（3）下肢静脉造影、彩超有助于排除原发性下肢深静脉瓣膜功能不全、下肢深静脉血栓及动静脉瘘。

【并发症】

治疗不及时可并发血栓性静脉炎、慢性溃疡、湿疹、急性出血。

【鉴别诊断】

与原发性下肢深静脉瓣膜功能不全、下肢深静脉血栓、动静脉瘘相鉴别。

【诊疗处方】

（1）普外科疾病护理常规。

（2）二级护理。

（3）普食。

（4）抬高患肢。

（5）患肢弹力绷带包扎压迫。

（6）血常规，肝、肾功能，血电解质，血型，凝血四项（PT+APTT+TT+FIB），HBsAg，抗-HCV，抗-HIV，TPPA。

（7）尿常规，粪常规。

（8）胸部X线检查，心电图。

（9）患肢静脉多普勒超声检查。

（10）碘过敏试验（必要时）。

（11）患肢静脉造影（必要时）。

【转诊】

（1）初诊单纯性下肢静脉曲张者，需转诊上级医院进一步检查。

（2）单纯性下肢静脉曲张需手术或硬化剂治疗者。

【注意事项】

（1）单纯性下肢静脉曲张的治疗方法有多种，如单纯穿弹力袜、注射硬化剂及高位结扎加分段剥脱术，每种疗法都有其相应的适应证，应严格掌握适应证。

（2）术后1~2天，每12小时下床活动1次，每次5~15分钟，以后逐步增加活动量。避免双足下垂不动或久立及过度活动。穿弹力袜，以防复发。

【诊疗新进展】

大隐静脉高位结扎内翻剥脱联合切断结扎大隐静脉的所有属支，经皮缝扎、电凝闭合术，临床效果安全有效，可达到改善外观的美容效果，术后近、远期疗效较为满意。

【预后】

及时有效治疗者预后较好。

第十二节　膝部损伤

一、半月板损伤

【初诊依据】

（1）急性期膝关节间隙有疼痛、肿胀，可有关节内积液或积血，关节屈伸活动障碍。急性期后，肿胀和积液可消退，活动时仍有疼痛，可有绞锁和弹响。

（2）股四头肌可有萎缩；膝关节屈伸范围受限，强力伸屈时可发生疼痛；膝关节间隙处有固定性压痛点。麦氏征、研磨试验、重力试验、单腿下蹲试验等可为阳性。

（3）注意有无内外侧副韧带和前后交叉韧带损伤。

（4）X线检查可排除膝部骨折、关节的游离体或其他病变。

（5）关节腔造影、MRI检查可以协助诊断。关节镜检查可观察半月板损伤的部位和类型。

【并发症】

关节镜下手术治疗膝半月板损伤常见的并发症有滑膜炎、关节软骨损伤、滑膜皱襞综合征、前交叉韧带损伤。

【鉴别诊断】

应与内侧副韧带损伤、关节腔内游离体、半月板囊肿、滑膜皱襞综合征等相鉴别。

【诊疗处方】

（1）骨科疾病护理常规。

（2）二级护理。

（3）普食。

（4）血常规，肝、肾功能，凝血三项（PT+APTT+TT），HBsAg，抗-HCV，抗-HIV，TPPA。

（5）尿常规，粪常规。

（6）膝关节MRI，膝关节正侧位、胸部X线检查。

（7）心电图。

（8）盐酸氨基葡萄糖胶囊0.75g，口服，bid（饭后服）。

【转诊】

凡需手术治疗者，应立即转诊上级医院进一步检查。

【注意事项】

（1）急性期以治疗创伤后所致的急性滑膜炎为主，主要包括制动、股四头肌锻炼、穿刺抽液等，有绞锁征时，多系半月板撕裂所致，可于关节镜下将半月板部分切除或者修补。

（2）慢性期轻症使用护膝、股四头肌锻炼及理疗等，大多可愈合。症状持续影响生活者，在关节镜下切除罹患半月板部分或全部，或半月板修补。注意术后股四头肌功能锻炼。

（3）急性或慢性期均可口服盐酸氨基葡萄糖胶囊，每次1粒，早晚各一次，饭后服，6周为1个疗程。用药1个疗程后，症状未缓解者，根据症状严重程度选择手术治疗。

【预后】

早期正确手术治疗者多数预后良好。

二、半月板囊肿

【初诊依据】

（1）可有膝关节外伤史。多在膝关节间隙外侧有疼痛性肿物，有压痛，伸膝时隆起，屈膝时隐现。

（2）X线检查可见病变关节间隙增宽。

【诊疗处方】

（1）骨科疾病护理常规。

（2）二级护理。

（3）普食。

（4）血常规，血型，AFP，肝、肾功能，血糖，凝血三项（PT+APTT+TT），HBsAg，抗-HCV，抗-HIV，TPPA。

（5）尿常规，粪常规。

（6）膝关节MRI，膝关节正侧位、胸部X线检查。

（7）心电图。

【转诊】

凡需手术治疗者，应立即转诊上级医院进一步检查。

【注意事项】

在关节镜下确诊无合并半月板损伤者，只行肿物局部切除。仅行半月板囊肿切除，而半月板结合部未损伤者，术后1周可下地活动；手术涉及半月板结合部者，应用石膏固定2~3周，其间进行股四头肌锻炼。

【预后】

早期正确手术治疗者预后良好。

三、侧副韧带损伤

【初诊依据】

（1）内侧副韧带损伤：有膝部外展受伤史。膝关节痛，不能负重，内侧可有皮下瘀血斑、压痛，外展应力试验阳性。X线检查可见膝关节内侧有撕脱骨片，外展应力摄片见内侧关节间隙增宽，不超过5~10mm为内侧副韧带部分损伤，内侧间隙明显增宽为完全损伤。

（2）外侧副韧带损伤：有膝关节强度内翻外伤史。膝外侧肿胀，以腓骨小头附近明显，膝关节内收应力试验阳性。双膝X线小腿内收应力正位片示患膝外侧间隙明显增宽。

【并发症】

内侧副韧带损伤会引起膝关节内侧松弛、膝关节外翻不稳定，远期并发症可发生创伤性关节炎，引起长期疼痛、膝关节退变等。内侧副韧带损伤合并前交叉韧带损伤保守治疗后，可能会导致慢性膝关节不稳。

【鉴别诊断】

与合并伤相鉴别，如膝关节交叉韧带损伤，半月板、软骨、滑膜损伤等。

【诊疗处方】

（1）骨伤科护理常规。

（2）二级护理。

（3）平卧位。

（4）普食或半流饮食。

（5）患肢弹力绷带包扎或石膏功能位固定（部分撕裂）。

（6）膝关节正侧位、胸部X线检查，膝关节MRI。

（7）尿常规，粪常规。

（8）血常规，血电解质，肝、肾功能，血糖，抗－HIV，TPPA。

（9）心电图。

（10）哌替啶50～100mg，肌内注射（必要时）。

【转诊】

凡需手术治疗者，应立即转诊上级医院进一步检查。

【注意事项】

（1）非手术治疗：部分撕裂，关节轻度不稳定，用弹力绷带包扎或石膏固定于功能位4～6周，固定后早期开始股四头肌功能锻炼，解除固定后锻炼膝关节屈伸功能。中、后期患膝仍疼痛者可做局部封闭注射。

（2）手术治疗：对韧带断裂及破坏的关节囊进行修补，半月板撕裂可同时修补，腓骨小头骨折应注意维持骨片与韧带的关系，将骨片复位固定。无条件修补者可行韧带重建术。

【诊疗新进展】

膝关节内侧副韧带陈旧性损伤由于断裂韧带吸收、松弛及瘢痕化，再行单纯缝合及一般修复难以达到理想效果。采用自体半腱肌双股重建治疗膝关节内侧副韧带接近解剖重建，术后膝关节功能可获得良好的恢复。

【预后】

Ⅰ度损伤和Ⅱ度损伤较轻，可通过患肢制动取得良好疗效；Ⅲ度损伤一般需手术治疗，修复或重建韧带后，正确锻炼膝关节屈伸活动，避免膝关节外展外旋活动，一般术后6周可扶拐杖下地行走，术后3个月恢复轻度工作，术后半年恢复正常活动。

四、膝关节内游离体

【初诊依据】

（1）关节内游离体以膝关节最多见。表现为活动时突然关节剧痛，可突然锁住，关节不能伸屈，有时可使患者跌倒。

（2）X线检查可发现骨软骨性游离体。

（3）关节空气造影可提高诊断率。

（4）关节镜检查可明确诊断。

【并发症】

术后可能发生切口感染、关节粘连等并发症。

【鉴别诊断】

（1）痛性绞锁应与半月板损伤、骨性关节炎、病理性内侧滑膜皱襞、陈旧性前交叉韧带损伤相鉴别。

（2）滑膜骨软骨瘤病，关节腔内抽液为棕色或血性液体。

（3）胫骨髁间棘陈旧骨折、胫骨髁间棘骨质增生、髌骨上缘骨质增生、小豆骨变性、滑膜结节性肿块、脂肪垫肥大均有误诊报道，注意鉴别。

【诊疗处方】

（1）骨科疾病护理常规。

（2）二级护理。

（3）平卧位。

（4）普食或半流饮食。

（5）膝关节正侧位、胸部X线检查。

（6）尿常规，粪常规。

（7）血常规，血电解质，肝、肾功能，血糖，抗-HIV，TPPA。

（8）心电图。

（9）膝关节镜检查（必要时）。

【转诊】

需手术治疗者，应及时转诊上级医院进一步检查。

【注意事项】

（1）正确处理休息与活动的关系。在积液未消退前，应暂停主动与被动活动。严重者应适当制动。过早活动可导致慢性滑膜炎。在休息与制动阶段，应立即开始积极锻炼股四头肌（等长收缩），积液消退后，开始膝关节活动及行走。强调股四头肌锻炼是治疗中的关键。

（2）关节内积液过多，可使关节腔内压力增加，刺激神经末梢使疼痛加剧，反射性肌痉挛。晚期关节内形成粘连，导致功能障碍，故应穿刺抽液。

（3）局部可做理疗、热敷，使用消肿化瘀中草药。

【诊疗新进展】

对于伴有由半月板撕裂、游离体导致的交锁及屈伸活动受限的骨关节炎患者，关节镜手术治疗效果明确；对于无其他合并病变的单纯骨关节炎患者，关节镜疗效不确切。

【预后】

正确治疗者预后良好。

第十三节　脊柱和脊髓损伤

一、单纯性脊柱骨折和脱位

【初诊依据】

（1）有明确外伤史。局部疼痛、肿胀、压痛明显，不能站立，翻身困难，多有腰背部畸形。

（2）脊柱X线检查可确定骨折、脱位的部位、类型和移位情况。

（3）多排螺旋CT检查＋三维重建、MRI检查可以明确诊断。

【并发症】

应注意预防肺炎、压疮、便秘、泌尿系感染和结石、肢体畸形等。

【鉴别诊断】

非相邻多节段脊柱骨折具有致病机制复杂、脊髓损伤严重、易于漏诊误诊等特点，要注意鉴别。

【诊疗处方】

以颈椎为例，无脊髓损伤。

（1）上颈椎骨折、脱位骨科护理常规。

（2）二级或一级护理。

（3）普食或半流饮食。

（4）颅骨牵引。

（5）绝对卧硬板床，垫气垫。

（6）"一"字型翻身。

（7）血常规，肝、肾功能，血电解质，血糖，血型，血交叉配合试验，凝血四项（PT+APTT+TT+FIB），HBsAg，抗-HCV、抗-HIV、TPPA。

（8）尿常规，粪常规。

（9）胸部、颈椎正侧位X线检查+张口位片。

（10）上颈椎CT、MRI。

（11）心电图。

（12）伤科接骨片4片，口服，tid。

（13）对乙酰氨基酚0.5g，口服，bid。

（14）盐酸氨基葡萄糖胶囊0.75g，口服，bid（饭后服）。

【转诊】

凡需手术治疗者，应立即转诊上级医院进一步检查。

【注意事项】

（1）根据脊柱的稳定性来决定保守治疗或手术治疗，稳定性骨折采用保守治疗。手术治疗的主要目的是纠正畸形恢复脊柱的稳定性，解除神经压迫。

（2）患者卧硬板床4~8周，1周后进行腰背肌锻炼；有腹胀者要禁食，可用新斯的明0.5mg肌内注射，排气后方可进食；脊椎压缩性骨折可采用垫枕疗法。

（3）手术适应证：①有关节错位，保守治疗不能复位者；

②不稳定型脊柱骨折。

（4）术后处理：①应用抗生素治疗7天（术前2天时，术后24h内），②负压引流48h，引流液少于50ml即可拔管；③防止压疮，2~3h翻身1次；④如内固定牢靠，腰围保护3个月；⑤1~3个月复查X线检查。

【预后】

轻度压缩骨折及其他无移位骨折和稳定骨折者，预后较好，可能仅存在慢性腰痛；并发症多者，预后不佳，可遗留不完全性截瘫或完全性截瘫或四肢瘫痪。

二、脊髓损伤

【初诊依据】

（1）有外伤史，多为车祸或坠落伤所致。脊髓损伤平面以下（包括会阴及肛门周围）感觉减退或消失。脊髓休克期，脊髓损伤节段以下为软瘫，反射消失；脊髓损伤后，如为硬瘫，损伤平面以下肌张力增高、痉挛，不自主运动；晚期有关节挛缩，腱反射亢进，出现病理反射。

（2）不能自解小便，大便秘结、失禁。

（3）高位截瘫时肋间肌瘫痪，仅靠膈肌运动维持呼吸，颈4以上脊髓以上损伤者，呼吸肌完全瘫痪。

（4）高位截瘫因体表不能排汗，散热困难，常有高热。皮肤粗糙，肌肉萎缩，骨隆突部位易发生压疮。

（5）脊柱X线检查可明确骨折及脱位情况，必要时作CT或MRI检查。

【并发症】

可并发呼吸障碍和呼吸道感染、泌尿道感染和结石、压疮、体温失调出现高热、异位骨化。

【鉴别诊断】

注意鉴别无骨折脱位型脊髓损伤，特别是儿童的脊髓损伤，对有明确的外伤史，起病急骤，无脊柱骨折、脱位等表现，缺乏特异性的检查指标，特别是轻微外伤的患者，容易误诊。

【诊疗处方】

（1）脊髓损伤护理常规。

（2）二级或一级护理。

（3）普食或半流饮食，多饮水。

（4）气管切开护理（行气管切开）。

（5）绝对卧硬板床，垫气垫。

（6）"一"字型翻身。

（7）防压疮护理，翻身q2h。

（8）留置导尿。

（9）血常规，肝、肾功能，血电解质，血糖，动脉血气分析，血型（ABO+Rh），血交叉配合试验，凝血四项（PT+APTT+TT+FIB），HBsAg，抗-HCV，抗-HIV，TPPA。

（10）尿常规，尿培养，粪常规。

（11）床边心电图，胸部X线检查。

（12）脊椎正侧位X线检查。

（13）脊椎CT或MRI。

（14）膀胱冲洗，bid。

（15）头孢呋辛酯0.5g，口服，bid。

（16）维生素B_1 20mg，口服，tid。

（17）三磷酸苷二钠片40mg，口服，tid。

【转诊】

凡需手术治疗者，应立即转诊上级医院进一步检查。

【注意事项】

（1）不完全脊髓损伤可采用大剂量甲泼尼龙治疗，首剂（最好在伤后8h以内）30mg/kg静脉注射或静脉滴注，以后40mg/d，静脉滴注。

（2）手术适应证：①椎管内有骨折块压迫脊髓；②患者不安全截瘫，估计脊髓无横断者；③腰椎严重骨折脱位，完全截瘫，估计马尾横断，需手术修复缝合者；④不完全截瘫，伴有严重神经根疼痛者；⑤不完全截瘫，已行复位，但截瘫无恢复者，需进一步检查及手术探查。

【诊疗新进展】

创伤性脊髓损伤的预后没有根本改观，严重影响人类的健康与生活质量。脊髓损伤后髓内出血、水肿，在软硬脊膜的束缚下可能导致实质内压力增高，导致缺血缺氧，加重脊髓的继发性损伤进程。脊髓切开术切开硬脊膜、软脊膜、肿胀脊髓，释放坏死物质，是治疗脊髓损伤的途径之一。

【预后】

脊髓的挫伤程度有很大的差别，预后极不相同。轻者为不完全损伤，可不同程度恢复；重者为完全性损伤而不能恢复；脊髓断裂者预后很差。

三、颈椎过伸性损伤

【初诊依据】

（1）有外伤史，多来自面颌方向的暴力，常有颈部过度后伸史。上肢重于下肢的四肢瘫，感觉分离，颈部疼痛，活动受限。

（2）X线检查示椎前阴影增宽，椎间隙增宽。大多数患者有椎管矢状径狭窄。

（3）MRI检查可见髓核突出，部分患者可见脊髓内异常信号改变。

【并发症】

常见的并发症有关节僵硬、粘连，肌肉萎缩；老年人颈椎过伸性损伤伤后可发生深静脉血栓形成、坠积性肺炎、压疮等。

【鉴别诊断】

颈椎过伸性损伤患者均具有不同严重程度的脊髓损伤，可伴有颈椎间盘突出、前纵韧带断裂、椎体前缘撕脱骨折、髓内出血，出现不同程度的运动和感觉功能障碍；发生类似骨筋膜室综合征的病理改变，导致肌肉和神经发生缺血性坏死。

【诊疗处方】

（1）颈椎过伸性损伤骨科护理常规。

（2）二级或一级护理。

（3）普食或半流饮食。

（4）颅骨牵引。

（5）气管切开（必要时）。

（6）吸氧（必要时）。

（7）绝对卧硬板床，垫气垫。

（8）"一"字型翻身。

（9）吸痰（必要时）。

（10）血常规，肝、肾功能，血型，血糖，凝血四项（PT+APTT+TT+FIB），HBsAg，抗-HCV，抗-HIV，TPPA。

（11）尿常规，粪常规。

（12）血交叉配合试验（必要时）。

（13）胸部、颈椎正侧位X线检查+张口位片。

（14）心电图。

（15）上颈椎CT、MRI。

（16）防压疮护理，翻身q2h。

（17）5%葡萄糖注射液250ml+地塞米松10mg，静脉滴注，qd（连用3天）。

（18）5%葡萄糖注射液250ml+七叶皂苷钠10mg，静脉滴注，qd。

（19）甲钴胺500μg，口服，tid。

（20）维生素B_1 20mg，口服，tid。

（21）对乙酰氨基酚0.5g，口服，bid。

【转诊】

凡需手术治疗者，应立即转诊上级医院进一步检查。

【注意事项】

（1）急性期治疗：①颈部的制动与固定应及早采用颅骨或枕颈带（Glisson）行持续牵引。牵引力线略向前屈，一般为5°~10°，切勿仰伸。牵引重量不宜过重，1.0~1.5kg即可。

②保持呼吸道通畅，尤其是对损伤平面较高者，应酌情吸入氧气或气管切开。③脊髓脱水疗法以地塞米松及高渗葡萄糖注射液为主。④预防并发症及肢体功能锻炼，应注意预防坠积性肺炎及压疮，加强以手部为主的双上肢功能锻炼与康复。

（2）手术治疗：手术适应证者，仍需手术切除致压物及扩大椎管矢状径。

【诊疗新进展】

颈椎过伸性损伤早期手术治疗可获得良好的临床效果。目前对伴有明显的颈椎骨折脱位的过伸性损伤的外科手术干预毋庸置疑，但对未见明显骨折脱位的颈椎过伸损伤的外科干预存在争议，此类患者在早期治疗过程中，有限的神经功能恢复会干扰医师和患者的判断力，从而丧失了手术的最佳时机。研究发现，急性颈脊髓损伤后，尽早手术减压是拯救濒临缺血坏死的脊髓神经组织、最大限度恢复神经功能的关键。如果条件允许，急性颈髓损伤手术急诊应在24小时内尽早进行，如超过24小时可考虑先防治其并发症，手术可延至1周后进行。

【预后】

受伤时外力越大，脊髓受损越严重，症状、体征越重，脊髓受损越重，肢体功能恢复的时间就较长，预后越差；受伤外力越小，脊髓受损越轻，恢复效果相对较好。

第十四节 脊柱疾病

一、急性颈椎间盘突出症

【初诊依据】

（1）有明显的头颈部外伤史。急性起病，发病前无症状，起病后出现颈髓或神经根受压的表现。侧方型主要表现为一侧上肢疼痛、麻木，头颈部处于僵直位，头顶加压及上肢牵拉试验阳性；中央型主要表现为四肢出现不完全性或完全性瘫痪，大小便异常，四肢腱反射亢进，病理反射阳性。

（2）CT和MRI检查可见颈椎间盘突出，压迫脊髓或神经根。

（3）颈椎管造影可见颈椎间盘对应处脊髓受压或造影剂中断。

（4）体感诱发电位示潜伏期延长及波幅降低。

【并发症】

注意预防手术并发症如，术后感染、骨不连及假关节、畸形愈合、食管损伤、气管损伤等，以及内固定断裂、松动等意外事件。

【鉴别诊断】

本病应与脊髓型和神经根型颈椎病以及椎管内肿瘤相鉴别。

【诊疗处方】

（1）急性颈椎间盘突出症骨科护理常规。

（2）二级或一级护理。

（3）普食或半流饮食。

（4）颈部牵引。

（5）颈围保护。

（6）绝对卧硬板床，垫气垫。

（7）血常规，肝、肾功能，血型，血糖，凝血四项（PT+APTT+TT+FIB），HBsAg，抗-HCV，抗-HIV，TPPA。

（8）尿常规，粪常规。

（9）血交叉配合试验（必要时）。

（10）胸部、颈椎正侧位X线检查+张口位片。

（11）心电图。

（12）上颈椎CT、MRI。

（13）5%葡萄糖注射液250ml+地塞米松10mg，静脉滴注，bid（连用5天）。

（14）50%葡萄糖注射液50ml，静脉注射，bid（连用5天）。

（15）对乙酰氨基酚0.5g，口服，bid。

（16）盐酸氨基葡萄糖胶囊0.75g，口服，bid（饭后服）。

【转诊】

凡需手术治疗者，应立即转诊上级医院进一步检查。

【注意事项】

（1）本病以非手术治疗为主：①颈部牵引，可以卧位或坐位，枕颌带牵引，开始重量为2～3kg，以后逐渐加大至4～5kg，每次1～2h，bid，牵引过程中如症状突然加重，应立即暂停牵引；②颈围保护；③理疗和按摩，按摩时手法要轻；④药物治疗用以消炎止痛药，如双氯芬酸、布洛芬等；也可用50%葡萄糖注射液50ml，静脉注射，bid，5%葡萄糖注射液250ml+地塞米松10mg，静脉滴注，bid，连用5天。

（2）手术适应证：保守治疗无效，脊髓压迫或神经根压迫症状明显，无明显手术禁忌证者。

【诊疗新进展】

高位硬膜外置管连续给药结合等离子消融髓核成形术治疗急性颈椎间盘突出症创伤小，疗效满意。

【预后】

影响预后的因素除与脊髓损伤的程度及患者年龄有关外，尚与诊治的及时、正确与否有重要关系。及时诊断，早期积极正确治疗，90%以上患者可痊愈。

二、特发性脊柱侧弯

【初诊依据】

（1）原因不明的脊柱侧弯。有3个发病高峰期，即1岁、5～6岁、11岁至生长停止。

（2）腰背部钝痛，易疲劳，约45%的患者肺活量低于正常值的85%。主侧弯在胸段时，易引起肺功能损害。主侧弯在脊柱下段时，主要症状为疼痛、疲劳，有截瘫的可能。髂嵴完全骨化后，弯度平均增加15°。

（3）全脊柱X线检查可明确侧弯情况，并可排除先天性脊柱畸形。

【并发症】

较常见的脊柱畸形手术并发症有伤口感染、神经损伤、呼吸系统并发症、消化系统并发症、深静脉血栓、植入物相关及其他并发症，总的并发症发生率为 5%～15%。其中神经损伤最为严重，其损伤的机制主要是矫形手术所致的直接损伤及手术造成的神经血供障碍导致。而术后出现肺功能损害，则后果极其严重，轻则发生肺部感染，重则直接导致患者呼吸衰竭而死亡。

【鉴别诊断】

脊柱手术并发症较多，注意术后并发症的鉴别。

【诊疗处方】

（1）特发性脊柱侧弯骨科护理常规。

（2）二级或一级护理。

（3）普食或半流饮食。

（4）血常规，肝、肾功能，血型，血糖，凝血四项（PT+APTT+TT+FIB），HBsAg，抗-HCV，抗-HIV，TPPA。

（5）尿常规，粪常规。

（6）血交叉配合试验（必要时）。

（7）胸部、全脊柱正侧位 X 线检查。

（8）心电图。

（9）全脊柱三维 CT、MRI。

【转诊】

凡需手术治疗者，应立即转诊上级医院进一步检查。

【注意事项】

（1）婴儿型脊柱侧突：85% 左右的患儿无需治疗便能自动消失。无进展的脊柱侧弯无需治疗；进行性的脊柱侧弯，Cobb 角 >30°～35° 者宜积极治疗；支具治疗最低年龄为 6 个月；进行性脊柱侧弯，保守治疗无效时，可做皮下哈林通棍内固定术，不做脊柱融合，术后支具保护，每 6～12 个月后，撑开皮下棍 1 次，到青春期前，才行脊柱融合术。

（2）少年型脊柱侧弯：①Cobb角<20°者，暂观察，定期行X线检查；②Cobb角为20°～30°者，有5°以上进展时，需用支具治疗；③支具或其他保护治疗后，脊柱侧弯仍有进展需手术治疗，可用皮下哈林通棍定期撑开矫形；④Cobb角>60°，不管年龄大小都应行脊柱融合术。

（3）青年型脊柱侧弯：①Cobb角<20°，可单纯观察；②Cobb角在20°～30°之间，证明有5°以上进展者，或>30°的侧弯患者，均应用支具；③Cobb角>40°宜手术矫形及脊柱融合术。

（4）成年人的特殊性脊柱侧弯：背部疼痛时，用止痛药及抗生素，也可做小关节封闭，塑料、石膏背心制动或理疗；持续背痛、畸形发展、肺功能进一步受损及矫正畸形均为手术治疗的指征。但成年人术后并发症较多，假关节发生率较高。

【诊疗新进展】

目前国内的脊柱矫形手术一般是根据患者的畸形部位、程度和特点，选择采用包括一期或分期前路松解、半椎体切除、椎体截骨、后路松解、脊柱截骨、内固定、融合术等进行矫正，而手术方式的选择对患者的预后以及围手术期的并发症的发生起着重要的作用。

【预后】

死亡率与正常人群基本相同；患者存在一定的心理障碍；生活质量下降。

三、强直性脊柱炎

【初诊依据】

（1）发病年龄20～40岁，男性多见。表现为无明显诱因的腰背僵硬和疼痛，僵硬以晨起较明显（晨僵），活动后有所缓解，轻微的体力劳动即出现腰背疼痛，休息也不能缓解。随病情发展，胸廓活动消失，并逐渐出现胸腰椎后凸的典型驼背畸形。头前伸，颈强直，双眼不能直视前方，还可出现消化不良、消瘦、贫血貌等。

（2）血沉明显增快，HLA-B27阳性。

（3）X线检查示椎体方形改变、脊柱竹节样改变，脊柱后凸畸形。

【并发症】

围手术期并发症有螺钉松动、硬脊膜撕裂、神经根灼伤、麻痹性肠梗阻等。

【鉴别诊断】

本病误诊率为6.4%，常见误诊病症有与风湿热相关的关节炎、腰肌劳损、腰椎间盘突出、坐骨神经痛、类风湿关节炎、腰椎退行性病变、骨关节炎。

【诊疗处方】

以强直性脊柱炎驼背畸形为例。

（1）骨科护理常规。

（2）一级护理（训练床上排便）。

（3）普食。

（4）血常规，抗"O"试验，血沉，类风湿因子，血清蛋白电泳，免疫球蛋白电泳，抗核抗体，循环免疫复合物，HLA-B27，CRP，血型，肝、肾功能，血电解质，凝血四项（PT+APTT+TT+FIB），HBsAg，抗-HCV，抗-HIV，TPPA。

（5）尿常规，粪常规。

（6）心电图。

（7）全脊柱正侧位、胸部X线检查。

（8）肺功能检查。

（9）骶髂关节、脊柱CT或MRI检查。

（10）阿司匹林肠溶片0.9～1.1g，口服，tid。

（11）维生素B_1 10mg，口服，tid。

（12）维生素E 10mg，口服，tid。

（13）双氯芬酸50mg，口服，tid。

【转诊】

凡需手术治疗者，应及时转诊上级医院进一步检查。

【注意事项】

本病以保守治疗为主。手术治疗适应证为脊柱后凸明显，患者本人要求，无手术禁忌证者。

【预后】

（1）目前尚无根治的方法，早期诊断可控制症状，改善预后。药物治疗可减轻患者的脊柱疼痛，并可部分改善功能。

（2）脊柱手术对晚期患者的功能与生活质量改善有益。

（3）全髋关节置换术治疗强直性脊柱炎，可改善患者关节活动度。

第十五节　腰　痛

一、腰椎间盘突出症

【初诊依据】

（1）常有外伤或慢性腰痛病史……力劳动者、运动员多发，好发于青壮年。……则减轻；可有保护性脊柱侧弯畸……射至小腿或足背外侧，活

（2）腰痛有小腿前外或后外、足背或足外侧感觉障……劳区痛及叩击痛，并放射到患肢；直动或踇……肌力减弱。骶1神经根受压，跟腱反射减弱或……经根受压，跟腱反射正常或减弱，跟腱反射减弱或有相应的症状与体征。如为高位腰椎间盘突出：腰4神经根受

（3）中央型椎间盘突出：双侧或一侧下肢放射痛，可有大小便、性功能及鞍区感觉障碍。马尾受压严重者可有双下肢感觉丧失及瘫痪。

（4）X线检查可显示有脊柱侧弯，腰椎生理弧度减小或消失，可有椎间隙变窄或椎体骨质增生。

（5）CT检查有助于椎管狭窄症的诊断及定位，必要时可做椎管造影。

【并发症】

显微内镜腰椎间盘摘除术的手术并发症有脑脊液外漏……

硬膜损伤、感染、神经根损伤等，有报道亦可出现脑静脉窦血栓并发症。

【鉴别诊断】

（1）腰骶神经节异位嵌压所引起的腰腿痛易误诊为腰椎间盘突出症。

（2）强直性脊柱炎易误诊为腰椎间盘突出症。

【诊疗处方】

（1）腰椎间盘突出症骨科护理常规。

（2）二级或一级护理。

（3）普食或半流饮食。

（4）绝对卧硬板床，垫气垫。

（5）血常规，肝、肾功能，血型，凝血四项（PT+ APTT+TT+ FIB），HBsAg，抗-HCV，抗-HIV，TPPA。

（6）尿常规、粪常规。

（7）血交叉配血（必要时）。

（8）胸部、腰椎（必要时）。

（9）下腰椎 CT、MRI 检查。

（10）心电图。

（11）甲钴胺 500μg，口服，tid。

（12）维生素 B₁ 20mg，口服，bid。

（13）对乙酰氨基酚 0.5g，口服。

（14）盐酸氨基葡萄糖胶囊 0.75g，口服，tid。

【转诊】

凡需手术治疗者，应及时转诊上级医院进一步。

【注意事项】

（1）非手术治疗：①牵引、推拿、按摩、理疗；②硬膜外封闭；③一般药物治疗，以消炎止痛药物为主；④髓核化学溶解法。

（2）手术治疗适应证：①病史超过半年，经严格保守治疗无效，或虽有效但经常复发，且疼痛较重者；②首次发作的腰椎间盘突出症，疼痛剧烈，尤以下肢症状为主，严重影响日硬膜损伤、感染、神经根损伤等，有报道亦可出现脑静脉窦血栓并发症。

【鉴别诊断】

（1）腰骶神经节异位嵌压所引起的腰腿痛易误诊为腰椎间盘突出症。

（2）强直性脊柱炎易误诊为腰椎间盘突出症。

【诊疗处方】

（1）腰椎间盘突出症骨科护理常规。

（2）二级或一级护理。

（3）普食或半流饮食。

（4）绝对卧硬板床，垫气垫。

（5）血常规，肝、肾功能，血型，凝血四项（PT+ APTT+TT+ FIB），HBsAg，抗－HCV，抗－HIV，TPPA。

（6）尿常规，粪常规。

（7）血交叉配合试验（必要时）。

（8）胸部、腰椎正侧位X线检查。

（9）下腰椎CT、MRI。

（10）心电图。

（11）甲钴胺500μg，口服，tid

（12）维生素B_1 20mg，口服，tid

（13）对乙酰氨基酚0.5g，口服，bid。

（14）盐酸氨基葡萄糖胶囊0.75g，口服，bid（饭后服）。

【转诊】

凡需手术治疗者，应及时转诊上级医院进一步检查。

【注意事项】

（1）非手术治疗：①牵引、推拿、按摩、理疗；②硬膜外封闭；③一般药物治疗，以消炎止痛药物为主；④髓核化学溶解法。

（2）手术治疗适应证：①病史超过半年，经严格保守治疗无效，或虽有效但经常复发，且疼痛较重者；②首次发作的腰椎间盘突出症，疼痛剧烈，尤以下肢症状为主，严重影响日患者本人要求，无手术禁忌证者。

【预后】

（1）目前尚无根治的方法，早期诊断可控制症状，改善预后。药物治疗可减轻患者的脊柱疼痛，并可部分改善功能。

（2）脊柱手术对晚期患者的功能与生活质量改善有益。

（3）全髋关节置换术治疗强直性脊柱炎，可改善患者关节活动度。

第十五节　腰　痛

一、腰椎间盘突出症

【初诊依据】

（1）常有外伤或慢性腰痛病史。重体力劳动者、运动员多发，好发于青壮年。

（2）腰痛向单侧或双侧下肢放射至小腿或足背外侧，活动或腹压增加时加重，卧床则减轻；可有保护性脊柱侧弯畸形，腰部活动受限。棘突旁区痛及叩击痛，并放射到患肢；直腿抬高试验阳性；多有小腿前外或后外、足背或足外侧感觉障碍；伸踇、伸趾肌力减弱。骶1神经根受压，跟腱反射减弱或消失；腰5神经根受压，跟腱反射正常或减弱；腰4神经根受压，膝腱反射减弱。如为高位腰椎间盘突出（腰3、4以上），则有相应的症状与体征。

（3）中央型椎间盘突出：双侧或一侧下肢放射痛，可有大小便、性功能及鞍区感觉障碍。马尾受压严重者可有双下肢感觉丧失及瘫痪。

（4）X线检查可显示有脊柱侧弯，腰椎生理弧度减小或消失，可有椎间隙变窄或椎体骨质增生。

（5）CT检查有助于椎管狭窄症的诊断及定位，必要时可做椎管造影。

【并发症】

显微内镜腰椎间盘摘除术的手术并发症有脑脊液外漏

韧带肥厚，关节突肥大等改变。

【并发症】

脑脊液漏是脊柱手术后常见并发症，伤口久不愈合，椎管内并发感染、硬脊膜囊肿、头痛等。术中硬脊膜损伤，术后患者用力咳嗽、打喷嚏、用力排便、排便时间过长、过早坐起或站立等均可诱发术后发生脑脊液漏。

【鉴别诊断】

下腰痛尽管在临床上属于一种常见症状，诸多疾病可以引起下腰痛症状，如腰椎间盘突出、强直性脊柱炎、腰椎间盘突出、腰椎骨质退变增生等，注意鉴别。

【诊疗处方】

（1）腰椎椎管狭窄骨科护理常规。

（2）二级或一级护理（训练床上排便）。

（3）普食。

（4）卧硬板床，垫气垫。

（5）血常规，肝、肾功能，血沉，血电解质，血糖，血型，凝血四项（PT+APTT+TT+FIB），HBsAg，抗-HCV，抗-HIV，TPPA。

（6）尿常规，粪常规。

（7）心电图。

（8）腰骶椎正侧位、胸部X线检查。

（9）腰椎CT。

（10）腰椎MRI（必要时）。

（11）下肢肌电图。

（12）维生素C 0.1g，口服，tid。

（13）维生素B_1 20mg，口服，tid。

【转诊】

凡需手术治疗者，应立即转诊上级医院进一步检查。

【注意事项】

（1）非手术治疗：①卧床休息；②消炎止痛药物治疗；③推拿治疗；④物理治疗；⑤牵引治疗；⑥腰背肌锻炼及腰围

常生活者；③出现单根神经根麻痹或马尾神经受压麻痹；④椎间盘突出合并有腰椎椎管狭窄者。

【诊疗新进展】

　　椎间孔脊柱内镜技术手术治疗老年多节段腰椎间盘突出合并神经根管狭窄疗效满意，对于年龄大、并发症多、不能耐受开放手术的老年患者是一种安全、有效的微创术式。

【预后】

　　经有效手术治疗后，多数患者可获得临床症状完全消失或基本消失，并可正常工作；少数患者临床症状部分消失，可以勉强工作；极少数患者临床症状无明显变化，无法正常工作且需服用镇痛药物。

二、腰椎椎管狭窄

【初诊依据】

　　（1）多发生于40岁以上，发展较缓慢，无明确的诱因，有长期下腰痛、臀部及大腿后部疼痛史，间歇性跛行，常伴有下肢外侧麻木，少数患者有性功能、膀胱及直肠功能障碍。

　　（2）腰椎椎管狭窄症的症状与体征多不一致，一般症状重而体征较轻。常见体征有脊柱侧弯、病变处压痛，椎旁肌可有痉挛，后伸受限。伸踇、伸趾肌力减弱，腱反射减弱或消失，也有的亢进，受压神经支配区皮肤感觉减弱或消失。部分患者有下肢肌肉萎缩、无力，鞍区麻木，少数患者有病理征阳性。

　　（3）X线检查示脊柱生理前凸改变，椎间隙变窄，关节突退变、肥大，假性脊柱滑脱，椎体缘骨赘形成，神经根管狭窄。

　　（4）椎管造影可见明显狭窄，可了解狭窄范围、部位。

　　（5）CT检查可清楚地显示椎管横断面的骨性结构，可见关节突肥大、增生、侧隐窝狭窄（前后径<3mm），黄韧带肥厚（4mm）等改变。

　　（6）MRI示椎管狭窄，椎体后缘骨赘，后纵韧带肥厚及黄保护。

（2）手术治疗适应证：①症状严重，经系统保守治疗3个月以上无明显效果；②神经根和马尾神经广泛被压受损或瘫痪者；③腰椎间盘突出合并腰椎椎管狭窄者；④椎管狭窄合并腰椎峡部不连与滑脱；⑤经椎管造影、CT或MRI检查证实有局部明显狭窄并伴有相应的临床症状者。

【诊疗新进展】

腰椎管狭窄症具有临床症状不典型、影像学上椎管狭窄程度与病情严重程度相关性不明确、预后不确切等特点。神经根沉降征具有高度的敏感性、特异性及临床效力，神经根沉降征阴性和阳性的不同对腰椎管狭窄症的预后存在差异。通过不断研究，神经根沉降征有望在腰椎管狭窄症保守治疗和手术治疗预后中的应用提供可靠依据，指导临床治疗方式的选择。

【预后】

早期准确诊断和治疗可改善预后。

第十六节　关节脱位

一、肩关节脱位

【初诊依据】

（1）有肩部外伤史。局部肿胀、疼痛、功能障碍。

（2）肩关节前脱位：头部常倾向伤侧，方肩畸形，肩峰下空虚，常于喙突下、腋窝处或锁骨下触到脱位的肱骨头，杜加试验（Dugas征）阳性。

（3）肩关节后脱位：肩前方变平，肩后较为突出，喙突和肩峰较正常明显，上臂处于旋转中立位或内旋、内收位。

（4）肩关节下脱位：上臂高举过头，肘关节自然屈曲位，前臂靠于头上或头后。

（5）肩关节上脱位：上臂内收位靠胸侧，上臂变短，肱骨头上移，常合并血管、神经损伤。

（6）X线检查可以诊断脱位的类型及明确是否合并有骨折。

（7）CT对了解肩关节脱位合并的关节内骨折移位、骨折块大小等有帮助。

（8）肩关节造影对观察有无肩袖损伤、肱二头肌长头腱滑脱、关节囊撕脱、关节盂缘软骨损伤有帮助。

（9）MRI对诊断肩袖损伤、肱二头肌长头腱滑脱、关节囊损伤、肌肉萎缩等有帮助。

【并发症】

复位不当容易造成严重并发症。暴力复位可出现血管损伤、肱骨解剖颈骨折、肱骨头坏死，喙突下脱位暴力复位可出现臂丛神经损伤。

【鉴别诊断】

肩关节脱位伴肩胛盂骨折首次X线检查的误诊、漏诊率高达43%，CT检查可助鉴别。

【诊疗处方】

（1）肩关节脱位骨科护理常规。

（2）二级或一级护理。

（3）普食或半流饮食。

（4）血常规，肝、肾功能，血糖，血电解质，HBsAg，抗-HCV，抗-HIV，TPPA。

（5）尿常规，粪常规。

（6）肩关节正侧位、胸部X线检查。

（7）心电图。

【转诊】

凡需手术治疗者，应立即转诊上级医院进一步检查。

【注意事项】

1. 非手术治疗

（1）肩关节轻度扭伤时，只需吊带保护患肢3~7天即可，2周后恢复正常活动。

（2）中度扭伤时肩关节已发生暂时性半脱位，应按新鲜肩脱位复位后治疗。患者以吊带制动 3 ~ 4 周，制动期间限制做肩外展、外旋活动。

（3）新鲜肩关节脱位应尽早复位：①肩关节前脱位复位方法：足蹬法（Hippocratas 法）、四步法（Kocher 法）、悬吊复位法（Sitmson 法）、牵引推拿法；②肩关节后脱位复位方法：首先沿肱骨轴线纵向牵引，同时内旋上臂以解除肱骨头前缘与肩盂后缘的咬合，此时术者以一手自后方向前推挤肱骨头，同时外旋上臂，即可复位成功；③肩关节下脱位复位方法：首先沿畸形方向向外上方牵引，同时用折叠的布单绕过患肩向下做反牵拉，术者向外上推挤肱骨头同时逐渐内收上臂，一般即可复位。

2. 手术适应证

（1）新鲜肩关节脱位：①手法复位不成功；②肩关节骨折脱位骨折复位不理想或肩袖完全断裂需要修补；③合并血管、神经损伤者。

（2）肩关节陈旧性脱位：①适于脱位半年以内的青壮年者，或脱位时间虽短，但合并有肱骨大结节、肱骨颈骨折或腋部神经损伤的患者以及闭合复位不成功者；②肱骨解剖颈骨折合并肱骨头脱位。

【预后】

（1）正确治疗者预后较好。

（2）治疗手法不当容易造成关节再次脱位，预后不良。

二、髋关节骨折及脱位

【初诊依据】

（1）有明确外伤史，常由挤压伤、撞车及塌方等强大致伤暴力引起。

（2）外伤后髋部疼痛，明显肿胀，不能活动。后脱位者呈屈曲、内收、内旋畸形，患肢短缩，大粗隆上移，患侧臀部隆起可触及股骨头；前脱位者呈外展、外旋、轻度屈曲畸形，在闭孔或腹股沟附近可见局部隆起或触到脱位的股骨头。中心脱位轻者体征不明显，严重者可出现骨擦感（音），患肢短缩，大粗隆内移，臀部、腹股沟部广泛血肿。

（3）X线检查可以明确脱位位置、类型以及有无骨折情况。

（4）CT检查可了解关节内骨折块大小和移位状况。

【并发症】

（1）常见的并发症有骨化性肌炎、坐骨神经损伤、髋关节脱位后引起髋关节损伤性骨关节炎和股骨头无菌性坏死、复发性脱位、未整复的髋关节后脱位。

（2）骨折后患处骨块会对神经造成压迫，引起神经缺血现象，长时间不治疗会发生神经坏死，丧失原本的神经功能。

【鉴别诊断】

尽早行髋关节三维CT检查，以避免造成误诊和漏诊。

【诊疗处方】

1. 髋关节脱位

（1）髋关节脱位骨科护理常规。

（2）二级或一级护理。

（3）普食或半流饮食。

（4）血常规，肝、肾功能，血型，血糖，凝血四项（PT+APTT+TT+FIB），HBsAg，抗-HCV，抗-HIV，TPPA。

（5）尿常规，粪常规。

（6）髋关节正侧位、胸部X线检查。

（7）心电图。

2. 髋臼骨折

（1）髋臼骨折护理常规。

（2）二级或一级护理。

（3）普食或半流饮食。

（4）患肢股骨髁上骨牵引。

（5）观察患肢末梢血运。

（6）血常规，肝、肾功能，血型，血糖，凝血四项（PT+APTT+TT+FIB），HBsAg，抗-HCV，抗-HIV，TPPA。

（7）尿常规，粪常规。

（8）胸部X线检查，骨盆正位片+患肢髋关节正侧位片+骨盆Judets 15°斜位片。

（9）患肢髋关节CT三维重建。

（10）心电图。

（11）对乙酰氨基酚0.5g，口服，bid。

【转诊】

凡需手术治疗者，应立即转诊上级医院进一步检查。

【注意事项】

1. 一般治疗

（1）髋关节前后脱位闭合复位方法：Allis法、Stimson法、Bigelow法。

（2）手法复位后处理：立即行双侧髋关节正侧位X线检查，观察是否复位，并仔细比较双侧髋关节间隙是否一致；复位后予皮肤牵引固定于患肢轻度外展位3周，避免屈曲、内收、内旋动作，3周后扶双拐下地活动，2~3个月内不负重，每2个月行X线检查一次，证实股骨头血供良好方可逐渐负重。

（3）髋关节中心脱位：轻度脱位采用皮肤牵引或胫骨结节牵引；重度脱位采用纵向与侧方双向牵引，重量6~12kg，牵引8~12周，3个月逐渐负重。

2. 手术适应证

（1）髋关节前、后脱位：①手法复位失败者或复位后再次脱位者；②股骨头或髋臼骨折块较大，复位后稳定性差或骨折片复位不理想者；③合并髋臼或股骨头负重区骨折者；④合并同侧股骨颈或粗隆间骨折者；⑤伴有骨盆耻骨体骨折或耻骨联合分离者；⑥关节内存在较大游离骨折片者；⑦合并血管、神经损伤，需要手术探查者。

（2）髋关节中心脱位：①闭合复位失败者；②同侧存在股骨干骨折，不能用牵引治疗者。

（3）陈旧性髋关节脱位：一般均应手术治疗，3个月以内原位手术，3~6个月以后可行异位手术。

【诊疗新进展】

手术入路选择Kocher-Langenbeck（KL）切口，治疗髋关节骨折脱位合并坐骨神经损伤中效果良好，能够尽早恢复髋关节的解剖结构，尽快解除坐骨神经造成的压迫，从而使坐骨神经得到很好的恢复。

【预后】

如果坐骨神经以及骨神经受到损伤后，短期内难以恢复，并且恢复的效果不理想。

第十七节 周围神经损伤

一、臂丛神经损伤

【初诊依据】

（1）有出生时受到牵拉和压迫史，头颈、肩部受到撞击的交通事故或外伤史，颈部、腋部的刀伤、枪伤史。

（2）伤后出现的一侧上肢完全性或部分性感觉运动功能减弱或丧失（部分性是指上肢五大神经任何两组的联合损伤表现），以及伤侧上肢肌、肩带肌明显萎缩，锁骨上窝蒂内尔（Tinel）征阳性，伤侧霍纳（Horner）征阳性。

（3）椎管造影、CT检查显示颈神经根部的假性脊膜膨出影像。MRI检查显示臂丛根、干、股、束部的影像增粗、密度不均匀或连续性中断等改变。

【并发症】

术后易并发血管栓塞、切口感染、伤口血肿、皮瓣局部坏死、压疮及坠积性肺炎等。

【鉴别诊断】

合并颅脑及胸腹等多发伤，特别是伤后昏迷的患者，伴上肢骨折及软组织损伤时，多忽略臂丛神经损伤，即便发现神经损伤，也常诊断为上肢神经干损伤，甚至会将臂丛神经损伤误认为脑外伤后遗症。

【诊疗处方】

（1）臂丛神经损伤骨科护理常规。

（2）二级护理。

（3）普食。

（4）血常规，血型，肝、肾功能，血电解质，血糖，凝血四项（PT+APTT+TT+FIB），HBsAg，抗–HIV，TPPA。

（5）尿常规，粪常规。

（6）心电图，胸部X线检查。

（7）患肢臂丛神经MRI。

（8）肌电图检查。

（9）复合维生素B 2片，口服，tid。

（10）维生素B_1 100mg，口服，qd。

（11）甲钴胺500μg，口服，tid

（12）肌苷0.1g，口服，tid

（13）与患者或家属签署必要的知情同意书和告知同意书及手术同意书。

（14）拟行臂丛神经探查、腓肠神经移植、膈神经转位代肌皮神经术。

（15）术前备皮。

（16）术前禁食水。

（17）0.9%氯化钠注射液100ml+头孢呋辛钠1.5g，静脉滴注（术前30min）。

（18）苯巴比妥0.1g+阿托品0.5mg，肌内注射（术前30min）。

【术后医嘱】

（1）臂丛神经探查术后护理常规。

（2）一级护理。

（3）禁食（8h后改半流质饮食）。

（4）观察患肢末梢血运。

（5）留置创面引流管护理计量。

（6）肩内收位绷带固定。

（7）0.9%氯化钠注射液100ml+头孢呋辛钠1.5g，静脉滴注，bid。

（8）乳酸钠林格氏液 500ml，静脉滴注。

（9）10%葡萄糖注射液 1000ml+维生素 C 2.0g，静脉滴注。

（10）复合维生素 B 2 片，口服，tid。

（11）维生素 B_1 100mg，口服，qd。

（12）甲钴胺 500μg，口服，tid。

（13）肌苷 0.1g，口服，tid。

（14）神经妥乐平 2 片，口服，bid。

【转诊】

凡需手术治疗者，应立即转诊上级医院进一步检查。

【注意事项】

手术适应证：①诊断明确，无手术禁忌证；②保守治疗 3 个月无明显恢复；③产伤所致臂丛损伤保守治疗 6 个月无效者；④保守治疗功能恢复过程中，中断恢复 3 个月无进展者；⑤病程两年以上，未经治疗亦无功能恢复，或虽经手术治疗，两年后功能无明显恢复者。

【诊疗新进展】

肌电生物反馈治疗结合常规针灸、运动治疗较单纯常规治疗能更有效地提高臂丛神经损伤的治疗效果。

【预后】

（1）臂丛神经损伤后致残率高、预后差。伤后及时治疗，肩、肘、腕有效功能恢复率为 50%～80%。

（2）神经损伤术后恢复有赖于损伤的性质、部位，手术方法、手术时间及患者年龄、手术操作等条件。

（3）臂丛神经损伤后就诊越早，上肢功能恢复效果越理想。神经完好的恢复效果好于神经断裂者。

（4）臂丛神经损伤单纯手术效果不理想，应结合术后康复治疗。

二、腓总神经损伤

【初诊依据】

（1）有外伤或局部受压史。外伤后出现踝背伸、趾伸和足外翻的功能障碍或"垂足"征，走路出现跨越步态。小腿前外侧和足背浅感觉障碍。

（2）肌电图检查有助诊断。

【诊疗处方】

（1）腓总神经损伤护理常规。

（2）二级护理。

（3）普食。

（4）血常规，血型，肝、肾功能，血电解质，凝血四项（PT+APTT+TT+FIB），HBsAg，抗-HIV，TPPA。

（5）尿常规，粪常规。

（6）心电图，胸部X线检查。

（7）患肢腓总神经MRI。

（8）肌电图检查。

（9）复合维生素B 2片，口服，tid。

（10）维生素B_1 100mg，口服，qd。

（11）甲钴胺500μg，口服，tid。

（12）肌苷0.1g，口服，tid。

【转诊】

凡需手术治疗者，应立即转诊上级医院进一步检查。

【注意事项】

手术适应证：①诊断明确，无手术禁忌证；②开放性损伤者或闭合性损伤经保守治疗3个月无明显恢复者；③神经损伤后具有灼性神经痛者；④虽经手术治疗，但超过预估时间无功能恢复者；⑤晚期损伤者。

【预后】

及时有效地手术，结合术后康复治疗可有效改善预后。

三、神经卡压综合征

【初诊依据】

（1）病程逐渐进展，多为不完全性神经功能障碍的表现。

（2）症状多为间歇性，多无外伤史。

（3）诱发试验和蒂内尔（Tinel）征阳性。

（4）神经电生理检查多有阳性改变，但多为不完全损伤改变。

（5）无病理征。

【并发症】

手术可并发神经损伤、血管损伤、皮下气肿、血肿等。

【鉴别诊断】

（1）胸廓下口卡压综合征应与进行性肌肉萎缩症，颈椎肥大、椎间盘突出症等颈椎病，腕管综合征、椎动脉综合征、脊髓空洞症、麻风病等相鉴别。

（2）肘管综合征：应与颈椎间盘突出、胸廓出口综合征、腕尺综合征等相鉴别。

（3）梨状肌卡压综合征与腰椎间盘突出症均以下肢坐骨神经痛为主要临床表现。CT、MRI可帮助鉴别。

【诊疗处方】

（1）神经卡压综合征骨科护理常规。

（2）二级护理。

（3）普食。

（4）血常规，肝、肾功能，血电解质，血型，抗–HIV，TPPA。

（5）尿常规，粪常规。

（6）心电图，胸部X线检查。

（7）复合维生素B 2片，口服，tid。

（8）维生素B_1 100mg，口服，qd。

（9）甲钴胺500μg，口服，tid。

（10）肌苷0.1g，口服，tid。

【转诊】

凡需手术治疗者，应立即转诊上级医院进一步检查。

【注意事项】

（1）手术适应证：①诊断明确，无手术禁忌证；②保守治疗4周无效者；③尺神经卡压者宜尽早进行手术；④受压因

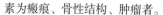

素为瘢痕、骨性结构、肿瘤者。

（2）手术方式：①神经内、外松解术；②神经前移术。

（3）手术要点：①彻底松解，切除所有压迫神经的因素，如瘢痕、条索物、骨性突起、肌间隔等，切除增厚的神经外膜和束间瘢痕组织；②重建神经组织床，将神经置于健康柔软的组织之上。

【诊疗新进展】

肌电图定位定量电刺激治疗骨间后神经卡压综合征具有定位准确、电刺激参数适宜、安全性好等优点，能进一步促进受损神经修复，改善患肢功能。

【预后】

经正确治疗，80%以上患者功能可基本恢复。骨间掌侧神经卡压综合征一般术后恢复较满意；股外侧皮神经卡压综合征预后较好。

第十八节　骨与关节结核

一、脊柱结核

【初诊依据】

（1）有肺结核病史或与结核患者接触史。有低热、盗汗、食欲不振、消瘦等结核中毒症状。

（2）脊柱病变处疼痛、压痛和叩击痛，可出现脊柱后突成角畸形，脊柱活动受限，拾物试验阳性。

（3）可有寒性脓肿形成。颈椎结核常在咽后壁；胸椎结核多在椎旁；腰椎结核除有腰大肌脓肿外，还可在腹股沟、股内侧、腰三角或臀部出现。如寒性脓肿破溃，可形成窦道，长期不愈。

（4）脊柱结核合并截瘫者，在脊髓受压平面以下出现不全或完全截瘫。

（5）结核病变活动期血沉加快。

（6）脊柱正侧位X线检查显示椎体不规则骨质破坏，或有椎体塌陷、空洞、死骨形成，椎间隙变窄或消失，椎旁有寒性脓肿阴影。

（7）CT或MRI检查可显示病变范围、椎管内病变及脊髓受压情况。

【并发症】

术后常见的并发症有术后伤口感染，内固定物松动、断裂，便秘，肺不张，低热，下肢静脉栓，胃肠反应，气胸，压疮，脑脊液漏等。

【鉴别诊断】

本病应与化脓性椎间盘炎、转移瘤、多发性骨髓瘤、化脓性脊椎炎、椎体压缩性骨折、椎体巨细胞瘤、老年性骨质疏松、布鲁氏菌病、脊柱炎相鉴别。

【诊疗处方】

（1）脊柱结核骨科护理常规。

（2）二级或一级护理。

（3）普食或半流饮食。

（4）绝对卧硬板床，垫气垫。

（5）"一"字型翻身。

（6）防压疮护理，翻身q2h。

（7）血常规，肝、肾功能，血型，血糖，血沉，凝血四项（PT+APTT+TT+FIB），HBsAg，抗-HCV，抗-HIV，TPPA。

（8）尿常规，粪常规。

（9）血交叉配合试验（必要时）。

（10）床边心电图，胸部X线检查。

（11）脊椎正侧位X线检查。

（12）脊椎CT或MRI。

（13）异烟肼0.1g，口服，tid。

（14）利福平0.3g，口服，bid。

（15）链霉素0.75g，肌内注射，qd。

（16）维生素B_6 20mg，口服，tid。

【转诊】

　　凡需手术治疗者，应立即转诊上级医院进一步检查。

【注意事项】

　　（1）非手术治疗：治疗期间每周查血常规、肝肾功能，观察有无口周麻木、耳鸣、听力障碍等，并同时给予护肝、神经营养药物。发现药物毒副反应，应给予相应处理。①全身治疗：卧硬板床休息；加强营养；贫血者补充铁剂，必要时输红细胞悬液，混合感染者使用敏感抗生素。②局部制动：适用于脊柱不稳、病灶清除术后及植骨融合术后，可用颈托、石膏腰围、石膏背心或塑料腰围、塑料背心。

　　（2）抗结核治疗：一般选用链霉素、异烟肼、利福平，三药联合应用，疗程1~1.5年，其中链霉素总剂量达45g即停药。

　　（3）手术适应证：①病灶内有较大或较多的死骨，不易自行吸收者；②病灶内或其周围有较大脓肿，不易自行吸收者；③流脓窦道经久不愈者；④有脊髓压迫症状者。

【诊疗新进展】

　　在规范抗结核治疗的基础上，胸腰段脊柱结核采用胸膜外、腹膜后入路的方法进行病灶清除，根据患者一般情况、结核病灶破坏程度采用不同内固定方法，可取得较好的修复效果。

【预后】

　　（1）常并发寒性脓肿和驼背，可导致瘫痪。

　　（2）据报道，前路手术治疗术后植骨融合率可达95.8%。

二、骨关节结核

【初诊依据】

　　（1）髋关节结核：有结核病史或与结核患者有接触史。有低热、盗汗、食欲差、消瘦等全身中毒症状；髋关节部位有疼痛、压痛、叩击痛，活动障碍，畸形，托马斯征阳性，病理性脱位等。可有寒性脓肿，破溃后形成窦道。

（2）膝关节结核：除有上述全身中毒症状外，膝关节部位有疼痛、肿胀、压痛、活动障碍，跛行及屈曲畸形，晚期可有僵硬或强直。浮髌试验阳性。

（3）结核活动期血沉增快。

（4）髋关节结核X线检查显示髋臼或股骨头有骨质破坏，关节间隙变窄。

（5）膝关节结核X线检查可见软组织肿胀，骨质疏松，关节间隙增宽。晚期有骨质破坏、关节间隙狭窄、关节脱位等。

【并发症】

治愈后关节功能遭受不同程度的损害，常遗留有畸形或残废。

【鉴别诊断】

本病应与慢性化脓性骨髓炎、化脓性关节炎、类风湿关节炎、强直性脊柱炎、骨肿瘤、嗜酸性肉芽肿相鉴别；另外，还应将干酪样坏死物与正常骨髓组织相鉴别。

【诊疗处方】

（1）骨关节结核骨科护理常规。

（2）二级或一级护理。

（3）普食或半流饮食。

（4）患肢皮牵引。

（5）血常规，肝、肾功能，血糖，血型，凝血四项（PT+APTT+TT+FIB），HBsAg，抗–HIV，TPPA。

（6）尿常规，粪常规。

（7）血交叉配合试验（必要时）。

（8）床边心电图，胸部X线检查。

（9）骨盆正位、患侧骨盆正侧位X线检查（髋关节结核）。

（10）患侧膝关节正侧位X线检查（膝关节结核）。

（11）髋或膝关节穿刺术。

（12）关节穿刺液找抗酸杆菌。

（13）异烟肼0.3g，口服，qd（晨顿服）。

（14）利福平0.45g，口服，bid（晨顿服）。

（15）链霉素 0.75g，肌内注射，qd。

（16）维生素 B_6 20mg，口服，tid。

（17）葡醛内酯 0.1g，口服，tid。

【转诊】

凡需手术治疗者，应立即转诊上级医院进一步检查。

【注意事项】

（1）非手术治疗：①加强营养；②下肢皮牵引或胫骨结节骨牵引；③抗结核治疗。

（2）手术治疗适应证：①病灶较大，或死骨较多、较大不易自行吸收；②病灶内或病灶周围有较大脓肿，不易自行吸收；③单纯滑膜结核经非手术治疗无效，单纯骨结核有破入关节危险，或早期全关节结核。

【预后】

（1）关节软骨面的修复能力和再生能力极差，若关节软骨面被破坏少于总面积 1/3，病变不再发展，经锻炼后尚能保存大部分关节活动功能。

（2）若关节面软骨被破坏多于总面积的 1/3，病变即使停止，关节功能也会大部分丧失，甚至发生纤维性或骨性强直。

第十九节　骨与关节感染

一、急性化脓性骨髓炎

【初诊依据】

（1）起病急剧，有寒战、高热等全身中毒症状。局部持续性剧烈疼痛。

（2）血常规示白细胞计数和中性粒细胞计数增多。

（3）早期局部分层穿刺，抽出液培养出致病菌，对明确诊断有重要意义。

（4）X 线检查早期可见软组织肿胀阴影，10～14 天后可见骨膜反应及骨质破坏征象。

【并发症】

（1）治疗不及时、不恰当可转化为慢性骨髓炎，使病程迁延，造成严重后果。

（2）新生儿及婴幼儿可发生病理性髋脱位。

（3）关节面破坏造成关节功能障碍。

（4）扁平髋、髋内翻畸形，肢体不等长。

【鉴别诊断】

（1）急性血源性骨髓炎应注意与急性化脓性关节炎进行鉴别。

（2）髋关节结核早期髋部疼痛，常有关节肿胀、活动受限等症状，应与之鉴别。

（3）与软组织炎症、化脓性关节炎、风湿性关节炎、肿瘤、暂时性髋关节滑膜炎等相鉴别。

【诊疗处方】

以股骨下段患者为例。

（1）急性化脓性骨髓炎骨科护理常规。

（2）二级或一级护理。

（3）普食或半流饮食。

（4）患肢皮牵引。

（5）血常规，肝、肾功能，血型，血糖，凝血四项（PT+APTT+TT+FIB），HBsAg，抗-HIV，TPPA。

（6）尿常规，粪常规。

（7）血交叉配合试验（必要时）。

（8）床边心电图，胸部X线检查。

（9）患肢股骨下段正侧位X线检查。

（10）患处穿刺抽脓，脓液细菌培养及药敏。

（11）血培养+药敏。

（12）5%葡萄糖注射液250ml+头孢拉定2.0g，静脉滴注，bid。

（13）5%葡萄糖注射液500ml+克林霉素1.1g，静脉滴注，qd。

（14）10%葡萄糖注射液1000ml+维生素C 2.0g+维生素B_6 0.1g，静脉滴注，qd。

（15）对乙酰氨基酚0.5g，口服，bid。

【转诊】

凡需手术治疗者，应立即转诊上级医院进一步检查。

【注意事项】

1.非手术治疗

（1）一般治疗：降温，补液，纠正酸中毒，补充营养，补充维生素。

（2）局部固定：早期可用皮牵引或石膏托固定于功能位，急性炎症消退后可用石膏管型固定；如有窦道或伤口，可开窗换药，固定2~3个月后复查。

（3）早期联合应用大剂量有效抗菌药物，直至体温正常和局部炎症消退后2周。

2.手术治疗

（1）适应证：诊断明确，用大剂量抗菌药物治疗2~3天不能控制症状，或诊断穿刺时在骨膜下或骨髓内吸到脓液。

（2）术后处理：①继续静脉应用抗菌药物；②每日自近端管滴入抗菌药物溶液，抗菌药物剂量相当于全身剂量的1~2倍，24小时持续滴注，连续约2周；③脓液不多，未放引流管者，于细硅胶管每日滴入少量抗菌药物溶液，可不冲洗。

【诊疗新进展】

负压封闭引流术治疗化脓性骨髓炎疗效显著，可有效清除创面坏死组织和渗出物，防止炎性反应扩散，促进创面愈合。

【预后】

（1）经正确治疗，部分患者局部肿痛和全身症状可控制，总有效率达90%以上。

（2）婴幼儿预后比年长儿童差。

二、慢性化脓性骨髓炎

【初诊依据】

（1）有急性骨髓炎病史或开放性骨折史。病程长，局部反复急性发作和破溃流脓，可有死骨排出，并可有1个或数个窦道或瘢痕存在，色素沉着。

（2）X线检查显示骨质破坏及骨质增生并存，有病灶和死骨形成。

【并发症】

若创面局部出现红、肿、热、痛，则提示已发生感染。

【鉴别诊断】

对症状、体征不典型，X线改变无特异性的非典型慢性化脓性骨髓炎要注意鉴别诊断。据报道，本病误诊率达50%，常见误诊疾病为脊柱结核、脊柱肿瘤、软组织炎症、类风湿关节炎，特别是恶性骨肿瘤，尤其是尤文氏肉瘤鉴别比较困难。

【诊疗处方】

以胫骨慢性化脓性骨髓炎患者为例。

（1）胫骨慢性化脓性骨髓炎骨科护理常规。

（2）二级或一级护理。

（3）普食或半流饮食。

（4）患肢皮牵引。

（5）血常规，肝、肾功能，血型，血糖，血电解质，凝血四项（PT+APTT+TT+FIB），HBsAg，抗-HIV，TPPA。

（6）尿常规，粪常规。

（7）血交叉配合试验（必要时）。

（8）床边心电图，胸部X线检查。

（9）患肢胫骨正侧位X线检查。

（10）0.9%氯化钠注射液100ml+头孢哌酮+舒巴坦1.0g，静脉滴注，bid。

（11）乳酸钠林格氏液1000ml，静脉滴注。

（12）对乙酰氨基酚0.5g，口服，bid。

【转诊】

凡需手术治疗者，应立即转诊上级医院进一步检查。

【注意事项】

（1）非手术治疗：①局部制动，用石膏托或管型；②全身使用敏感抗生素治疗。

（2）手术适应证：凡有死骨并已分离清除，有无效腔伴窦道流脓，而包壳已充分形成。能代替原来的骨干者，均应手术治疗。

（3）术前、术中和术后都要使用足量敏感抗生素；术后要复查X线检查，确定死骨是否摘除干净，术后须用石膏固定。

（4）火器伤遗留的慢性骨髓炎急性发作，须切开引流或行死骨摘除，术前应注意检查有无外伤性假性动脉瘤。

【诊疗新进展】

采用负压封闭引流治疗慢性化脓性骨髓炎疗效优于闭式灌洗引流。

【预后】

预后易复发，5年内复发率可达36%左右。经正确治疗，部分患者可获痊愈；少数患者经治疗全身症状可改善，但仍然存在死腔和死骨，病程漫长，复发率高。个别患者会因并发症而致终身残疾。

三、急性化脓性关节炎

【初诊依据】

（1）发病急，有寒战、高热等全身中毒症状，关节有明显急性炎症表现。

（2）血白细胞计数和中性粒细胞计数增多，血培养可有化脓性菌，关节穿刺抽出脓性分泌物，涂片可见脓球，培养有化脓性菌。

（3）X线检查早期对诊断帮助不大，晚期可见关节间隙变窄，可有骨质破坏或病理性脱位。

【并发症】

（1）脓性渗出期炎症波及关节囊纤维层，关节腔内有大量脓液，脓液吸收后产生全身中毒症状，严重者可引起菌血症。

（2）关节面破坏，骨端骨质疏松，引起关节周围软组织炎症，使其发生粘连，可出现关节脱位、关节僵直、关节畸形、关节功能丧失、化脓性骨髓炎等后遗症和并发症。

【鉴别诊断】

（1）与痛风、风湿性关节炎和其他炎症性关节病相鉴别。

（2）注意婴幼儿特别是新生儿的鉴别诊断，尤其是近期有败血症病史的早产儿、低体重儿，表现为发热、肢瘫、关节部位肿胀触痛，关节穿刺抽出脓液者，要注意以下特点：①病变局部肿胀轻微：需双侧仔细对比方能确定；②局部疼痛轻微：轻度压痛，可以被哺乳掩盖；③关节活动受限轻微：关节大幅度活动，患儿方有痛苦或拒绝表示；④全身症状轻微：低热等；⑤血白细胞、中性粒细胞及红细胞沉降率轻中度增高。这些特点与稍大儿童及成人明显不同。

【诊疗处方】

以膝关节患者为例。

（1）急性化脓性膝关节炎骨科护理常规。

（2）二级或一级护理。

（3）普食或半流饮食。

（4）患肢牵引（或石膏托固定）。

（5）尿常规，粪常规。

（6）血常规，肝、肾功能，血型，凝血四项（PT+APTT+TT+FIB），HBsAg，抗-HIV，TPPA。

（7）血交叉配合试验（必要时）。

（8）床边心电图，胸部X线检查。

（9）抽取关节液做细菌培养及药敏。

（10）血培养+药敏。

（11）患肢关节正侧位X线检查。

（12）关节腔穿刺液查抗核抗体（必要时）。

（13）关节穿刺后注入抗菌药物。

（14）0.9%氯化钠注射液100ml+头孢曲松钠1.0g，静脉滴注，bid。

（15）5%葡萄糖注射液500ml+克林霉素1.1g，静脉滴注，qd。

【转诊】

　　凡需手术治疗者，应立即转诊上级医院进一步检查。

【注意事项】

　　（1）局部制动：可用持续皮牵引或石膏托固定于功能位，晚期关节面有破坏增生时，表明关节强直已不可避免，可用石膏管型固定于功能位。

　　（2）早期使用足量有效抗生素，尽量根据关节液细菌和药物敏感试验的结果选用抗菌药物。

　　（3）注意降温，补液，纠正水、电解质紊乱，增加营养。

　　（4）对于小而浅的关节，每日做一次关节穿刺，抽出关节腔内液体，用0.9%氯化钠溶液反复冲洗，注入青霉素溶液80万U、链霉素0.5g，或其他敏感抗生素，直至不再有渗出液为止。

　　（5）对大关节，经关节腔穿刺证实有关节积液或积脓后，可选择两个穿刺点，用粗的套管针穿刺，插入硅胶管，其中一根作冲洗用，每日滴入抗生素溶液，或0.9%氯化钠溶液2000～3000ml；另一根作吸出管，负压吸引，连续冲洗吸引，直至炎症控制。

　　（6）对于膝关节，一经确诊，即应早期急诊切开。切开关节囊，吸尽关节腔内液体，用大量0.9%氯化钠溶液反复冲洗，留两根硅胶管，分别用抗菌药物溶液冲洗和吸引。

　　（7）急性炎症消退后，如关节无明显破坏，一般在起病后3周左右，逐渐开始锻炼关节功能，同时做理疗或热敷。

　　（8）对于关节非功能位强直者或陈旧性病理性脱位者，在炎症完全消退至少6个月后，考虑行矫形手术。

【预后】

　　（1）浆液性渗出期：此期治疗彻底，一般不留后遗症，关节功能可完全恢复正常。

　　（2）纤维素性渗出期：此期治愈后，仍然留有后遗症，关节功能不能完全恢复。

（3）脓性渗出期：关节面被破坏，骨端骨质疏松，发生粘连，可引起菌血症，关节脱位、关节僵直等后遗症和并发症。脓液穿破关节囊及皮肤可形成窦道，或引起化脓性骨髓炎、关节畸形等。

第二十节　骨肿瘤

一、骨软骨瘤

【初诊依据】

（1）多见于青少年，好发于长骨干骺端，单发或多发。局部隆起、畸形，发展缓慢，多无疼痛，瘤体较大时可出现神经压迫症状或妨碍关节活动，局部可扪及固定性质硬肿块，无明显压痛。

（2）X线检查结合临床特点及病理检查可明确诊断。

【并发症】

因其肿瘤位置、体积、形状各异，可引发多种并发症，如压迫血管，压迫或刺激神经，妨碍关节或肌腱活动或引起局部摩擦性滑囊炎，关节畸形，个别可发生恶变。

【鉴别诊断】

胸骨骨软骨瘤易被误诊为结核；腰椎管内骨软骨瘤、滑膜骨软骨瘤等生长在扁骨、不规则骨、短管状骨骨软骨瘤，因部位隐蔽，常易引起误诊，注意鉴别。

【诊疗处方】

（1）骨软骨瘤护理常规。

（2）二级护理。

（3）普食。

（4）血常规，血型，肝、肾功能，血电解质，血碱性和酸性磷酸酶，AFP，凝血四项（PT+APTT+TT+FIB），HBsAg，抗-HCV，抗-HIV，TPPA。

（5）尿常规，粪常规。

（6）心电图，胸部正侧位X线检查。

（7）患部正侧位X线检查。

（8）患部CT检查（必要时）。

【转诊】

疑似骨软骨瘤者，应立即转诊上级医院进一步检查。

【注意事项】

（1）无症状者，可定期观察。

（2）手术适应证：有压迫症状、滑膜炎、肢体功能障碍或恶变可疑时，须彻底切除。

（3）术后处理：术后很少复发，恶变为软骨肉瘤者极少，无需放疗或化疗。

【诊疗新进展】

单纯肿物摘除术和外科手术治疗胫骨骨软骨瘤的近远期疗效观察：所有肿瘤均将原肿瘤累及骨性结构部分彻底凿除，深入周围正常皮质下2mm，即使在骺板水平也要彻底切除病灶，手术治疗后患者在有效率上明显提高，且无明显复发，近远期临床效果满意，可能是与切除部分皮质水平下骺板面积小，对踝关节、膝关节周围发育未造成较大影响。手术治疗胫骨骨软骨瘤的近远期疗效满意，无明显不良反应。

【预后】

该肿瘤将随着骺板闭合会停止生长，单发性骨软骨瘤发生恶变率约为1%；多发性骨软骨瘤的恶变率约为5%。

二、软骨瘤

【初诊依据】

（1）多见于20～30岁成年人。好发于手、足短管状骨，也见于骨盆骨、肩胛骨、肋骨、脊椎及四肢长管状骨。局部隆起，疼痛多不明显，局部硬性肿块，多无压痛，部分可出现肢体畸形及功能障碍，有时可发生病理性骨折。

（2）分类及X线检查表观：①单发性内生软骨瘤：椭圆形透明区，边缘整齐，周围多有一环行硬化带，骨皮质膨胀变薄，瘤内散在有砂砾样钙化斑点。②多发性内生软骨瘤：发生于短骨者与单发性内生软骨瘤相似，位于长骨者主要表现干骺端变形，弯曲缩短。肿瘤内有斑片状钙化。有的肿瘤突入软组织内，且有广泛钙化及骨化。③外生软骨瘤（也称皮质旁软骨瘤）：骨旁有模糊的软组织阴影，此阴影可压迫邻近骨质，形成浅凹性压迹，边缘有骨硬化缘。肿瘤内有散在的钙化或骨化。④奥利尔（Ollier）病：长骨短缩，弯曲畸形。干骺部膨大，骨纹理模糊，骨骺区呈暴风雪样不规则增宽，可见囊性改变，囊性透亮区内常见圆形或不规则钙化斑块。短骨表现与内生软骨瘤相似。⑤马富奇（Maffucci）综合征：手、足或其他部位有典型的内生软骨瘤表现及软组织广泛大小不等的圆形静脉石影。⑥骨外软骨瘤：肿瘤为骨外软组织内肿块，与骨不相连，呈圆形或椭圆形，内有不同密度的环形钙化或大量散在不规则钙化。

（3）病理检查可确诊。

【并发症】

病程较长者可出现肌肉萎缩和关节僵硬。

【鉴别诊断】

单发趾骨内生软骨瘤合并病理性骨折易与骨囊肿致病理性骨折误诊，影像学表现不典型时注意鉴别。

【诊疗处方】

（1）骨科疾病护理常规。

（2）二级护理。

（3）普食。

（4）血常规，肝、肾功能，血电解质，血型，血糖，血碱性和酸性磷酸酶，凝血四项（PT+APTT+TT+FIB），HBsAg，抗–HCV，抗–HIV，TPPA。

（5）尿常规，粪常规。

（6）心电图。

（7）患部、胸部正侧位X线检查。

（8）患部CT检查（必要时）。

【转诊】

凡需手术治疗者，应立即转诊上级医院进一步检查。

【注意事项】

单发者宜手术切除治疗；多发者宜选择性手术切除；有恶变者应彻底的手术切除，必要时可截肢；肢体畸形严重者行矫形手术。术后定期复查（特别是多发者）。

【预后】

一般预后良好，滑膜软骨瘤术后可能存在关节功能减退，少数可发生恶变。颅内软骨瘤需手术切除，颅底部软骨瘤不易全切除。

三、骨囊肿

【初诊依据】

（1）患者多为青少年，也可为中年人。好发于长管骨干骺端或骨干。无症状或仅有轻微疼痛及压痛，病理性骨折为早期症状。发生于下肢者可有跛行。

（2）X线检查和病理检查可确诊。

【并发症】

可并发病理性骨折和生长抑制。

【鉴别诊断】

本病应与单纯腱鞘结核、滑膜肉瘤、动脉瘤样骨囊肿相鉴别。

【诊疗处方】

（1）骨囊肿骨科护理常规。

（2）二级护理。

（3）普食。

（4）血常规，血型，肝、肾功能，血电解质，血碱性和酸性磷酸酶，凝血三项（PT+APTT+TT），HBsAg，抗-HCV，抗-HIV，TPPA。

（5）尿常规，粪常规。

（6）胸部、患部正侧位X线检查。

（7）心电图。

（8）患部CT检查（必要时）。

【转诊】

凡需手术治疗者，应立即转诊上级医院进一步检查。

【注意事项】

骨囊肿虽为良性肿瘤，但其病损常造成较大的骨缺损，使骨骼稳定性和坚固性降低，因此，治疗目的是彻底清除病灶，消灭囊腔，恢复骨的坚固性，防止病理性骨折。骨囊肿治疗分非手术治疗和手术治疗。多采用手术治疗，只有在有手术禁忌证时采用保守治疗。

【诊疗新进展】

病灶刮除植骨联合类固醇激素注射治疗四肢长骨骨囊肿具有较好的临床疗效。

【预后】

在骨骼成熟后有愈合倾向，但在骨骼成熟前可引起反复的病理性骨折和生长抑制。早期治疗者预后较好。

四、骨巨细胞瘤

【初诊依据】

（1）多见于20～40岁，好发于四肢长骨骨骺部，尤其是股骨下端，胫骨上端，桡骨远端。肿瘤部可肿大、疼痛和压痛，局部皮肤温度升高，可发生病理性骨折。

（2）根据临床特点、X线检查和病理检查可以确诊。

【并发症】

常见并发症为切口内感染、切口延迟愈合、术后复发。

【鉴别诊断】

骨巨细胞瘤影像诊断的易误诊部位有肱骨近端、胫骨远端和近端、腰椎、髋臼、跟骨、肋骨、骶骨翼、股骨粗隆、指骨。误诊患者中X线检查、CT、MRI集中显示以下4个征象：①病灶边缘局限性硬化：X线检查和CT显示病灶边缘局限性骨质密度增高、变白。硬化增高的密度和厚度高于正常的骨皮质，不同于病灶膨胀，边界清楚而形成的"骨包壳"。②病灶内的钙化。③骨膜反应。④突破骨包壳的软组织肿块。影像检查出现以上4个征象时，应该否定或高度怀疑骨巨细胞瘤的诊断。

【诊疗处方】

（1）骨巨细胞瘤护理常规。

（2）二级护理。

（3）普食。

（4）血常规，血型，肝、肾功能，血电解质，碱性磷酸酶，酸性磷酸酶，AFP，凝血四项（PT+APTT+TT+FIB），HBsAg，抗-HCV，抗-HIV，TPPA。

（5）尿常规，粪常规。

（6）胸部、患部正侧位X线检查。

（7）患部MRI检查。

（8）心电图。

【转诊】

疑似骨巨细胞瘤者，应立即转诊上级医院进一步检查。

【注意事项】

（1）放射治疗：适用于手术进路较困难的解剖部位的肿瘤，但容易产生肉瘤变。

（2）手术适应证：凡诊断为骨巨细胞瘤，全身情况允许者，均应尽可能地进行手术治疗。

【预后】

不能完全依据病理判定其良恶性及预后，应以临床、病理、影像学检查相结合判断预后；手术方式、肿瘤突破包壳与本病复发相关，手术方式是影响复发的关键因素。

五、骨肉瘤

【初诊依据】

（1）患者多为10～25岁青少年，男性多于女性，好发部位为长管状骨干骺端，尤其以股骨下端及胫骨上端最多见。

（2）早期出现局部疼痛，日渐加重，夜间尤甚，应用一般止痛剂无效。局部肿胀、压痛，肿块表面皮温高，静脉充盈或有血管杂音；肢体活动可受限，后期出现恶液质。

（3）贫血，血沉增快，白细胞计数增高或正常，血碱性磷酸酶升高。

（4）X线检查和病理检查可确诊。

【并发症】

（1）手术并发症有假体排异、假体周围感染及无菌性松动等。假体感染可导致截肢。

（2）可并发病理骨折，瘤体近关节时常合并关节功能障碍，晚期常出现肺转移。

【鉴别诊断】

本病影像学表现多种多样，常与炎症、外伤性疾病相混淆。常见误诊的疾病有骨软骨瘤、内生软骨瘤、骨囊肿、腰椎间盘突出症、滑膜炎、筋膜炎、创伤性骨折，要注意鉴别诊断。

【诊疗处方】

以股骨远端骨肉瘤患者为例。

（1）股骨远端骨肉瘤护理常规。

（2）二级护理。

（3）半流质饮食。

（4）病重通知。

（5）血常规，血型，肝、肾功能，血电解质，碱性磷酸酶，酸性磷酸酶，AFP，凝血四项（PT+APTT+TT+FIB），HBsAg，抗-HCV，抗-HIV，TPPA。

（6）尿常规，粪常规。

（7）患部、胸部X线检查。

（8）ECT检查（必要时）。

（9）患肢股骨中下段MRI。

（10）心电图。

【转诊】

疑似骨肉瘤者，应立即转诊上级医院进一步检查。

【注意事项】

1. 大剂量化学药物治疗

（1）适应证：适用手术前化学药物治疗及术后化学药物治疗，也适用于无法手术治疗的患者。常用化疗药物有甲氨蝶呤$12g/m^2$、顺铂$120mg/m^2$、阿霉素$60mg/m^2$、异环磷酰胺$3g/（m^2 \cdot d）$。

（2）用药后注意事项：①全身反应（包括胃肠道反应、骨髓抑制、肝功能受损、心肌受损、感染、溃疡等），应给予对症、支持治疗，必要时少量输血，配合中药扶正固本；②注意患者的水化及碱化，液体量及尿量需充分保证（3000ml/d），及时检查肾功能，碱化尿液，每日应用5%碳酸氢钠250ml；③大剂量应用甲氨蝶呤时，应用亚叶酸钙（甲酰四氢叶酸钙）解毒，甲氨蝶呤静脉滴注6h开始给予甲酰四氢叶酸钙9mg，肌内注射，q6h，连续3天，共12次；④阿霉素对心肌有一定损害，应注意心电图检查；⑤体质衰弱、恶液质严重的心、肝、肾疾患者，血常规不正常者（包括白细胞$<4 \times 10^9/L$，血红蛋白$<80g/L$，血小板$<100 \times 10^9/L$），不能使用大剂量化学药物治疗。

2. 热疗与放射治疗

（1）热疗：目前常用的是局部热疗，要点为手术显露刮除肉眼所见的肿瘤，消毒金属网将周围软组织全部遮盖，用2450Hz射频机，射头距肿瘤10cm处进行照射，照射范围应包括邻近10cm内的骨干，照射时间为20min，温度应超过50℃。照射后冲洗及缝合伤口，石膏外固定。

（2）放射治疗目前已不常用。

3. 手术治疗

适用于确诊后经或未经术前化疗，全身情况许可者。

【预后】

（1）自然病程小于10个月，血行转移至肺，晚期可发生骨转移。骨膜骨肉瘤通过恰当的手术治疗其预后优于传统型骨肉瘤。

（2）低度恶性中央型骨肉瘤比传统型骨肉瘤的预后好。

（3）血管扩张型骨肉瘤的治疗和预后与传统型骨肉瘤相似。

（4）皮质旁骨肉瘤恶性度低，预后较好。

（5）原发性心脏、肾脏骨肉瘤临床罕见，预后较差。

六、软骨肉瘤

【初诊依据】

（1）多见于青少年，常发生于四肢长骨及躯干各骨。表现为迅速生长的局部肿块及疼痛。继发者先有良性骨肿瘤病史，肿块突然增大，疼痛加剧。局部可扪及质硬如骨的表面光滑或凹凸不平的肿块，常有不同程度的肢体功能障碍。

（2）X线检查和病理检查可确诊。

【并发症】

常见并发症为病理性骨折。术后并发症有切口感染、切口不愈、深部感染，局部复发等。

【鉴别诊断】

（1）本病应与骨软骨瘤、成软骨细胞瘤、内生软骨瘤、软骨纤维样肉瘤相鉴别。据报道，软骨肉瘤有误诊为关节周围炎，要注意鉴别。

（2）颅底软骨肉瘤应与三叉神经鞘瘤、脊索瘤、脑膜瘤相鉴别。

【诊疗处方】

（1）软骨肉瘤护理常规。

（2）二级护理。

（3）半流质饮食。

（4）病重通知。

（5）血常规，血型，肝、肾功能，血电解质，血碱性和酸性磷酸酶，AFP，凝血四项（PT+APTT+TT+FIB），HBsAg，抗-HCV，抗-HIV，TPPA。

（6）尿常规，粪常规。

（7）患部、胸部正侧位X线检查。

（8）ECT检查（必要时）。

（9）患肢股骨中下段MRI。

（10）心电图。

【转诊】

疑似软骨肉瘤者，应立即转诊上级医院进一步检查。

【注意事项】

（1）手术适应证：凡诊断为软骨肉瘤全身情况许可者，均应手术切除治疗。

（2）术后处理：手术后休息2周，按病理显示肿瘤组织坏死情况分别进行相应化疗。

【预后】

软骨肉瘤化疗和放疗不敏感，综合治疗效果差，复发率较高。

第二十一节　其他伤病

一、关节内骨折

【初诊依据】

（1）有明确的外伤史。关节压痛、肿胀，纵轴叩击痛，大关节可抽出积血和脂肪滴。注意有无韧带、软骨板及神经损伤。

（2）X线检查可显示骨折程度及移位情况。

【诊疗处方】

（1）关节内骨折骨科护理常规。

（2）二级或一级护理。

（3）普食或半流饮食。

（4）血常规，血型，血糖，肝、肾功能，凝血四项（PT+APTT+TT+FIB），HBsAg，抗–HCV，抗–HIV，TPPA。

（5）尿常规，便常规。

（6）胸部和患肢X线检查、MRI。

（7）心电图。

【转诊】

凡需手术治疗者，应立即转诊上级医院进一步检查。

【注意事项】

（1）非手术治疗：无移位的关节内骨折采用外固定治疗；有轻度移位的关节内骨折，先试行手法复位，若复位后较为稳定者仍可行外固定治疗。外固定方法根据不同关节而不同，制动时间为4～6周。

（2）手术适应证：关节内骨折合并有韧带损伤；关节内劈裂骨折或压缩骨折超过1cm；骨折超过关节面0.3～0.4cm或横向移位过大者。

（3）术后处理：坚强内固定后又早期治疗关节，术后均须石膏外固定或牵引制动伤肢4～6周。

【预后】

多数经正确治疗预后好。个别治疗不及时可出现关节炎、关节僵硬等并发症。

二、髌韧带断裂

【初诊依据】

（1）有髌韧带强力收缩时受猛然的拉伸暴力损伤病史或局部直接损伤史。髌韧带部的疼痛及伸膝功能障碍。髌骨上移，髌韧带部空虚及压痛，不能主动伸直膝关节。

（2）膝关节侧位X线检查可见髌韧带连续性中断，与健侧对比髌骨上移。

【诊疗处方】

（1）髌韧带断裂骨科护理常规。

（2）二级或一级护理。

（3）普食或半流饮食。

（4）长腿石膏固定（膝关节于伸直位）。

（5）血常规，肝、肾功能，血糖，凝血四项（PT+APTT+TT+FIB），抗-HIV，TPPA。

（6）尿常规，粪常规。

（7）胸部和患肢X线检查、MRI。

（8）心电图。

【转诊】

疑似髌韧带断裂者，应立即转诊上级医院进一步检查。

【注意事项】

（1）非手术治疗：适用于不完全断裂者，长腿石膏固定膝关节于伸直位，固定时间为5~6周，去石膏后逐渐进行功能锻炼。

（2）手术适应证：髌韧带完全断裂者，老年患者，全身情况无手术禁忌者。

（3）术后处理：术后可继续髌骨牵引或长腿管形石膏外固定6周；去牵引或石膏后作膝关节30°伸屈活动，晚间继续石膏托保护2周，8周后扶拐杖行走。

【预后】

多数经正确治疗者预后较好。

三、跟腱断裂

【初诊依据】

（1）有锐器切割或钝器打击跟腱，或有剧烈跑跳运动，或在跟腱有病变的基础上受收缩暴力损伤后致跟部疼痛，不能做足踝运动、站立及行走。

（2）跟腱局部肿胀、压痛，可触及跟腱连续性中断，足屈力弱，汤普森（Thompson）试验阳性，陈旧性损伤时为跛行、平足行走，小腿肌肉萎缩，能触及跟腱凹陷，单足提踵试验阳性。

（3）患部MRI检查可显示损伤程度。

【并发症】

跟腱的术后并发症：严重并发症有跟腱再断裂、二次再断裂、跟腱感染、跟腱延长等；较轻并发症有跟腱粘连、表皮感染、皮肤感觉障碍等。

【鉴别诊断】

急性跟腱断裂损伤后由于断裂的凹陷被填充及跖肌的完整，易出现漏诊或误诊，通过MRI检查可确定诊断。

【诊疗处方】

（1）跟腱断裂骨科护理常规。

（2）二级或一级护理。

（3）普食或半流饮食。

（4）血常规，肝、肾功能，血糖，凝血四项（PT+APTT+TT+FIB），抗-HIV，TPPA。

（5）尿常规，粪常规。

（6）患部MRI。

（7）心电图，胸部X线检查。

（8）对乙酰氨基酚0.5g，口服，bid。

（9）TAT皮试（开放性损伤）。

（10）TAT 1500U，肌内注射，立即（开放性损伤）。

【转诊】

疑似跟腱断裂者，应立即转诊上级医院进一步检查。

【注意事项】

（1）手术适应证：凡确诊跟腱损伤，不论新鲜或陈旧伤，只要无手术禁忌证均应手术治疗。

（2）手术方式：①新鲜横断及撕裂型可以直接用丝线Bunnell法缝合，撕脱型可用拔出钢丝缝合法，固定于跟骨。②陈旧性损伤行Abraham倒"V-Y"腱成形术，术中将断端间瘢痕切除，在腓肠肌的肌-腱移行部下方1.0cm向下，做腱的倒"V"形切开，"V"臂的长度约大于缺损段的1.5倍，将切开的肌腱向下拉使腱的断端接触，在无张力下直接行Bunnell

法丝线缝合，然后缝合倒"V"部。

（3）手术要点：①尽量保留腱周组织，以防术后粘连。②保持踝关节屈位不变，防止张力过大致修复失败。③对断端不整的修整不可切除过多，以免因缺损而张力过大。④开放性伤口彻底清创，争取一期愈合。

（4）术后处理：长腿石膏托固定屈膝30°，踝屈30°，4周后可拔除钢丝，改用小腿石膏踝关节功能位固定3周后拆除固定，穿高跟鞋练习踝关节屈伸及小腿肌力，保护3个月，半年内避免剧烈活动。陈旧性跟腱损伤石膏固定时间适当延长，避免术后再断裂。

【诊疗新进展】

急性闭合性跟腱断裂采用Achillon和卵圆钳两种微创技术治疗，并发症少、再断裂几率小；和Achillon技术比较，卵圆钳技术简单、经济、适合推广。

【预后】

（1）一般情况下，术后5周开始练习踝关节活动度，6周开始逐渐负重。术后3个月可慢跑，6个月后可行跑、跳动作。

（2）老年人、糖尿病、高脂血症、跟腱炎、局部激素治疗及延迟治疗等患者在跟腱术后感染率较高。

（3）跟腱再断裂与感染是术后严重的并发症，处理不当，预后较差。

四、小腿筋膜间隔区综合征

【初诊依据】

（1）小腿有明确的挤压伤，伤后小夹板或石膏固定过紧，时间过长。

（2）小腿进行性剧烈疼痛，活动功能障碍，足部发麻，肢体肿胀，明显压痛，足部皮肤苍白，感觉减退或消失，足背动脉搏动减弱或消失。跗趾牵拉试验阳性。

（3）X线检查有时显示胫腓骨骨折。筋膜间区压力测定，正常为1.3kPa（10mmHg）以下，1.3～4.0kPa（10～30mmHg）

为增高，4.0kPa（30mmHg）以上为明显增高。

【诊疗处方】

（1）小腿筋膜间隔综合征骨科护理常规。

（2）二级护理。

（3）普食。

（4）血常规，血型，血电解质，凝血四项（PT+ APTT+ TT+FIB），抗–HIV，TPPA。

（5）尿常规，粪常规。

（6）心电图，胸部X线检查。

（7）胫腓骨骨折X线检查。

（8）筋膜间区压力测定。

（9）0.9%氯化钠注射液100ml+头孢呋辛钠1.5g，静脉滴注。

【转诊】

凡需手术治疗者，应立即转诊上级医院进一步检查。

【注意事项】

（1）诊断明确后应立即行筋膜切开减压术。注意减压要彻底，术后处理要恰当。

（2）小腿筋膜间区综合征如累及4个间区，则4个间区均应切开减压；胫后深、浅筋膜间区二者受累，深、浅间隙筋膜多同时切开减压。术中发现坏死组织，应彻底切除。术后切口不缝合，视手术后情况行二期缝合。术后应用抗生素预防感染，注意预防并发症的发生。

【预后】

多数经正确治疗者预后较好。

第二十二节　肾疾病

一、肾周围炎与肾周围脓肿

【初诊依据】

（1）多发生于20～50岁，男性较多，起病急，表现为畏冷、高热、腰部钝痛，肾周脓肿形成后症状加重。患侧下肢伸展受限。患侧肾区饱满，肌肉痉挛，腰部可触及痛性肿块。

（2）血白细胞计数及中性粒细胞升高，血培养可阳性。尿白细胞增加，尿培养可阳性。

（3）腹部X线检查可显示脊柱弯向患侧，肾轮廓不清，腰大肌阴影消失，患侧膈肌可抬高。

（4）CT、B超检查有助诊断。脓肿形成时，穿刺可抽出脓液。

【并发症】

对侧肾周围脓肿、输尿管狭窄、肾积水、肾功能不全。

【诊疗处方】

（1）全科医学科护理常规。

（2）一级护理。

（3）半流质或普食。

（4）血常规，肝、肾功能，血糖，血电解质，血型（ABO+RH），血交叉配合试验，血细菌培养＋药敏，凝血四项（PT+APTT+TT+FIB），HBsAg，抗–HCV，抗–HIV，TPPA。

（5）尿常规，中段尿细菌培养＋药敏，粪常规。

（6）胸、腹部X线检查，心电图，泌尿系彩超。

（7）下腹部CT检查。

（8）脓肿切开引流或超声引导下穿刺置管引流。

（9）脓液细菌培养＋药敏。

（10）未形成脓肿者，治疗首选敏感的抗生素及局部热敷，并加强全身支撑疗法。

（11）如有脓肿形成，应做穿刺或切开引流。

【注意事项】

（1）早期肾周围炎在脓肿未形成前，应及时应用敏感抗生素药物，病情较重或合并严重感染者，适当延长抗生素的使用时间，并可增加剂量。

（2）一旦肾周脓肿形成，则应手术切开引流或在超声引导下穿刺置管引流，引流术后继续配合有效抗生素。

（3）如脓肿继发于尿路结石、感染性肾积水，应及时处理原发病，如该侧肾功能丧失则切除患肾，彻底清创引流并抗感染治疗。

【预后】

无功能肾患者需要进行患肾切除。

二、肾结石

【初诊依据】

（1）腰部、腹部持续性疼痛或绞痛，常放射至同侧腹股沟区或外阴。绞痛时可伴有恶心、呕吐、出冷汗。可出现血尿，结石致双侧输尿管梗阻时可致无尿。患侧肾区可有叩击痛、相应输尿管径路可有压痛。

（2）肉眼或镜下可见血尿，绞痛发作时血尿加重。

（3）腹部X线检查大多数可见结石阴影。

（4）静脉尿路造影可确定结石部位、大小、有无梗阻，并能了解肾功能。

（5）超声能显示结石的高回声影及后方的声影，也能显示肾积水及萎缩等，属于无创检查，应作为首选影像学检查。

（6）放射性核素肾显像不能直接显示泌尿系结石，主要用于确定分侧肾功能。

【并发症】

肾结石可出现腰、腹部疼痛、黏膜损伤、梗阻，鹿角样结石压迫肾实质造成缺血而继发感染。感染造成肾盂、肾盏黏膜增生、增厚、纤维化、脓肿形成，肾盂积水重者造成肾小管变性、坏死，肾萎缩、肾功能下降或完全丧失功能。

【鉴别诊断】

本病应与引起上尿路梗阻的疾病、泌尿系结核相鉴别。

【诊疗处方】

（1）全科医学科护理常规。

（2）二级或一级护理。

（3）普食或半流质饮食（多饮水）。

（4）尿常规，粪常规。

（5）泌尿系彩超。

（6）血常规，血型，血糖，血电解质，肝、肾功能，凝血四项（PT+APTT+TT+FIB），HBsAg，抗–HCV，抗–HIV，TPPA。

（7）静脉尿路造影。

（8）心电图。

（9）胸、腹部X线检查。

（10）体外冲击波碎石（必要时）。

（11）碘过敏试验。

【转诊】

有手术取石指征者，需转诊治疗。

【注意事项】

（1）一般治疗患者要大量饮水，适当活动，饮食要低嘌呤、低钙、低磷、低草酸盐。小结石可采用针灸、中药排石汤等治疗；肾盂内结石（直径<2cm）及输尿管结石，可行体外震波碎石；疼痛剧烈者酌情使用双氯芬酸、吲哚美辛、山莨菪碱、阿托品、黄体酮、颠茄酊、哌替啶、吗啡等解痉止痛。

（2）手术适应证：结石较大，患侧肾盂、输尿管连接部狭窄及输尿管狭窄并积水、肾功能受损者。

（3）微创治疗有条件者，可行经尿道或经皮内腔镜取石或碎石术。

【预后】

（1）肾结石排石治疗后易复发；术后结石残留。

（2）结石大小、结石数目、结石位置等因素对于经皮肾镜碎石取石术术后结石残留具有重要预后价值，较大结石以及肾盂合并多个肾盏结石与术后结石残留密切相关。

三、肾癌

【初诊依据】

（1）早期多无临床症状，晚期可出现腰痛、肿块、血尿。少数患者可出现高血压、贫血、发热、体重减轻等症状。

（2）腹部超声可显示肾脏肿块，彩色多普勒可显示肿块周围血流。肾脏CT平扫＋增强可显示肿块的具体位置、大小、与周围结构的关系。

【并发症】

30%患者有转移症状，如病理骨折、咳嗽、咯血、神经麻痹及转移部位疼痛。

【鉴别诊断】

（1）与肾囊肿、肾错构瘤、肾嗜酸细胞瘤、肾盂肿瘤、肾脏淋巴瘤相鉴别。

（2）与肾血管平滑肌脂肪瘤间的误诊率高，应注意鉴别。

（3）超声有助于囊性肾癌的诊断与鉴别诊断。

（4）小肾癌超声造影和增强CT诊断均有误诊的报道，可通过穿刺活检病理诊断。

【诊疗处方】

（1）全科医学科护理常规。

（2）二级护理。

（3）普通饮食。

（4）血常规，肝、肾功能，血电解质，碱性磷酸酶，乳酸脱氢酶，血型，凝血四项（PT＋APTT＋TT＋FIB），AFP，CEA，CA19-9，CA125，HBsAg，抗-HCV，抗-HIV，TPPA。

（5）尿常规，粪常规。

（6）心电图。

（7）泌尿系彩超。

（8）胸、腹部X线检查。

（9）静脉肾盂造影。

（10）双肾、输尿管、膀胱CT平扫＋增强。

（11）肾动脉彩超。

【转诊】

考虑肾癌患者，应及时转诊治疗。

【注意事项】

（1）手术治疗是肾癌的主要治疗方法。肾癌对放、化疗不敏感。不推荐对能够手术治疗的患者进行术前穿刺检查。晚期肾癌无法施行根治术者或肿瘤巨大切除困难者，肾动脉栓塞可行姑息治疗。

（2）分子靶向治疗药物可作为转移性肾癌的一、二线治疗用药，如索拉菲尼、舒尼替尼、西罗莫司、帕唑帕尼、依维莫司、阿昔替尼等。

【诊疗新进展】

小肾癌伴肿瘤直径≥3.0cm、Fuhrman Ⅲ次/Ⅳ级、肉瘤样癌、转移等高危因素者为高危小肾癌。高危小肾癌具有异质性，可表现为侵袭性生长、早期侵犯肾周组织甚至转移。应根据术前影像学检查结果及术后病理制定个体化治疗方案。

【预后】

（1）Ⅰ期肾癌患者治疗后5年生存率92%、Ⅲ期、Ⅳ期肾癌患者治疗后5年生存率80%~66%。

（2）肿瘤直径≤4cm的肾癌相对于肿瘤直径>4cm的肾癌，转移及复发率低。

（3）肾癌肉瘤样分化或肉瘤样癌生物学行为更具侵袭性，而且容易复发和转移。

（4）与Ⅰ型乳头状肾癌相比，Ⅱ型乳头状肾癌的恶性程度较高，预后较差。

四、肾结核

【初诊依据】

（1）尿频、尿急、尿痛、脓尿或血尿，严重者可致尿失禁。可有消瘦、低热、盗汗、贫血等。

（2）尿常规检查为酸性尿，有少量蛋白，有红、白细胞或脓细胞，普通细菌培养阴性。24h尿或晨尿查到抗酸杆菌。

（3）血沉增快。

（4）膀胱镜检查可在一侧输尿管口附近见黏膜充血，或结核结节、溃疡；严重者膀胱黏膜广泛充血，结构不清。

（5）静脉尿路造影可见肾盂、肾盏边缘如虫蛀状或有空洞形成，晚期患肾不显影，对侧肾和输尿管可有积水现象。

（6）放射性核素肾图检查示肾功能不全及上尿路便阻。

【并发症】

可遗留输尿管狭窄，还可导致输尿管、膀胱、尿道及其他泌尿系统结核。

【鉴别诊断】

本病应与肾盂肾炎、急性膀胱炎、肾结石、肾肿瘤、急性前列腺炎、肾积水、肾积脓等相鉴别。

【诊疗处方】

（1）全科医学科护理常规。

（2）二级或一级护理。

（3）高蛋白普食。

（4）测血压、脉搏，qd。

（5）血常规，肝、肾功能，血型，血糖，血电解质，血沉，结核菌素试验，凝血四项（PT+APTT+TT+FIB），HBsAg，抗-HCV，抗-HIV，TPPA。

（6）尿常规，粪常规。

（7）心电图。

（8）胸、腹部X线检查。

（9）静脉尿路造影。

（10）肝、胆、泌尿系B超或CT。

（11）碘过敏试验。

（12）晨尿或24h尿找抗酸杆菌，连续3天。

（13）放射性核素肾图。

（14）膀胱镜检查（必要时）。

（15）异烟肼300mg，顿服，qd。

（16）利福平0.45～0.6g，顿服，qd。

（17）吡嗪酰胺1.0～1.5g，顿服，qd。

（18）乙胺丁醇1.0g，顿服，qd。

【转诊】

具有手术切除肾指征患者，需转诊治疗。

【注意事项】

（1）抗结核治疗用药术前至少2周，术后继续用药半年以上，并定期复查肝肾功能、视野及辨色力。

（2）抗结核药物治疗原则：早期、适量、联合、规律、全程。

【预后】

影响预后因素为早期诊断早期治疗。不予治疗，从临床病症出现时起，5年生存率不足30%；早期及时正确治疗，预后良好；双侧肾脏均被结核侵犯预后不良；身体其他部位有活动性结核者，如肺结核、肠结核、骨结核等，预后较差。

第二十三节　输尿管疾病

输尿管结石

【初诊依据】

（1）疼痛多系绞痛，向会阴部放射，伴有尿急、尿频和便意。绞痛时伴有恶心、呕吐等。肾区有压痛、叩击痛。

（2）血尿多发生于绞痛之后，以镜下血尿为主。

（3）梗阻多伴有完全或不完全性输尿管梗阻，出现肾积水，上腹部可触及肾脏。孤立肾患者发生梗阻可突然出现少尿或无尿。

（4）X线检查及超声检查可显示结石、输尿管扩张、肾积水程度。

【并发症】

可并发感染、梗阻、输尿管狭窄、肾功能损害。

【鉴别诊断】

应与消化道穿孔、急性阑尾炎、输尿管结核、急性胆囊炎胆石症、尿路肿瘤相鉴别；女性患者应与妇产科急腹症相鉴别。

【诊疗处方】

（1）全科医学科护理常规。

（2）二级或一级护理。

（3）普食（多饮水）。

（4）血常规，血型，血糖，血电解质，血钙、磷、肌酐，碱性磷酸酶，尿酸，肝、肾功能，凝血四项（PT+APTT+TT+FIB），抗-HIV，TPPA。

（5）尿常规，24h尿钙，尿酸，尿肌酐，尿草酸含量，中段尿培养+药敏。

（6）粪常规。

（7）胸、腹部X线检查，心电图，静脉尿路造影，泌尿系彩超。

（8）碘过敏试验。

（9）肾绞痛的治疗以解痉止痛为主，常用药有非甾体抗炎药如双氯芬酸钠50mg，肌内注射；阿片类镇痛药如布桂嗪50~100mg，肌内注射；哌替啶50~100mg，肌内注射。

（10）解痉药如M胆碱受体阻断剂山莨菪碱，黄体酮，钙通道阻滞剂等。

（11）结石直径≤0.6cm，表面光滑，可采用药物排石。

（12）输尿管镜取石（必要时）。

【转诊】

有开放性手术取石指征者，需转诊治疗。

【注意事项】

（1）非手术治疗：大多数直径<0.5cm的输尿管结石常能自行排出。直径<1.0cm的结石，无尿路梗阻或感染，嵌顿时间较短者，可采用大量饮水、解痉治疗、中医中药治疗；体外冲击波碎石术；输尿管镜取石、套石、电击碎石；经皮输尿管镜取石；输尿管结石并发肾结石，采用输尿管镜腔内气压弹道碎石与体外冲击波碎石，并配合内服中药排石补肾汤治疗。

（2）开放性手术治疗适应证：输尿管镜取石发生并发症者，如穿破输尿管或造成狭窄者；输尿管憩室并发结石者；结石嵌顿过久，输尿管发生严重梗阻及上尿路感染者；非手术治疗失败者。

【预后】

及时治疗者预后良好。

第二十四节 膀胱疾病

一、膀胱结石

【初诊依据】

（1）排尿困难、尿流中断、尿末剧痛、血尿，结石刺激或合并感染时可出现膀胱刺激症状和脓尿。

（2）X线检查可见膀胱区有结石影。结石引起梗阻，可出现肾积水、肾功能减退。

（3）膀胱镜及B超检查有助于诊断。

【并发症】

本病可并发膀胱炎、膀胱黏膜溃疡、膀胱感染、尿道狭窄、前列腺增生、膀胱憩室、肿瘤等，手术并发症可有切口感染、尿失禁等。

【鉴别诊断】

（1）输尿管口囊肿合并结石易误诊为膀胱结石及膀胱肿瘤，注意鉴别。

（2）膀胱肿瘤如表面有细小结石颗粒附着，易误诊为膀胱结石，临床应予以重视。

【诊疗处方】

（1）全科医学科护理常规。

（2）二级或一级护理。

（3）普食或半流质饮食。

（4）血常规，血型，血糖，血电解质，肝、肾功能，出凝血时间，HBsAg，抗–HCV，抗–HIV，TPPA。

（5）尿常规，粪常规。

（6）心电图。

（7）胸、腹部X线检查。

（8）静脉尿路造影。

（9）泌尿系B超。

（10）膀胱镜检查（必要时）。

【转诊】

有手术适应证患者，应转专科进一步治疗。

【注意事项】

（1）手术适应证：儿童膀胱结石、巨大膀胱结石，膀胱结石合并前列腺增生、尿道狭窄、膀胱憩室等。

（2）术后留置导尿管，如膀胱内有活动性渗血，可用0.9%氯化钠注射液持续冲洗膀胱，非开放性手术可于1~3天拔除尿管，开放性手术可于皮肤缝线拆除，伤口愈合术后2周拔除尿管。伤口引流管如无液体引出，可拔除。

【诊疗新进展】

（1）采取经尿道膀胱结石钬激光碎石术及尿道前列腺汽化电切术同期治疗良性前列腺增生症合并膀胱结石，其效果确切、安全、创伤小、恢复快、并发症少、住院时间短、费用低。

（2）对临床中大膀胱结石患者采取耻骨上小切口膀胱切开取石治疗，手术时间短，结石残留率低，术后并发症少，效果显著。

【预后】

及时治疗者预后良好。膀胱结石是否复发与尿路感染及梗阻性病变的治疗相关。

二、膀胱恶性肿瘤

【初诊依据】

（1）间歇无痛性肉眼血尿或镜下血尿，晚期伴尿频、尿急、尿痛，下腹部可触及包块，可出现腰骶部、会阴部疼痛。

（2）晚期直肠指诊或经阴道双合诊可扪及包块。

（3）B超、膀胱镜可见膀胱占位。

（4）尿细胞学可找到肿瘤细胞。

（5）CT和MRI检查主要用于浸润性膀胱肿瘤的诊断，能提示肿瘤浸润的程度及临床分期。

（6）膀胱镜检查了解肿瘤位置、形态、大小，并可取活检明确诊断。

（7）静脉尿路造影可了解肾功能、肾积水及排除上尿路肿瘤。

【并发症】

（1）本病可并发膀胱穿孔、膀胱炎、肿瘤转移。

（2）手术治疗早期并发症：输尿管吻合口漏、粘连性肠梗阻、肠瘘、肠袢坏死等。

（3）手术治疗晚期并发症：输尿管肠段梗阻、皮肤造瘘口狭窄、退缩、切口周围疝、皮炎、电解质紊乱、排空不全、尿失禁、肾功能损害等。

【鉴别诊断】

（1）本病应与肾输尿管肿瘤、非特异性膀胱炎、泌尿系结核、泌尿系结石、前列腺增生等相鉴别。

（2）膀胱炎性肌纤维母细胞瘤（又称炎性假瘤）、炎性纤维肉瘤、结节性筋膜炎、假肉瘤性纤维黏液样瘤、浆细胞肉芽肿等，临床表现及术前影像学检查常提示膀胱恶性肿瘤，易误诊而导致膀胱全切，应注意鉴别。

【诊疗处方】

（1）全科医学科护理常规。

（2）二级护理。

（3）普通饮食。

（4）血常规，肝、肾功能，血电解质，凝血四项（PT+APTT+TT+FIB），血型，血交叉配合试验，HBsAg，抗-HCV，抗-HIV，TPPA。

（5）尿常规，粪常规。

（6）心电图。

（7）胸、腹部X线检查。

（8）静脉尿路造影。

（9）泌尿系B超。

（10）下腹部及盆腔CT平扫（必要时）。

（11）膀胱镜检查及活检。

（12）尿脱落细胞检查。

【转诊】

疑似膀胱恶性肿瘤患者，需及时转诊治疗。

【注意事项】

（1）膀胱灌注治疗表浅性膀胱癌一般在术后进行膀胱灌注治疗，方法为丝裂霉素20~40mg，卡介苗75~150mg，塞替哌30~60mg，加灭菌注射用水60ml，每周灌注1次，6~8次，后每月1次，10~12次，每3个月复查膀胱镜1次。

（2）浸润性膀胱癌：①膀胱全切除术；②根治性膀胱全切除术；③膀胱全切除术+术前、术后放疗、化疗；④放疗、化疗及生物治疗；⑤晚期膀胱癌，肾功能较差，可行尿流改道术。

（3）术后处理：①输液，必要时输血、输白蛋白支持治疗；②使用广谱抗生素抗感染；③术后3~5天拔除伤口引流管，尿流改道者4周后拔除输尿管支架管。

【诊疗新进展】

大多数膀胱肿瘤为高级别低分期尿路上皮癌并可出现多种分化形式，其中鳞状分化和腺性分化最常见，应避免误诊为混合癌。肿瘤脉管内瘤栓、异常分化与肿瘤分级、分期密切相关。

【预后】

膀胱癌的预后与肿瘤分级、分期、肿瘤大小、肿瘤复发时间和频率、肿瘤数目以及是否存在原位癌等因素密切相关，其中肿瘤的病理分级和分期是影响预后的最重要因素。

第二十五节 尿道疾病

尿道损伤

【初诊依据】

（1）伤处疼痛，排尿困难，可有尿道出血。伴有骨盆骨折者，可伴出血性休克。

（2）会阴部或耻骨上区肿胀、压痛、有尿外渗时，上述区域体征加重；膜部尿道断裂，肛门指诊时直肠前壁饱满，有触痛，前列腺上移，活动度加大。骑跨伤表现为会阴部出现血肿及瘀斑。

（3）尿道造影可见造影剂外渗。

【并发症】

若处理不当极易发生尿道狭窄、梗阻、尿瘘、假道形成或性功能障碍等。尿外渗可造成继发感染，导致组织坏死、化脓，严重者可引起败血症。男性尿道损伤可并发勃起功能障碍。

【鉴别诊断】

尿道损伤应与腹膜外膀胱破裂、肾损伤以及脊髓损伤相鉴别。

【诊疗处方】

（1）全科医学科常规护理。

（2）一级或二级护理。

（3）普食或半流质饮食或禁食。

（4）留置双腔尿管接引流袋或耻骨上膀胱造瘘接引流袋，记录引流计量。

（5）血常规，肝、肾功能，血电解质，血型（ABO+Rh），血交叉配合试验，凝血四项（PT+APTT+TT+FIB），HBsAg，抗-HCV，抗-HIV，TPPA。

（6）尿常规，粪常规。

（7）胸部X线检查。

（8）心电图。

（9）肾、输尿管、膀胱彩超。

（10）尿道造影（急性损伤时不能做）。

（11）排泄性尿路造影（IVP）（必要时）。

（12）骨盆正斜位片（必要时）。

【转诊】

明确尿道损伤尤其是尿道断裂者，应及早转诊。

【注意事项】

尿道损伤，特别是尿道断裂，常合并有骨盆骨折等创伤，常因出血过多，出现休克症状，此时应先予抗休克治疗，若全身状况差，不能耐受手术者，应行膀胱造瘘术，使尿流改道，3～6个月后再行手术治疗。

【诊疗新进展】

后尿道重建术的结果受多种因素影响。早期行尿道会师术可提高尿道重建的成功率。而狭窄长度、位置和距离膀胱颈的距离具有关键作用，受伤时合并直肠破裂也是结果不良的预测因素。

【预后】

单纯耻骨上膀胱造瘘术或尿道会师术后尿道狭窄的发生率高。直肠损伤、狭窄长度和位置对预后有直接影响。

第二十六节　前列腺疾病

一、急性前列腺炎

【初诊依据】

（1）明显的尿频、尿急、尿痛、排尿困难，伴寒战、高热、全身不适、恶心、呕吐等。

（2）会阴部不适、沉重或坠痛，疼痛可涉及骶部。前列腺指诊示前列腺肿大、触痛。脓肿形成局部有波动感。

（3）尿红、白细胞计数增多；尿三杯试验，第1、3杯可见多数脓细胞；尿培养可发现致病菌。

【并发症】

急性精囊炎、前列腺脓肿等、急性尿潴留、急性附睾炎、输精管炎、急性膀胱炎等。

【鉴别诊断】

本病应与前列腺结石、肛管直肠周围脓肿、前列腺囊肿、前列腺精囊结核、淋菌性尿道炎和非淋菌性尿道炎相鉴别。

【诊疗处方】

（1）全科医学科护理常规。

（2）二级护理。

（3）普食。

（4）血常规，肝、肾功能，血电解质，HBsAg，抗-HCV，抗-HIV，TPPA。

（5）尿常规，中段尿培养+药敏，尿三杯试验，粪常规。

（6）胸部X线检查，心电图。

（7）泌尿系B超。

（8）前列腺液常规。

（9）血培养+药敏（高热者）。

（10）40~45℃温水坐浴，15~20min，bid。

（11）行前列腺穿刺引流术（脓肿形成者）。

【注意事项】

（1）选用头孢二、三代或喹诺酮类抗生素抗感染；根据药敏结果选用抗生素。

（2）急性期禁忌行前列腺按摩，以免炎症扩散。

【预后】

正确治疗者预后良好；治疗不及时者可转为慢性。

二、前列腺增生

【初诊依据】

（1）多见于老年男性，表现为进行性排尿困难、尿频、夜尿次数多、尿线细、尿流无力、尿滴沥，严重者可出现急性尿潴留。

（2）残余尿增加，可发生充溢性尿失禁。

（3）直肠指诊触及增大的前列腺。

（4）尿流动力学检查有膀胱出口梗阻表现，最大尿流率常<15ml/min，可有逼尿肌功能失调。B超示前列腺增大。

（5）膀胱镜检可见前列腺侧叶增大、中叶突入膀胱，可合并结石、肿瘤等。

【并发症】

可并发血尿、尿潴留、泌尿系感染、膀胱结石、肾功能损害、肾积水、尿毒症，伴发腹外疝、痔疮。

【鉴别诊断】

应与神经源性膀胱、膀胱颈挛缩、前列腺癌相鉴别。

【诊疗处方】

（1）全科医学科护理常规。

（2）二级护理。

（3）普食。

（4）血常规，肝、肾功能，血电解质，前列腺特异抗原（PSA），HBsAg，抗-HCV，抗-HIV，TPPA。

（5）尿常规，中段尿细菌培养+药敏，粪常规。

（6）心电图，胸部X线检查。

（7）泌尿系彩超。

（8）测残余尿，尿流动力学检查。

（9）直肠指诊。

（10）腹部X线检查、IVP（必要时）。

（11）非那雄胺片5mg，口服，qd；坦索罗辛0.2mg，口服，qd。

【转诊】

药物保守治疗无效或合并反复泌尿系感染、膀胱结石、继发上尿路积水者，需手术治疗应转诊治疗。

【注意事项】

（1）术前合并慢性尿潴留、肾功能不全者，需留置导尿或膀胱造瘘，充分引流尿液，纠正水、电解质、酸碱平衡紊乱，待全身情况好转后行手术治疗。

（2）PSA测定应在肛查或插尿管前进行，若数值明显升高，需行经直肠前列腺B超及穿刺活检，以排除前列腺癌。

【诊疗新进展】

经尿道前列腺电切术仍是前列腺增生（BPH）治疗的"金标准"。经尿道前列腺切除术及各种激光应用，使前列腺增生手术更加安全、高效。BPH手术治疗可以实现快速康复。

【预后】

良性前列腺增生一般经过治疗后，预后良好。如不治疗，严重者造成下尿路梗阻，可致肾功能衰竭。

三、前列腺癌

【初诊依据】

（1）膀胱出口阻塞症状类似前列腺增生症，但病程进展明显，可有排尿困难、尿潴留、血尿等。侵犯尿道膜部时可出现尿失禁。直肠受累时可出现排便困难。癌肿局部蔓延，可导致输尿管梗阻，有时为双侧性梗阻，导致肾衰。

（2）晚期骨转移造成腰骶部及骨盆部位持续性疼痛或病理性骨折。

（3）直肠指诊可触及前列腺硬结节。

（4）前列腺特异性抗原（PSA）>4 μg/L。

（5）CT、MRI检查可显示肿瘤范围及浸润程度。

（6）前列腺穿刺组织病理检查可确诊。

【并发症】

前列腺癌根治性手术的主要并发症是尿失禁和勃起功能障碍。

【鉴别诊断】

应与肉芽肿性前列腺炎、前列腺结石、前列腺增生症相鉴别。

【诊疗处方】

（1）全科医学科护理常规。

（2）二级护理。

（3）普食。

（4）血常规，肝、肾功能，血电解质，PSA，血型（ABO+Rh），血交叉配合试验，凝血四项（PT+APTT+ TT+FIB），HBsAg，抗–HCV，抗–HIV，TPPA。

（5）尿常规，粪常规。

（6）心电图。

（7）B超（肝、胆、胰、脾、双肾、输尿管、膀胱、前列腺）或腔内B超检查。

（8）直肠指诊。

（9）胸部X线检查。

（10）全身放射性核素骨扫描。

（11）CT或MRI检查。

（12）前列腺穿刺抽吸或组织病理检查。

【转诊】

明确前列腺癌者，需及时转诊进一步治疗。

【注意事项】

（1）术后使用广谱抗生素；保持引流管通畅。

（2）内分泌治疗：①去势，包括手术去势和药物去势，药物去势如亮丙瑞林、戈舍瑞林、曲普瑞林等。②阻断雄激素与受体结合，如比卡鲁胺。③雄激素合成抑制剂，如阿比特龙等。

（3）放射治疗包括：①根治性治疗，适用于局限性或局部进展前列腺癌。②术后放疗。③转移前列腺癌姑息性放射治疗。

（4）化疗是去势抵抗性前列腺癌的重要治疗手段，常用化疗药有多西紫杉醇、米托蒽醌、雌二醇氮芥等。

【预后】

一般来说，前列腺癌预后较好，经治疗多数患者可获得5年以上的生存期。

第二十七节　肺部疾病

一、支气管扩张症

【初诊依据】

（1）在肺底部听到位置固定，持久存在的湿啰音，咳嗽、咳痰后湿啰音可暂时性的减少或消失。晚期可有肺气肿、肺心病的表现。

（2）胸部X线检查一般无异常或仅见病变区肺纹理增多、粗乱，胸部CT检查可确诊。

【并发症】

支气管扩张症反复发生感染可以出现肺的纤维化、代偿性及阻塞性肺气肿，也可以并发肺脓肿、气胸、胸膜炎。病程晚期可出现肺源性心脏病和呼吸衰竭。

【鉴别诊断】

（1）应与肺结核、慢性支气管炎、肺脓肿、先天性肺囊肿、肺吸虫病等相鉴别。

（2）大动脉炎容易被误诊为支气管扩张；肺微瘤型类癌、肺癌、肺结核临床误诊较多。

【诊疗处方】

（1）全科医学科护理常规。

（2）二级或一级护理。

（3）高蛋白饮食。

（4）血常规，血气分析，肝、肾功能，血电解质，血型（ABO+Rh），血交叉配合试验，凝血四项（PT+APTT+

TT+FIB），HBsAg，抗-HCV，抗-HIV，TPPA。

（5）尿常规，粪常规。

（6）体位引流排痰（咯血禁忌）。

（7）0.9%氯化钠注射液20ml+α-糜蛋白酶5mg+地塞米松5mg，超声雾化，tid。

（8）鼻导管吸氧。

（9）心电图检查。

（10）胸部X线检查。

（11）胸部CT检查。

（12）痰培养+药敏。痰涂片找抗酸杆菌3次以上。

（13）肺功能检查（必要时）。

（14）纤支镜检查（必要时）。

（15）结核菌素试验。

（16）祛痰灵10ml，口服，tid。

（17）维生素K_1 10～20mg，口服，tid。

（18）5%葡萄糖注射液500ml+氨苄西林6.0g，静脉滴注，qd。

（19）5%葡萄糖氯化钠注射液250ml+丁胺卡那霉素0.4g，静脉滴注，qd。

（20）甲硝唑注射液100ml，静脉滴注，bid。

（21）5%葡萄糖注射液500ml+垂体后叶素10U，静脉滴注，qd（咯血时）。

（22）卡巴洛克10mg，肌内注射，bid（咯血时）。

【转诊】

反复大量咯血或咳脓痰者，需外科手术治疗者应转诊治疗。

【注意事项】

（1）手术适应证：反复大量咯血或咳脓痰者。病变范围：①单侧一叶或邻近两叶病变；②单侧全肺有病变，对侧肺代偿功能良好者；③两侧均有病变，一侧病变范围小而且轻微者，可先切除病变严重的肺叶；④两侧均有病变，其范围各局限于一叶者，如患者年龄较轻，可先切除重病肺一侧，另一侧分期切除；⑤两侧广泛性病变，不适合手术治疗。

（2）术后处理：保持胸腔引流管引流通畅；加强呼吸道管理，鼓励咳嗽排痰；根据致病菌培养结果选用抗生素。

【诊疗新进展】

在对小儿支气管扩张实施治疗的药物上，国产与进口舍雷肽酶肠溶片效果十分明显，能促进临床症状的缓解与肺功能的恢复，而国产舍雷肽酶肠溶片更加有利于改善机体的免疫与炎症功能。

【预后】

及时应用抗生素有效控制感染，直接影响预后；不同疾病预后不一，个体间差异大；病变广泛者，预后差；囊性纤维化，死亡率较高；病变恶化，伴有肺源性心脏病，死亡率高。

二、肺癌

【初诊依据】

（1）早期多无症状，高危人群出现刺激性咳嗽，痰中带血，胸痛，或同一部位反复发生肺炎，尤其是节段性肺炎。

（2）可有肺不张、肺炎、局限性哮鸣音或胸腔积液等胸部体征。有转移时可有锁骨上淋巴结肿大、霍纳综合征、上腔静脉阻塞综合征等。可有肺性骨关节病等肺外表现。

（3）X线检查可示双肺弥散小结节或点片絮状影；转移时可见胸腔积液，胸廓骨性结构破坏或膈神经麻痹等。

（4）胸部CT有助于确定病变范围、数量及性质、中央型肿瘤，有条件时可做MRI检查，有助于判断肿瘤与心脏血管解剖关系。

（5）痰脱落细胞检查及胸水癌细胞检查阳性者可确诊。

（6）纤维支气管镜检查有助于诊断。

（7）病理活检可确诊。

【并发症】

（1）手术可能并发胸腔内出血、肺不张、支气管胸膜瘘，远期并发症有肺功能丧失和长期疼痛。

（2）放疗可能并发急性放射性肺损伤、放射性食管炎、心脏损害、放射性脊髓炎等。

【鉴别诊断】

本病应与肺结核、肺脓肿、肺部慢性炎症机化、肺炎性假瘤、肺部良性肿瘤、副癌综合征等相鉴别。

【诊疗处方】

（1）全科医学科护理常规。

（2）二级或一级护理。

（3）流质或半流质饮食。

（4）呼吸功能锻炼（必要时吸氧）。

（5）血常规，肝、肾功能，血电解质，血气分析，血型（ABO+Rh），血交叉配合试验，凝血四项（PT+APTT+TT+FIB），AFP，CEA，CA50，CA19-9，CA125，HBsAg，抗-HCV，抗-HIV，TPPA。

（6）尿常规，粪常规。

（7）痰脱落细胞学检查。

（8）胸水CEA及胸水癌细胞检查。

（9）心电图。

（10）胸部X线检查，胸部CT+增强。

（11）腹部B超（肝、胆、胰、双肾及腹腔淋巴结）。

（12）纤维支气管镜检查。

（13）转移性体表病灶或淋巴结穿刺取组织涂片或病理切片检查。

（14）肺功能检查（必要时）。

（15）头颅CT（必要时）。

【转诊】

明确肺癌患者，需及时转诊治疗。

【注意事项】

（1）为提高肺癌的切除率及疗效，可于术前、术后行放疗和化疗。对未能彻底切除的转移灶，一般在术后1个月左右行放疗或化疗。对无手术指征及复发患者，也可行姑息性放疗和化疗，可收到减轻症状的效果。

（2）小细胞肺癌宜采用化疗、手术、再化疗的方案。

（3）有脑转移者，要注意降低脑压（地塞米松4mg、呋塞米20mg，肌内注射，q6h），选用能通过血脑屏障的化疗方案。有癌性胸水者，每次抽胸水后，胸腔内注入顺铂40～60mg。

（4）化疗、放疗、中医中药及免疫疗法，常作为肺癌术前术后的综合疗法。

【预后】

（1）肺癌预后差，明确诊断后5年生存率约为15.8%。

（2）早期肺癌病灶如能给予恰当的治疗，5年生存率可达70%。

第二十八节　食管疾病

食管癌

【初诊依据】

（1）早期偶有进食不畅、下咽困难、呕吐、胸骨后疼痛或胸骨后堵塞感等症状；晚期出现进行性吞咽困难、背痛、呛咳、声音嘶哑、锁骨上淋巴结肿大、恶病质等。

（2）食管钡剂摄片可有梗阻及充盈缺损。

（3）食管镜检查可见病变处黏膜粗糙，溃疡或菜花样突起，活检可确诊。

（4）食管拉网脱落细胞可见癌细胞。

【并发症】

（1）术前合并症：多以系统性的多脏器疾病为主，以心肺疾病较为突出。

（2）术后并发症：吻合口瘘、脓胸、乳糜胸、肺部及喉返神经损伤等。

（3）化疗并发症：胃肠道反应、泌尿系统损伤、骨髓抑制、心脏毒性、黏膜炎症。

（4）放疗并发症：食管炎、气管反应、放射性肺炎、放射性脊髓炎、食管狭窄、食管溃疡等。

【鉴别诊断】

应与食管贲门失弛缓症、胃食管反流病、食管良性狭窄、食管良性肿瘤相鉴别。迷走右锁骨下动脉易误诊为食管癌。

【诊疗处方】

（1）全科医学科护理常规。

（2）一级护理。

（3）无渣软食或流质或半流质饮食。

（4）血常规，肝、肾功能，血电解质，血糖，血气分析，AFP，CEA，CA50，CA19-9，CA125，血型，血交叉配合试验，凝血四项（PT+APTT+TT+FIB），HBsAg，抗-HCV，抗-HIV，TPPA。

（5）尿常规，粪常规等。

（6）心电图。

（7）胸部X线检查及胸部CT。

（8）腹部B超（肝、胆、胰、双肾及腹腔淋巴结）。

（9）肺功能检查（必要时）。

（10）食管胃镜检查+病理活检。

【转诊】

考虑或明确食管癌者，需及时转诊治疗。

【注意事项】

（1）手术适应证：全身情况良好，有较好的心肺功能储备；一般颈段食管癌长度在3cm以下，上胸段4cm以下，下胸段5cm以下切除的机会较大。但长度是相对的，应予肿瘤的外侵程度综合考虑，只要肿瘤没有明显外侵，即使长度10cm以上的肿瘤也可切除；对较大的鳞癌，估计切除机会不大而全身状况良好者可先做术前放疗，后休息3～4周再行手术；已有锁骨上淋巴结转移但瘤体较小且全身情况良好者，亦可手术。

（2）化学药物治疗：远处转移或局部病灶不能切除干净

者，术后可选择化学药物治疗。

【诊疗新进展】

根据手术入路和淋巴结清扫范围的不同，食管癌的手术治疗可以分为多种手术方式。左胸入路和右胸入路在我国目前均广泛应用于食管癌的治疗，不同入路及其相应能够达到的淋巴结清扫范围和程度对预后可能有着不同的影响，因此依据食管癌的发病部位、术前检查及准确的临床分期选择个体化的合适的手术入路至关重要。总结目前国内外的研究结果显示，右侧入路较左侧入路清扫胸腹二野淋巴结更彻底，颈、胸、腹三野淋巴结清扫较右胸二野淋巴结清扫更完全，并最终可能会改善部分患者的预后，但大部分为回顾性研究，仍有待于大样本前瞻性随机分组研究的开展来佐证。

【预后】

早期食管癌及时手术切除5年生存率>90%。食管癌位于食管上段、病变长度超过5cm、已侵犯食管肌层、癌细胞分化程度差及已有转移者，预后不良。Ⅰ、Ⅱ、Ⅲ、Ⅳ期的5年生存率分别为90%，50%，35.8%和16.9%。局部淋巴结转移者5年生存率为10%。

第十二章　儿科疾病

第一节　新生儿疾病

新生儿黄疸

【初诊依据】

（1）生理性黄疸：一般新生儿出生后2～3天出现，第4～5天达到高峰，血清胆红素高峰期一般不超过221μmol/L，6～7天开始消退，持续时间小于2周，增长速度每日小于85μmol/L，直接胆红素<34μmol/L。早产儿的生理性黄疸可出现较晚，程度较重（可达256μmol/L），消退也较晚（3～4周），在生理黄疸期间小儿一般情况好，不伴有其他症状。

（2）病理性黄疸：黄疸出现过早（生后24小时内），发展快（每天增加85μmol/L），程度过重（足月儿血清胆红素>221μmol/L，早产儿血清胆红素>256μmol/L），消退过晚或退而复现及伴其他症状，直接胆红素>34μmol/L。严重者可因脂溶性游离胆红素增加而透过血脑屏障引起严重脑细胞损伤，即胆红素脑病，导致神经系统后遗症，甚至死亡。

【并发症】

病理性黄疸并发症多，严重的并发症为胆红素脑病。

【鉴别诊断】

主要是生理性黄疸与病理性黄疸的鉴别诊断。

【诊疗处方】

以3kg的新生儿为例。

1. 新生儿ABO溶血

（1）全科医学科护理常规（建立特别护理记录单）。

（2）一级护理。

（3）婴奶喂养。

（4）病重或病危通知。

（5）观测体温、脉搏、呼吸，30min一次。

（6）严格观察黄疸、水肿、嗜睡、拒乳情况。

（7）血常规，血糖，凝血时间，血电解质，血尿素氮、肌酐测定，肝功能，血网织红细胞计数，红细胞形态，母婴血型（ABO+Rh），血细胞压积，Coomb′s试验（库姆斯试验、抗球蛋白试验），高铁血红蛋白还原率。

（8）尿常规，粪常规+隐血试验。

（9）心电图。

（10）维生素K_1 1mg，静脉注射，立即。

（11）5%葡萄糖注射液50ml+维生素C 500mg，静脉滴注，qd。

（12）人血丙种球蛋白600~1000mg/kg，静脉滴注，1~2日一次。

（13）人血白蛋白1.0g/（kg·d），静脉滴注。

（14）光疗16小时，q8h。

（15）换血（必要时）。

2. 新生儿高结合胆红素血症

（1）全科医学科护理常规。

（2）一级护理。

（3）婴儿脱脂奶喂养。

（4）病重通知。

（5）血常规，血糖，出、凝血时间，血型，血尿素氮、肌酐，肝功能，血乙肝抗原抗体检测，EB病毒、柯萨奇病毒IgG和IgM测定，血甲胎球蛋白，TORCH抗体，丙型肝炎病毒DNA或HCV-lgM，血清蛋白电泳。

（6）血培养+药敏。

（7）尿常规，粪常规+隐血试验。

（8）肝、胆道彩超检查，腹部CT或MRI检查。

（9）白蛋白3g，静脉滴注。（必要时）

（10）5%葡萄糖注射液50ml+水乐维他1/3支+维生素C

500mg，静脉滴注，qd。

（11）维生素K_1 1mg，静脉注射，qd。

（12）维生素E片50mg，口服，2次/周。

（13）维生素D_3 30万U，肌内注射，1次/月（必要时）。

3. 新生儿高游离胆红素血症

（1）全科医学科护理常规。

（2）一级护理。

（3）婴奶喂养。

（4）病重通知。

（5）血常规，血糖，凝血时间，血型，血尿素氮、肌酐，肝功能，血红细胞形态涂片，红细胞抗体释放试验和血清中游离抗体测定，Coomb's试验，血气分析。

（6）尿常规，粪常规+隐血试验。

（7）5%葡萄糖注射液50ml+水乐维他1/3支+维生素C 500mg，静脉滴注，qd。

（8）维生素K_1 1mg，静脉注射，qd。

（9）苯巴比妥5mg，口服，tid（必要时）。

（10）光疗6h，q12h。

（11）血浆30ml，静脉滴注（必要时）。

（12）白蛋白3g，静脉滴注（必要时）。

（13）换血（必要时）。

【转诊】

出现以下情况，患者需及时转诊：①出现胆红素脑病症状；②合并心力衰竭；③小早产儿或上一胎严重溶血者；④黄疸持续时间长（足月儿>2周，早产儿>4周）或进行性加重者。

【注意事项】

（1）注意保暖，供给足够热量，纠正酸中毒及低血糖，控制感染，避免应用引起溶血或抑制肝酶活性的药物（如乙酰水杨酸、奎宁、维生素K_3、蚕豆等）。

（2）光疗时应用蓝光照射24～48小时，必要时重复照射。光疗时注意补液、补充核黄素。若光源来自一侧应隔2～4小时翻身一次。

（3）有胆红素脑病症状者，可进行换血治疗。Rh血型不合者选用与母亲相同的Rh血型，ABO血型用与婴儿相同血型或O型血。ABO血型不合者，母为O型，患儿为A型或B型者，最好采用O型红细胞及AB型血浆的混合血，或用抗A或抗B效价不高的O型血。换血总量约150~180ml/kg。

【诊疗新进展】

间断性蓝光照射治疗新生儿黄疸能够达到与持续性蓝光照射疗法相同的治疗效果，且不良反应发生率低于持续性蓝光照射疗法，有较高的临床应用价值。

【预后】

（1）生理性黄疸多能自愈，多喂糖水可使黄疸加快消退，黄疸较深时应予光疗，预后较好。

（2）引起胆红素脑病者死亡率高。

第二节　呼吸系统疾病

一、急性上呼吸道感染

【初诊依据】

（1）有受凉，与本病患者接触史。

（2）年长儿童一般仅有鼻塞、流涕、咽痛，或有低热、恶心、呕吐、腹痛等。婴幼儿患者常突然高热，或高热惊厥。新生儿患者可因鼻塞而拒奶或呼吸急促。咽部充血，咽峡部可有疱疹或分泌物，扁桃体充血、肿胀。

（3）病毒感染时白细胞计数减少或接近正常。并发细菌感染时白细胞计数及中型粒细胞百分数可增高。胸部X线检查未见异常。

【诊疗处方】

以1岁、10kg的儿童为例。

（1）全科医学科护理常规，高热者按高热护理。

（2）呼吸道隔离。

（3）二级护理。

（4）卧床休息。

（5）婴儿饮食（多喂水）。

（6）口腔护理。

（7）吸氧+氧气雾化吸入（喉炎）。

（8）血常规。

（9）尿常规，粪常规+培养。

（10）咽拭子培养。

（11）鼻、咽部分泌物病毒分离。

（12）胸部X线检查（必要时）。

（13）耳镜检查（必要时）。

（14）心电图。

（15）奥司他韦30mg，口服，bid（必要时），只针对流感病毒。

（16）维生素C 100mg，口服，tid。

（17）小儿肺热咳喘口服液5ml，口服，tid；或异丙嗪糖浆1ml，口服，tid；或0.1%苯海拉明糖浆1ml，口服，tid。（必要时）

（18）青霉素皮试（用青霉素前）。

（19）青霉素25万U，肌内注射，q12h（必要时）。

【注意事项】

（1）本病多为病毒感染引起，不应滥用抗生素。

（2）板蓝根、大青叶或双黄连口服液应根据病情选用。

（3）鼻塞用0.5%麻黄素滴鼻；流涕用马来酸氯苯那敏0.1～0.2mg/kg，tid；也可用麻黄素制剂滴鼻。

（4）当细菌感染，或合并有中耳炎、化脓性扁桃体炎、淋巴结炎等，可选用复方新诺明、青霉素、氨苄西林或其他抗生素，青霉素过敏者可改用红霉素。

（5）有高热惊厥者，用苯巴比妥，每次3～5mg/kg，肌内注射。

二、支气管哮喘

【初诊依据】

（1）婴幼儿哮喘诊断标准：①年龄<3岁，喘息发作>3次；

②发作时双肺闻及以呼气相为主的哮鸣音，呼气相延长；③具有特应性体质，如湿疹、过敏性鼻炎等；④父母有哮喘病等过敏史；⑤排除其他引起喘息的疾病。

凡具有以上第①、②、⑤条即可诊断哮喘。如喘息发作2次，并具有第②、⑤条诊断为可疑哮喘或喘息性支气管炎。如同时具有第③和（或）第④条时，可考虑哮喘治疗性诊断。

（2）儿童哮喘诊断标准：①年龄≥5岁，喘息呈反复发作者（或可追溯与某种变应原刺激因素有关）；②发作时双肺闻及以呼气相为主的哮鸣音，呼气相延长；③支气管舒张剂有明显疗效；④排除其他引起喘息、胸闷和咳嗽的疾病。

对各年龄组疑哮喘诊断的患者，肺部有哮鸣音，可用以下任何一项支气管舒张试验，若阳性可诊断为哮喘：①用β_2受体激动剂的气雾剂或溶液雾化吸入；②0.1%肾上腺素0.01ml/kg皮下注射。每次最大量不超过0.3ml。在做以上任何一项试验后15~30min内，如果喘息明显缓解及肺部哮鸣音明显减少为阳性。

（3）咳嗽变异性哮喘诊断标椎（儿童年龄不分大小）：①咳嗽持续或反复发作>1个月，常在夜间和（或）清晨发作，运动后加重，痰少，临床无感染征象，或经较长期抗生素治疗无效；②气管舒张治疗可使咳嗽发作缓解（基本诊断条件）；③有个人过敏史或家族过敏史，变应原试验阳性，可作辅助诊断；④气道呈高反应性特征，支气管激发试验阳性，可作辅助诊断；⑤排除其他原因引起的慢性咳嗽。

【诊疗处方】

以6岁、20kg的儿童为例。

1. 轻度发作

（1）按全科医学科护理常规。

（2）二级护理。

（3）普食或半流质。

（4）吸氧（必要时）。

（5）尿常规，粪常规。

（6）血常规，血IgE、ECP检测，血过敏原筛查。

（7）肺功能测定。

（8）胸部X线检查。

（9）心电图。

（10）丙酸倍氯米松气雾剂100μg，喷吸，bid ~ tid。

（11）沙丁胺醇4mg，bid（早晚服用）；或沙丁胺醇气雾剂100μg，喷吸，tid。

2. 中度发作

（1）全科医学科护理常规。

（2）二级护理。

（3）普食或半流质饮食。

（4）吸氧。

（5）尿常规，粪常规。

（6）血常规，血钠、钾、氯测定，血IgE、ECP检测，血过敏原筛查，血气分析。

（7）肺功能测定。

（8）胸部X线检查。

（9）心电图。

（10）10%葡萄糖注射液500ml+氢化可的松100mg，静脉滴注，qd；或泼尼松10mg，口服，bid。

（11）沙丁胺醇4mg，bid（早晚服用）；或沙丁胺醇气雾剂100μg，喷吸，qid。

3. 重度发作

（1）全科医学科护理常规。

（2）一级护理。

（3）半流质饮食。

（4）半卧位。

（5）病重或病危通知。

（6）心电、呼吸、血氧饱和度监测。

（7）吸氧（2 ~ 4L/min）。

（8）尿常规，粪常规。

（9）血常规，血钠、钾、氯测定，血IgE、嗜酸细胞阳离子蛋白（ECP），血过敏原筛查，血气分析。

（10）肺功能测定。

（11）胸部X线检查。

（12）床边心电图。

（13）10%葡萄糖注射液500ml＋氢化可的松100mg，静脉滴注，q4h～q6h（慢）。

（14）0.5%沙丁胺醇溶液0.5ml＋0.9%氯化钠注射液1.5ml，氧气雾化吸入，q4h～q6h。

（15）10%葡萄糖注射液5ml＋溴己新4mg，静脉注射，bid。

（16）10%葡萄糖注射液100ml＋头孢拉定0.5g，静脉滴注，bid；或10%葡萄糖注射液10ml＋氨苄西林1.0g，静脉注射，bid。

【注意事项】

1.轻度发作

（1）首先需去除和避免明确的变应原和刺激物。

（2）治疗必须遵循个体化，吸入治疗仍是治疗哮喘的最好方法。丙酸倍氯米松气雾剂用量按年龄酌减，一日最大量不超过400μg，症状缓解后逐渐减量。

（3）当反复呼吸道感染引起哮喘发作者，可酌情给予免疫增强剂。

（4）过敏性哮喘者，血清中IgE明显增高。肺功能检查，测定最大呼吸流量（PEF）及1秒用力呼气量（FEV_1）对判断病情严重程度、预后及指导治疗有帮助。

2.中度发作

（1）中度发作患儿说话时出现呼吸急促，说话成断句，喜坐位，呼吸、脉搏增快，有明显的吸气三凹征，听诊哮鸣音响亮。

（2）哮喘中度发作时，糖皮质激素治疗需全身给药，如口服泼尼松1～2mg/（kg·d）；或氢化可的松5～10mg/（kg·d），静脉滴注；或地塞米松2～5mg/（kg·d），肌内注射或静脉滴注。待症状好转后改为吸入治疗。

3.重度发作

（1）哮喘持续状态：哮喘发作时出现严重呼吸困难，在合理应用拟交感神经药物和茶碱类药物仍不见缓解，为哮喘持续状态。由于此时支气管严重阻塞，威胁生命，故应该积极治疗。用面罩吸氧，浓度以40%为宜，4～5L/min；同时雾化吸入 β_2 受体激动剂，严重者第1小时可每隔20分钟吸入1次，以后每隔4～6小时可重复吸入；注意维持水、电解质平衡，纠正酸碱紊乱；发生下呼吸道感染时选用病原体敏感的抗生素。

（2）肾上腺素的应用：哮喘严重发作时，由于气道阻塞，吸入用药效果较差，除了静脉滴注氨茶碱及糖皮质激素外，也可用0.1%肾上腺素皮下注射，每次最大剂量不超过0.3ml。

（3）辅助机械通气指征：①持续严重的呼吸困难；②呼吸音减低或几乎听不到呼吸音及哮鸣音；③因过度通气和呼吸肌疲劳而使胸廓运动受限；④意识障碍、烦躁或抑制，神志昏迷；⑤吸氧状态下发绀进行性加重；⑥ $PaCO_2 \geqslant 65mmHg$。

三、小儿急性支气管炎

【初诊依据】

（1）干咳或有痰，发热，有食欲缺乏、呕吐或腹泻等。

（2）喉部多有充血，肺部呼吸音粗或有干、湿啰音，其性质及部位易变。喘息性支气管炎患者咳嗽伴有喘息，肺部可闻及痰鸣音和喘鸣音，双肺听诊可不对称。

（3）血常规视感染源不同表现各异，胸部X线检查正常或见纹理增加。

【并发症】

常见并发症有肺炎、中耳炎、喉炎及副鼻窦炎等。

【鉴别诊断】

本病应与支气管肺炎、支气管哮喘、毛细支气管炎、支气管异物、肺结核相鉴别。

【诊疗处方】

以2岁、12kg的儿童为例。

（1）全科医学科护理常规。

（2）二级护理。

（3）小儿半流质饮食。

（4）胸部X线检查。

（5）尿常规，粪常规。

（6）血常规，血支原体抗体测定。

（7）咽喉部或下呼吸道分泌物培养＋药物敏感试验。

（8）盐酸溴己新0.1mg/kg，口服，bid。

（9）头孢唑林0.15g，肌内注射，bid；或头孢拉定0.5g，肌内注射，bid。

【注意事项】

（1）经常给患儿变换体位，使呼吸道分泌物易于排出。若系病毒引起者，使用抗病毒药物如奥司他韦等。如为细菌或合并细菌感染者，可用头孢菌类抗生素。支原体感染者，用红霉素。有喘息者，可适当加用解痉平喘药，喘息较重者酌情加用糖皮质激素。

（2）止咳祛痰，目的是使痰液稀薄，易于排除。应尽量不用镇咳药或镇静剂，避免抑制咳嗽反射，使黏液难以排出，造成支气管阻塞，增加细菌感染机会。

【预后】

一般急性支气管炎经有效治疗者预后良好。若未得到有效的治疗，常使病情迁延，或病情加重可发展成肺炎。

四、小儿肺炎

【初诊依据】

（1）临床特点发热、咳嗽、气促、呼吸困难。发热无定型，重症营养不良、新生儿患者体温不高或降低。咳嗽与病情严重程度不成正比。气促、呼吸快、表浅，鼻翼扇动，出现三凹征，口周、指（趾）末端发绀。肺部出现细湿啰音或捻发音。

（2）血常规、呼吸道病原抗体检测、咽拭子细菌培养或病毒分离、免疫荧光检查等，有助于区分病原体感染的类型。

（3）胸部X线检查可见两肺有斑片状阴影。

（4）重症肺炎诊断依据：①体温持续在39℃以上（稽留热或弛张热）或体温不升。②呼吸困难，三凹征明显，发绀、烦躁不安较重。③肺部细湿啰音广泛或实变范围大。④X线检查示一侧或双侧有大片阴影，或融合阴影。⑤除呼吸系统症状外，合并有心力衰竭、呼吸衰竭、肺水肿、DIC、中毒性肠麻痹、酸中毒或休克等。

【并发症】

可并发全身感染、肺部并发症、心力衰竭等。

【鉴别诊断】

本病应与新生儿呼吸窘迫综合征、缺氧缺血性脑病、先天性心脏病、横膈疝、巨细胞病毒引起的肺炎相鉴别。

【诊疗处方】

1. 肺炎链球菌肺炎

以2岁、12kg的儿童为例。

（1）全科医学科护理常规，高热按高热护理。

（2）呼吸道隔离。

（3）二级或一级护理。

（4）卧床休息。

（5）小儿半流质饮食（进食、水时防呛咳）。

（6）口腔护理。

（7）吸氧+氧气雾化吸入。

（8）监测心率、呼吸，q2h ~ q4h。

（9）心电图（必要时定期监护）。

（10）血常规，血钠、钾、氯测定，血气分析。

（11）尿常规，粪常规。

（12）痰培养+药敏。

（13）胸部X线检查。

（14）小儿止咳糖浆3~5ml，口服，tid；或盐酸溴已新0.1mg/kg，口服，bid。

（15）沙丁胺醇（舒喘灵）气雾剂，气雾吸入，q4h（24h

内不宜超过8次）。

（16）10%葡萄糖注射液50ml+头孢拉定0.5g，静脉滴注，bid；或10%葡萄糖注射液250ml+红霉素0.15g，静脉滴注，bid。

2. 金黄色葡萄球菌肺炎

以6岁、20kg的儿童为例。

（1）儿科疾病常规护理。

（2）一级护理。

（3）卧床休息。

（4）小儿半流质饮食。

（5）病重或病危通知。

（6）吸氧。

（7）血常规，血钠、钾、氯测定，肝功能，血气分析。

（8）尿常规，粪常规。

（9）痰培养+药敏试验。

（10）血培养+药敏试验。

（11）胸腔穿刺（必要时）。

（12）胸腔穿刺液培养+药敏试验（必要时）。

（13）胸部X线检查。

（14）心电图。

（15）腹部B超（肝、胆、脾）。

（16）10%葡萄糖注射液10ml+苯唑西林1.0g，静脉注射，bid；或10%葡萄糖注射液50ml+头孢唑林0.5g，静脉滴注，bid；或10%葡萄糖注射液250ml+万古霉素0.1g，静脉滴注，bid。

（17）小儿止咳糖浆3~5ml，口服，tid。

3. 轻症病毒性肺炎（喘息性肺炎）

以1岁、10kg的儿童为例。

（1）全科医学科护理常规。

（2）呼吸道隔离。

（3）二级护理。

（4）卧床休息。

（5）小儿流质或婴粥饮食。

（6）吸氧（必要时）。

（7）血常规，血清病毒抗体测定。

（8）尿常规，粪常规。

（9）痰、鼻咽部分泌物病毒分离及呼吸道病毒快速检测。

（10）胸部X线检查。

（11）心电图。

（12）小儿止咳糖浆3~5ml，口服，tid。

（13）维生素C 0.1g，口服，tid。

（14）复合维生素B 1片，口服，tid。

（15）奥司他韦30mg，口服，bid。

4. 重症病毒性肺炎

以1岁、10kg的儿童为例。

（1）全科医学科护理常规。

（2）一级护理。

（3）呼吸道隔离。

（4）小儿流质或婴粥饮食。

（5）病重或病危通知。

（6）吸氧。

（7）0.9%氯化钠注射液2ml+布地奈德混悬液1mg，氧气雾化吸入，bid。

（8）血常规，血钠、钾、氯测定，心肌酶谱，血气分析。

（9）尿常规，粪常规。

（10）痰、鼻咽部分泌物病毒分离及呼吸道病毒快速检测。

（11）血清病毒抗体测定。

（12）胸部X线检查。

（13）青霉素皮试。

（14）心电图。

（15）维生素C 0.1g，口服，tid。

（16）复合维生素 B 1 片，口服，tid。

（17）小儿止咳糖浆 3~5ml，口服，tid。

（18）奥司他韦 30mg，口服，bid。

（19）10% 葡萄糖注射液 150ml+ 氢化可的松 50mg，静脉滴注，bid（慢）。

（20）10% 葡萄糖注射液 50ml+ 青霉素 80 万 U，静脉滴注，bid。

5. 支原体肺炎

以 6 岁、20kg 的儿童为例。

（1）全科医学科护理常规。

（2）二级护理。

（3）呼吸道隔离。

（4）小儿普食或半流质饮食。

（5）血常规，血沉，血冷凝集试验，血生化全项，血支原体 IgM 抗体测定，血支原体补体结合试验。

（6）尿常规，粪常规。

（7）痰支原体培养。

（8）胸部 X 线检查。

（9）心电图。

（10）小儿止咳糖浆 3~5ml，口服，tid。

（11）10% 葡萄糖注射液 500ml+ 红霉素（20 ~ 30mg/kg，分 2 ~ 3 次）+ 维生素 B_6 0.1g，静脉滴注。

【注意事项】

（1）保持室内空气流通，及时清除上呼吸道分泌物，定时更换体位，咳嗽时轻拍背部，以利痰液排出，不同病原体肺炎患儿宜分开居住，避免交叉感染。

（2）肺炎应注意水、电解质及酸碱平衡，并发代谢性酸中毒时，可用 5% 碳酸氢钠溶液，每次 2 ~ 4ml/kg，以 10% 葡萄糖注射液稀释近于等渗液静脉滴注。并发心力衰竭时，加用洋地黄，首剂用半量，余量分为 2 份，q6h，肌内注射或静脉注射，可联合用利尿剂。并发脑病者，应及时治疗。有脑水肿者，用20%甘露醇注射液，每次2.5~5ml/kg，快速静脉滴注，q6h~q8h，并与利尿剂同时或交替使用。

（3）喘憋严重者可用糖皮质激素，如氢化可的松5~8mg/kg，qd，静脉滴注，用3~5天，症状缓解后停用。

（4）抗生素疗程需3~4周，或用至肺炎吸收、病情恢复为止。

【诊疗新进展】

小儿肺炎合并胃食管反流的发生率较高，且肺炎病情越严重、患儿年龄越小，胃食管反流发生越多，小儿肺炎的临床治疗需提高对胃食管反流的应对。

【预后】

多数新生儿肺炎经过有效的救治可获痊愈。严重的肺炎，合并神经系统的损害，可能留有后遗症。

第三节 消化系统疾病

小儿腹泻

【初诊依据】

（1）常急性起病，大多数为肠道感染所致，并有流行倾向。少数为胃肠道外感染，过敏性或与抗生素相关的腹泻。

（2）临床特点：轻者表现为无脱水及全身中毒症状。重者表现除有较重的胃肠道症状外，还有较明显的脱水，水、电解质紊乱和全身感染中毒症状，如发热、精神烦躁或萎靡、嗜睡，高热或体温不升，甚至昏迷、休克。

腹泻伴脱水程度的判断：①轻度脱水：精神稍差，略有烦躁，皮肤稍干燥、弹性好，眼窝和前囟稍凹陷，哭时有泪，口唇黏膜略干，尿量无变化和稍减少。②中度脱水：精神萎靡和烦躁不安，皮肤苍白、干燥、弹性较差，眼窝和前囟明显凹陷，哭时泪少，口唇黏膜干燥，四肢稍凉，心脏再同步化治疗（CRT）延长，尿量明显减少。③重度脱水：患儿呈重病面容，精神极度萎靡，表情淡漠，昏睡甚至昏迷，皮肤发灰、有花纹、弹性极差，眼窝和前囟深凹陷，眼闭不合，两眼凝视，哭时无泪，口唇黏膜极干燥。因血容量明显减少出现休克症状，如心音低钝，脉搏细速，血压下降，四肢厥冷，CRT明显延长。尿极少甚至无尿。

（3）粪便检查轮状病毒及急性腹泻镜检可见少量黏液，脂肪球；轮状病毒感染电镜检查病毒颗粒或酶联免疫吸附试验，可获阳性结果。感染性腹泻大便镜检有较多红细胞或白细胞，培养可有致病菌。

（4）血清学检查空肠弯曲菌肠炎，可在血中找到特异性抗体，轮状病毒肠炎，可用微量补体结合试验测IgG、IgM抗体，双份血清IgG抗体4倍以上增高有诊断意义。

【并发症】

可并发脱水、电解质紊乱、臀部皮肤发红或糜烂。

【鉴别诊断】

小儿急性肠套叠，发病前有腹泻病史，故本病应注意与以腹泻病就诊的小儿肠套叠相鉴别。

【诊疗处方】

1. 中度脱水（等渗性脱水）

以6个月、8kg的儿童为例。

（1）全科医学科护理常规。

（2）床边隔离。

（3）二级护理

（4）母乳喂养或腹泻配方奶150ml，8次/日。

（5）记录粪便次数、性状、数量。

（6）臀部护理（便后温水洗臀部，臀红可涂10%鞣酸软膏）。

（7）血常规，血电解质，血气分析，血清IgG、IgM、IgE检测。

（8）粪常规+隐血试验，粪培养+药敏试验，粪轮状病毒检测。

（9）尿常规。

（10）蒙脱石散1g，口服，tid。

（11）10%葡萄糖注射液600ml+10%氯化钠注射液20ml+5%碳酸氢钠注射液20ml，6~8小时内静脉滴注。

2. 重度脱水

以1岁、10kg的儿童为例。

（1）全科医学科护理常规。

（2）床边隔离。

（3）一级护理。

（4）母乳或低脂半流质饮食。

（5）记录大便次数、性质、量。

（6）臀部护理（便后温水洗臀部，臀红可涂10%鞣酸软膏）。

（7）尿常规，粪常规+隐血试验、粪轮状病毒检测、便培养+药敏。

（8）口腔护理。

（9）血常规，血生化全项，血气分析。

（10）蒙脱石散1.5g，口服，tid。

（11）多酶片1片，口服，tid。

（12）复合维生素B 1片，口服，tid。

（13）5%葡萄糖氯化钠注射液250ml+维生素C 0.5g，静脉滴注，立即。

（14）10%葡萄糖注射液200ml+5%碳酸氢钠19ml+10%氯化钠12ml，静脉滴注，立即。

（15）与患儿家属签署患者病情告知书和必要的知情同意书。

【注意事项】

（1）腹泻的治疗原则是预防脱水，及时纠正脱水、电解质紊乱和酸碱平衡失调，继续饮食及合理用药。婴儿继续母乳喂养，若为人工喂养，用等量米汤或水稀释牛奶或其他代乳品喂养2~3天，以后恢复正常饮食，鼓励患儿多进食。年龄超过6个月者，除给予已习惯的饮食外，可另外补充一些新鲜水果汁或水果，以补充钾。

（2）腹泻急性期后，大便仍稀，可用次碳酸铋或鞣酸蛋白；严重水泻无腹胀，用复方樟脑酊；收敛用蒙脱石散（6岁以下儿童不建议用）；营养不良或腹泻日久，应补充多种维生素、复方氨基酸和少量输血。同时根据病情补充适量钙和镁，及时纠正酸中毒。营养不良或腹泻日久者，应补充维生素A、B、C、D和少量多次输血或血浆。

【预后】

及时给予针对性治疗者预后较好。

第四节　泌尿系统疾病

一、急性肾小球肾炎

【初诊依据】

（1）起病急，部分病例在感染1～4周后发病，预后良好，病程在1年以内。

（2）血尿、管型尿、蛋白尿，可有高血压、短期氮质血症，少数患者兼有肾病综合征表现，且伴有血尿和（或）高血压，和（或）肾功能衰竭。

（3）发病早期大部分患者有低补体血症及血清抗"O"升高。

（4）B超检查双肾无缩小。

（5）蛋白尿，早期见红、白细胞增多及颗粒管型或蜡样管型，尿比重多在1.120～1.320。

（6）血沉增快，轻度贫血，血清白蛋白浓度轻度下降，血中总补体及C_3都明显降低，50%～80%患儿抗"O"增高。

【并发症】

可并发全身衰竭、肾功能衰竭，严重者可导致死亡。

【鉴别诊断】

应与其他肾小球肾炎所表现的急性肾炎综合征相鉴别，

肾组织活检可助诊断。

【诊疗处方】

以6岁、20kg的儿童为例。

（1）全科医学科护理常规。

（2）二级或一级护理。

（3）低盐、低蛋白普食。

（4）绝对卧床休息。

（5）病重通知。

（6）吸氧（必要时）。

（7）青霉素皮试。

（8）血常规，血沉，抗"O"试验，血清补体（CH_{50}、C_3、C_4、血清免疫复合物）、C反应蛋白、抗肾小球基膜抗体、抗中性粒细胞胞质抗体测定、血尿素氮、肌酐测定、血免疫球蛋白测定、血电解质测定，血气分析。

（9）粪常规，尿常规，24h尿蛋白定量，尿渗透压，尿红细胞形态。

（10）心电图，双肾B超，胸部X线检查，眼底检查。

（11）肾穿活检（必要时）。

（12）咽拭子培养。

（13）口腔护理。

（14）记24h出入量。

（15）呋塞米20mg，口服，tid。

（16）硝苯地平2.5mg，口服，tid。

（17）青霉素钠40万U，肌内注射，qn（与静脉滴注组错开）。

（18）10%葡萄糖注射液500ml+青霉素钠160万U，静脉滴注，bid。

（19）10%葡萄糖注射液100ml+硝普钠5mg，静脉滴注，0.4ml/min（必要时）。

（20）透析疗法（必要时）。

【转诊】

患者出现肾功能不全、严重的循环充血、高血压脑病等表现时，需紧急转诊治疗。

【注意事项】

（1）起病两周内卧床休息至肉眼血尿消失，利尿消肿，高血压和氮质血症恢复正常，可起床逐步增加活动，3个月内避免体力劳动。定期检查尿常规，直至完全正常。

（2）饮食的控制主要根据水肿、高血压及肾功能损害而定，有明显水肿、高血压时，食盐以1~2g/d为限。严重水肿或无尿时，则应限制水分摄入。

（3）降压药选用硝苯地平、阿替洛尔、卡托普利、米诺地尔。

（4）控制心力衰竭，重点是限制水、钠摄入，利尿、降压以矫正水、钠潴留。经保守治疗仍难控制的循环充血状态，可用腹膜透析或血液滤过治疗。

【诊疗新进展】

（1）急性肾小球肾炎急性期患者尿MCP（膜辅蛋白）-1、血清MCP-1显著高于恢复期患者。

（2）急性肾小球肾炎治疗以对症治疗为主，主要环节为防治水、钠潴留，控制循环血容量，从而达到减轻症状（水肿、高血压），预防严重合并症（心力衰竭、脑病、急性肾损伤），保护肾功能，促进病肾组织学及功能的修复。

【预后】

绝大多数患者可恢复正常。约1%的患者因治疗不当急性肾损伤而死亡。

二、肾病综合征

【初诊依据】

（1）大量蛋白尿（24h尿蛋白定量≥50mg/kg，或1周内3次尿蛋白定性≥+++）。

（2）血浆白蛋白低于30g/L。

（3）血浆胆固醇高于5.7mmol/L。

（4）有一定程度的水肿。

以上四项中以大量蛋白尿和低白蛋白血症为诊断的必要条件。

儿童以原发性肾病综合征为多见，我国依其临床表现分为两型，即单纯型肾病综合征和肾炎型肾病综合征。

凡具有以下四项之一或多项者属于肾炎型肾病综合征：①2周内3次以上离心尿检查RBC≥10个/HP。②反复或持续高血压（学龄儿童≥130/90mmHg，学龄前儿童≥120/80mmHg），并排除皮质激素类固醇所致者。③持续性氮质血症，血清非蛋白氮（NPN）>35.7mmol/L，血尿素氮（BUN）>10.7mmol/L，并排除由于血容量不足等所致。④血总补体或C_3反复下降。⑤肾活检可有各型肾炎的病理改变，以膜性增殖型多见。

原发性肾病综合征按糖皮质激素反应又分为：①激素敏感型原发性肾病综合征：指以泼尼松足量治疗≤8周，尿蛋白转阴者。②激素耐药型原发性肾病综合征：指以泼尼松足量治疗8周，尿蛋白仍阳性者。③激素依赖型原发性肾病综合征：指对激素敏感，但减量或停药2周内复发，重复2次以上者。

【鉴别诊断】

肾病综合征诊断成立后，应鉴别是原发还是继发性；两种病因各异，治疗方法不一，一般需先排除继发性才能考虑原发性。继发性肾病综合征常伴有全身症状、血沉增快、血IgG增高、血清蛋白电泳γ球蛋白增多、血清补体下降等征象。肾组织检查有助对病理类型诊断。

【诊疗处方】

1. 激素敏感型

以4岁、16kg的儿童为例。

（1）全科医学科护理常规。

（2）保护性隔离。

（3）一级护理。

（4）小儿低盐饮食。

（5）记24h出入量。

（6）血常规，血沉，血尿素氮，肌酐测定，血脂系列测定，血清蛋白电泳。

（7）便常规，尿常规，24h尿蛋白定量，尿微量蛋白系列测定，尿蛋白电泳，尿纤维蛋白降解产物测定，尿溶菌酶，尿NAG。

（8）双肾彩超。

（9）测血压，qd。

（10）泼尼松10mg，口服，tid。

（11）碳酸钙维生素$D_3$0.5g，口服，tid。

2. 难治型肾病

以10岁、30kg的儿童为例。

（1）全科医学科护理常规。

（2）二级护理。

（3）低盐普食。

（4）记24h出入量。

（5）血常规，血沉，血尿素氮，肌酐测定，肝功能，血脂，补体系列，血电解质，DIC指标系列，乙肝抗体测定，血β_2-微球蛋白测定，血清蛋白电泳。

（6）粪常规，尿常规，24h尿蛋白定量，尿微量蛋白系列测定，尿蛋白电泳，尿纤维蛋白降解产物测定，尿溶菌酶，尿NAG。

（7）双肾彩超。

（8）肾穿刺活检（必要时）。

（9）0.9%氯化钠注射液100ml+环磷酰胺0.3g，静脉滴注。

（10）10%葡萄糖注射液500ml+10%氯化钠液20ml+10%氯化钾注射液10ml，静脉滴注。

（11）泼尼松20mg，口服，tid。

（12）碳酸钙维生素$D_3$1.0g，口服，tid。

（13）卡托普利12.5mg，口服，tid。

（14）双嘧达莫50mg，口服，tid。

【注意事项】

（1）儿童肾病发作时常合并感染，用糖皮质激素前需控制感染。糖皮质激素治疗期间出现感染者，应积极用抗菌药物控制感染。

（2）轻度水肿一般用足量糖皮质激素1~2周自然会消肿，较严重水肿可用低分子右旋糖酐，滴完后给予呋塞米静脉注射。严重水肿者，每日可用2次。如血浆蛋白明显降低者，可给予输血浆或白蛋白。

【诊疗新进展】

D-二聚体是肾病综合征并发肺血栓栓塞症（PTE）的危险因素，当肾病综合征患者D-二聚体过高时，需警惕PTE的发生。

【预后】

肾病综合征预后的个体差异很大。决定预后的主要因素包括：①病理类型：一般来说，微小病变型肾病和轻度系膜增生性肾小球肾炎的预后好。早期膜性肾病有较高的治疗缓解率，晚期虽难以达到治疗缓解，但病情多数进展缓慢，发生肾衰竭较晚。系膜毛细血管性肾小球肾炎及重度系膜增生性肾小球肾炎疗效不佳，预后差，较快进入慢性肾衰竭。对局灶节段性肾小球硬化影响预后的最主要因素是尿蛋白程度和对治疗的反应。②临床因素：大量蛋白尿、高血压和高脂血症均可促进肾小球硬化，上述因素长期得不到控制，则成为预后不良的重要因素。③存在反复感染、血栓栓塞并发症者，常影响预后。

第五节　血液系统疾病

一、缺铁性贫血

【初诊依据】

（1）贫血为小细胞低色素性。

（2）有明显的缺铁病因，如早产儿、多胎儿，铁供给不足、吸收障碍、需要量增多或慢性失血等。

（3）血清（浆）铁<10.7μmol/L。

（4）总铁结合力>62.7μmol/L，运铁蛋白饱和度<15%有参考意义，<10%有确定意义。

（5）骨髓细胞外铁明显减少，铁粒幼细胞<15%。

（6）红细胞游离原卟啉>0.9μmol/L。

（7）血清铁蛋白<16μg/L。

（8）铁剂治疗有效。用铁剂治疗4周后，血红蛋白上升10g/L以上。

符合第（1）条和第（2）~（8）条中至少两条者，可诊断为缺铁性贫血。

影响上述检查结果的因素很多，除炎症等病理因素和技术操作因素外，年龄、取标本时间（昼、夜、上午、下午）等生理因素对其也有影响，故应对各种检查结果进行综合分析。

【并发症】

缺铁性贫血严重者可损害神经、消化、肌肉及免疫等器官的生理功能，诱发多种并发症。

【鉴别诊断】

应与铁粒幼红细胞性贫血、地中海贫血、慢性炎症及感染性贫血相鉴别。

【诊疗处方】

以1岁、10kg的儿童为例。

（1）全科医学科护理常规。

（2）二级护理。

（3）婴儿饮食。

（4）血常规，网织红细胞计数，平均红细胞体积、平均红细胞血红蛋白量、平均红细胞血红蛋白浓度，血清铁、血清铁蛋白、总铁结合力。

（5）血涂片观察红细胞形态。

（6）骨髓涂片、铁粒染色（必要时）。

（7）维生素C 100mg，口服，tid。

（8）复合维生素B 10mg，口服，tid。

（9）多糖铁复合物150mg，口服，qd。

【注意事项】

注意病因治疗，给予驱虫、控制慢性失血及感染、纠正不良饮食习惯、合理喂养、改善营养等治疗。服用铁剂最好在两餐之间，避免与牛奶同服。贫血纠正后，继续用铁剂治疗1～3个月，若口服3周仍无效，应考虑诊断错误或有其他影响疗效的因素存在。

【预后】

单纯营养缺乏症经病因治疗易恢复正常。继发于其他疾病者，取决于原发病能否根治。

二、营养不良性巨幼细胞贫血

【初诊依据】

（1）多见于6～24月龄婴幼儿。有缺乏叶酸或维生素B_{12}的病史，如摄入不足（偏食、营养不良），吸收或代谢障碍，需要补充摄入（某些肿瘤患者、两岁以内的婴幼儿）。

（2）除一般贫血症状外，尚有舌炎、食欲不振、腹泻等消化道症状。可有轻度黄疸。维生素B_{12}缺乏时可有神经系统症状，如下肢对称性深部感觉及振动感消失，反射减弱或消失，严重的可有步行障碍，亦可同时出现周围神经病变及精神忧郁。

（3）大细胞性贫血，多数红细胞呈大卵圆形，中心淡染区消失。白细胞和血小板常减少，中性粒细胞核分叶过多，还可见到巨大血小板。

（4）骨髓象示红系增生呈典型巨幼细胞生成，巨幼红细胞>10%。粒系及巨核细胞系统亦有巨型变，如巨大的杆状核细胞及分叶过多的巨核细胞，血小板生成障碍。

（5）血清叶酸放射免疫法<6.81nmol/L；红细胞叶酸测定≤227nmol/L。血清维生素B_{12}<100～140ng/ml。

（6）经叶酸或维生素B$_{12}$治疗有效。

（7）须排除某些药物（如抗代谢类药物、对氨基水杨酸、苯妥英钠、巴比妥类药物）的影响、恶性贫血、白血病、铁粒幼细胞贫血、溶血性贫血及骨髓增生异常综合征等。

【并发症】

注意并发低钾血症引起猝死。

【鉴别诊断】

（1）与全血细胞减少疾病和消化道疾病相鉴别。

（2）排除先天性智力低下、脑发育不全所致痴呆。

（3）应与骨髓增生异常综合征相鉴别。

（4）巨幼细胞性贫血伴溶血时，易误诊为溶血性贫血，注意鉴别。

【诊疗处方】

以1岁、10kg的儿童为例。

（1）全科医学科护理常规。

（2）二级护理。

（3）高蛋白和富含叶酸、维生素婴儿饮食（必要时鼻饲）。

（4）血常规，网织红细胞计数，平均红细胞体积、平均红细胞血红蛋白量、平均红细胞血红蛋白浓度，血清铁、血清铁蛋白、总铁结合力。

（5）血涂片观察红细胞形态。

（6）血清叶酸测定。

（7）血清维生素B$_{12}$测定。

（8）骨髓涂片、铁粒染色（必要时）。

（9）口腔护理，tid。

（10）叶酸5mg，口服，tid。

（11）维生素C 100mg，口服，tid。

（12）维生素B$_{12}$ 50～100μg，肌内注射，biw。

【注意事项】

（1）注意治疗并发症及继发感染。伴有缺铁者，可加铁剂。有震颤者，可予少量镇静剂。

（2）加强饮食治疗，纠正不合理喂养，增加多种富含造血物质的辅食。血常规及症状显著好转，周身情况改善，出院后半个月至1个月门诊随访，每2~3个月复查，共半年。

（3）单纯缺乏维生素B_{12}者，不加用叶酸。

【诊疗新进展】

营养性巨幼细胞贫血患者血清中的半胱氨酸水平高于健康人血清中的半胱氨酸水平，高水平半胱氨酸与营养性巨幼细胞贫血存在相关性，可通过监测血清中半胱氨酸的水平变化指导营养性巨幼细胞贫血的治疗。

【预后】

巨幼细胞贫血一旦确诊后，给予叶酸或维生素B_{12}治疗后，治疗效果显著，提示该病预后良好。

三、特发性血小板减少性紫癜

【初诊依据】

（1）多次化验血小板计数减少。

（2）骨髓巨核细胞增多或正常，有成熟障碍。

（3）皮肤有出血点、瘀斑和（或）黏膜出血等表现。

（4）脾脏不肿大或仅轻度肿大。

（5）具有以下5项中任何1项：①肾上腺皮质激素治疗有效；②脾切除有效；③PAIgG增高；④PAC_3增高；⑤血小板寿命缩短。

（6）排除其他可引起血小板减少的疾病，如再生障碍性贫血、白血病、骨髓增生异常综合征（MDS）、其他免疫性疾病以及药物性因素等。

【并发症】

可并发缺铁性贫血、内脏出血，并发颅内出血者有3%~4%，因颅内出血死亡者占1%。

【鉴别诊断】

本病应与再生障碍性贫血、急性白血病、过敏性紫癜、红斑性狼疮、威斯科特－奥尔德里奇（Wiskott-Aldrich）综合征、血栓性血小板减少性紫癜、继发性血小板减少性紫癜相鉴别。

【诊疗处方】

以4岁、15kg的儿童为例。

（1）全科医学科护理常规。

（2）二级护理。

（3）小儿半流质饮食。

（4）血常规，血型、血交叉配合试验，出、凝血时间，血块退缩时间，凝血酶原消耗试验，血小板抗体测定。

（5）骨髓穿刺涂片检查。

（6）毛细血管脆性试验。

（7）尿常规，粪常规+隐血试验。

（8）10%葡萄糖注射液500ml+氢化可的松100mg+维生素C 2.0g+酚磺乙胺1.0g，静脉滴注，qd。

（9）输浓缩红细胞或新鲜全血或血小板悬液（必要时）。

（10）丙种球蛋白5.0～7.5g，静脉滴注，qd。

（11）维生素C 100mg，口服，tid。

（12）利血生10mg，口服，tid。

（13）外科会诊（必要时行脾切除术）。

【转诊】

疗程1年以上，内科正规治疗无效，经常出血或明显依赖糖皮质激素，年龄>5岁，需行脾切除术者应转诊治疗。

【注意事项】

（1）合并感染应针对病因给予抗生素治疗。

（2）慢性难治性血小板减少性紫癜宜采用免疫抑制治疗，可采用长春新碱、环磷酰胺、硫唑嘌呤、达那唑、环孢素A治疗。

（3）有可疑颅内出血者，需进行眼底检查及头颅CT检查。

【预后】

多数患者经恰当治疗可获痊愈，极少数患者可因颅内出血而死亡。约80%的急性患儿在6个月内可自行缓解。少数迁延不愈转为慢性。反复发作或转为慢性的患者约1/3无须特殊治疗多在3年内自愈。

第六节 神经系统疾病

小儿惊厥

【初诊依据】

（1）母亲健康状况，明确有无遗传代谢病史，如糖尿病、甲状腺功能亢进症、围产史、用药史、近亲婚配史、家族癫痫病史等。

（2）体格检查正确判断胎龄及发育营养状况，如头颅大小、囟门张力及有无颅骨软化，黄疸，皮疹，肝脾肿大及神经系统体征。了解惊厥发生的时间，如出生后24小时内多为缺氧缺血性脑损伤、低血糖等，出生后24~72小时多为颅内出血、低血钙、低镁血症等，出生后72小时至一周常见于感染性疾病、氨基酸代谢异常、胆红素脑病（核黄疸）等。

（3）测定血糖、血电解质、血尿素氮、血气分析；发热伴中毒症状明显的应做脑脊液检查。

（4）头颅X线检查、头部CT或MRI检查、眼底检查以协助诊断。

【并发症】

可并发智力障碍、共济失调、癫痫、轻微脑功能障碍、惊厥复发等。

【鉴别诊断】

据报道，营养性巨幼细胞贫血可误诊为小儿惊厥，注意鉴别。

【诊疗处方】

以3岁、15kg的儿童为例。

（1）全科医学科护理常规（建立特别护理记录单）。

（2）一级护理。

（3）惊厥护理。

（4）暂禁食。

（5）病重通知。

（6）平卧头侧向一侧，齿间置牙垫。

（7）记录心率、呼吸、血压、经皮血氧饱和度监测，q2h。

（8）心电监护。

（9）吸氧。

（10）吸痰（必要时）。

（11）针刺人中、合谷、涌泉（必要时）。

（12）血常规，血钾、钠、氯化物、钙、镁，血糖，血气分析，CO_2-CP，尿素氮、肌酐，肝功能。

（13）尿常规，粪常规。

（14）血、尿、胃内容物毒物鉴定（必要时）。

（15）头颅CT、脑电图、腰穿脑脊液测压及检查（必要时）。

（16）心电图，胸部X线检查。

（17）记录抽搐次数。

（18）记24h出入量。

（19）苯巴比妥钠100mg，静脉注射，立即。

（20）0.9%氯化钠注射液8ml+10%水合氯醛7.5ml，纳肛，立即。

（21）维生素C 0.1g，口服，tid。

（22）维生素B_1 10mg，口服，tid。

（23）神经科会诊、眼科会诊。

【注意事项】

（1）由专人护理，保持安静，取头侧位，保持呼吸道通畅，放置牙垫，吸氧，保温，高热者给物理降温，补钙，纠正水、电解质紊乱，维持血气正常，抗感染等对症治疗。

（2）立即止惊：①苯巴比妥钠：首次10～15mg/kg，以每分钟0.5mg/kg的速度静脉注射。如果累积量达30mg/kg仍未止惊，可改用苯妥英钠。②地西泮：0.1～0.3mg/kg，最大剂量不超过10mg，注射用水稀释后缓慢静脉注射，必要时15～30min后重复用药一次。剂量过大可发生呼吸抑制，特别是地西泮与苯巴比妥合用时，可能发生呼吸暂停，故需进行呼吸、血压监测。③氯丙嗪：氯丙嗪每次1～2mg/kg，静脉注射或肌内注射。大剂量时可引起体位性低血压。④水合氯醛：10%水合氯醛0.5ml/kg稀释后纳肛。

【诊疗新进展】

惊厥患儿的年龄较低，入院体温较低，其脑电图异常、贫血、低钠血症的比例较高，与对照组比较，多元回归性分析发现，低钠血症、贫血、脑电图异常、低年龄为主要的危险因素。因此要积极进行控制和预防，以减少惊厥对患儿产生的损伤。

【预后】

（1）无神经系统器质性病变的患儿预后较好。

（2）有器质性病变的患儿预后较差。

（3）发生惊厥持续状态的患儿预后较差。

第十三章　妇产科疾病

第一节　妊娠合并症

一、妊娠合并贫血

【初诊依据】

（1）世界卫生组织诊断标准：妊娠期血红蛋白110g/L，或红细胞计数$<3.5 \times 10^{12}$/L，或红细胞比容$<35\%$。中国诊断标准：妊娠期红细胞计数$<3.5 \times 10^{12}$/L或血红蛋白<100g/L，或红细胞比容$<30\%$。

（2）轻症者可仅见疲倦乏力，重度贫血则面色苍白、头晕、眼花、耳鸣、心慌、气短、食欲不振，可出现水肿，甚至有腹水。血红蛋白下降到$40 \sim 50$g/L时可并发贫血性心脏病及心力衰竭。①缺铁性贫血：为低色素小细胞性贫血，血清铁$<6.5 \mu$mol/L，血清铁蛋白$<20 \mu$g/L，转铁蛋白饱和度$<15\%$；骨髓示红细胞系增生活跃，中、晚幼红细胞增多。②巨幼细胞贫血：为大细胞性贫血，是由叶酸或维生素B_{12}缺乏引起DNA合成障碍所致的贫血。消化道症状明显，如恶心、呕吐、腹泻及舌炎等，重症者常伴有白细胞及血小板减少，有时周围血可见巨幼红细胞。骨髓红细胞系统明显增生，可见典型巨幼红细胞。血清叶酸值下降。叶酸治疗效果明显。

【并发症】

可并发孕妇先兆子痫、产后大出血、产褥感染、贫血性心脏病、胎儿宫内生长受限、足月低体质量儿、新生儿窒息、新生儿黄疸等。

【鉴别诊断】

（1）与肾性贫血、肝病所致的贫血，慢性感染和炎症所致的贫血，癌症所致的贫血，胃肠疾病所致的贫血相鉴别。

（2）与遗传性球形细胞增多症、葡萄糖-6-磷酸脱氢酶（G6PD）缺乏症相鉴别。

【诊疗处方】

（1）全科医学科护理常规。

（2）二级护理。

（3）普食。

（4）尿常规，粪常规。

（5）血常规，血生化全项，红细胞比容，网织红细胞计数，血清铁，总铁结合力，血清叶酸，维生素B_{12}含量测定，血清转铁蛋白饱和度，肝功能，血型（ABO+Rh），血交叉配合试验，HBsAg，抗-HCV，抗-HEV（IgG、IgM），抗-HIV，TPPA。

（6）心电图。

（7）腹部B超。

（8）骨髓穿刺检查（必要时）。

（9）维生素C 0.1g，口服，tid。

（10）富马酸亚铁0.1~0.4g，口服，tid（饭后服用）。

【注意事项】

（1）当孕妇的血红蛋白<70g/L，而且接近分娩，则可少量多次输注红细胞悬液。

（2）叶酸所致的巨幼细胞贫血，给予叶酸15mg/d，口服。少数叶酸缺乏者伴有维生素B_{12}缺乏，应同时加用维生素B_{12} 100μg肌内注射，qd，2~3周后改为2次/周。

（3）产时及产后处理：中重度贫血产妇于临产时应配血备用，严密监护产程，防止产程过长，可使阴道助产缩短第二产程，但应避免发生产伤。积极预防产后出血，当胎儿前肩娩出后，肌内注射或静脉注射缩宫素10~20U。如无禁忌证，同时用缩宫素20U加于5%葡萄糖注射液中静脉滴注。若宫缩乏力或出血仍较多，可用卡前列素氨丁三醇0.15μg宫体注射。出血多应及时输血，严密观察出血情况。产程中严格无菌操作，产时及产后应用抗生素预防感染。

【诊疗新进展】

积极预防产后出血，积极处理第三产程，出血多时应及时输血。在产程观察过程中要加强密切监护，避免发生急产、新生儿窒息以及软产道复杂裂伤等不良后果的出现。

【预后】

及时纠正者预后较好。大多数缺铁性贫血产妇分娩的新生儿在后期生长发育时，容易出现胎儿生长受限，胎儿窘迫、早产或死胎的情况。

二、妊娠合并糖尿病

【初诊依据】

（1）有以下高危因素：肥胖、糖尿病家族史、不明原因的羊水过多症、分娩过巨大儿或不良孕产史（胎儿畸形、反复流产、死胎）等，应做有关糖尿病检查。

（2）正常孕期可出现微量尿糖，孕妇糖尿病的诊断须做葡萄糖耐量试验，餐后2小时血糖，若血糖>11.1mmol/L为异常，或空腹血糖≥7.0mmol/L，糖化血红蛋白≥6.5%，伴有典型高血糖症状，同时随机血糖>11.1mmol/L。

【并发症】

可并发妊娠高血压、羊水过多、难产、产后出血感染、巨大儿、死胎、死产、畸形、新生儿低血糖、呼吸窘迫综合征等。

【鉴别诊断】

与孕期生理性糖尿鉴别：暂时性肾糖阈降低而有糖尿，但血糖正常，可疑时测定空服血糖和糖耐量试验确诊。

【诊疗处方】

（1）全科医学科护理常规。

（2）二级护理。

（3）糖尿病饮食。

（4）糖尿病教育。

（5）血常规，凝血四项（PT+APTT+TT+FIB），肝、肾功

能，血电解质，血脂，心功能，空腹糖尿病指标（C肽、胰岛素），餐后2h糖尿病指标（C肽、胰岛素），餐后2h血糖，HBsAg，抗-HCV，抗-HEV（IgG、IgM），抗-HIV，TPPA。

（6）尿常规，尿沉渣流式定量分析，尿微量白蛋白测定，粪常规+隐血。

（7）心电图。

（8）眼底检查。

（9）糖耐量试验（必要时）。

（10）腹部B超（肝、胆、脾、胰、双肾）。

（11）胎儿电子监护。

（12）胎儿及附属物彩超。

（13）预混胰岛素笔芯，皮下分次注射，早餐前6U、中餐前6U、晚餐前4U。

（14）请内分泌科会诊。

【注意事项】

（1）孕期不宜口服降糖药物，应用不能通过胎盘的胰岛素。胰岛素治疗适用于经过饮食和运动管理血糖仍控制不理想，空腹血糖>5.3mmol/L，餐后2h血糖>6.7mmol/L，或出现持续性酮尿症者。胰岛素用量应根据空腹及餐后2h的血糖水平来调整用量。具体胰岛素用法及用量要与内分泌科专家协商处理。

（2）运动疗法，可增加机体对胰岛素的敏感性，但运动量不宜过大，不可进行剧烈运动，有先兆早产及其他妊娠合并症者不宜进行。

（3）分娩期处理：分娩时间仅有糖耐量异常者可孕38周入院，要在严密监护下行足月自然分娩；胰岛素治疗病情稳定无母婴并发症者，孕39周后分娩；有母婴并发症者，酌情孕34~36周分娩。

（4）分娩期胰岛素应用停用皮下注射，改为静脉滴注。胰岛素用量应根据产妇进食量的多少、产程进展快慢、是否手术、血糖值等情况决定。分娩后停静脉滴注，一般改为孕晚期用量的1/3～1/2皮下注射。产后1周左右，胰岛素用量恢复到孕前用药量。

（5）产科处理：①糖尿病者有胎位不正、产程延长、巨大胎儿等情况，宜选择剖宫产。②若从阴道分娩，应尽量减少产妇体力消耗，缩短产程，并注意预防产后出血。

（6）新生儿处理：因其较非糖尿病患儿脆弱，须置高危婴儿室，注意保暖、吸氧，严密观察病情变化，防止低血糖的发生。出生1小时后喂10%葡萄糖注射液10～30ml，q4h，24小时后改母乳喂养。注意监测血糖，根据血糖结果，调节口服糖水的量。

【预后】

（1）经积极正规治疗者一般预后良好。爆发型1型糖尿病预后凶险。

（2）并发症发生率较高，自然流产率较高。

（3）妊娠糖尿病患者妊娠期容易引起感染。

（4）增加先天性畸形、巨大儿及死胎的发生率。

三、妊娠合并急性肾盂肾炎

【初诊依据】

（1）临床特点：妊娠中出现寒战、高热、尿频、尿痛、季肋部疼痛和腰痛等。也有表现无症状性菌尿症，仅有些腰酸。

（2）尿液检查示高倍视野中白细胞超过8个或聚集成团，中段尿培养菌落计数>10^5次/ml。

【并发症】

并发症有肾脏脓肿、败血症、贫血、早产、流产；急性肾盂肾炎严重者可发生中毒性休克。

【鉴别诊断】

（1）与膀胱炎、各种发热性疾病相鉴别。

（2）与胆囊炎、阑尾炎相鉴别。

【诊疗处方】

（1）全科医学科护理常规。

（2）二级或一级护理。

（3）普食（多饮水）。

（4）卧床休息。

（5）血常规，血培养，肝、肾功能，血电解质，血清肌酐，HIV，快速血浆反应素状卡片试验（RPR），HBSAg，抗-HCV，抗-HEV（IgG、IgM），抗-HIV，TPPA。

（6）尿常规，尿肌酐，尿白细胞排泄率测定，尿沉渣涂片细菌学检查，中段尿培养（bid，连续3天）。

（7）双肾彩超。

（8）胎儿及附属物B超。

（9）心电图检查。

（10）头孢噻肟钠皮试。

（11）0.9%氯化钠注射液250ml+头孢噻肟钠2.0g，静脉滴注，bid。

（12）肾内科或泌尿科会诊（必要时）。

（13）与患者或家属签署患者病情告知书和必要的知情同意书。

【注意事项】

（1）卧床休息，左右轮流侧卧以减少子宫对输尿管的压迫，使尿液引流通畅。多饮水，使尿量保持在每日2000ml以上。

（2）根据中段尿培养结果及对药物敏感试验程度，应用抗生素，治疗后7～10天复查尿培养。

【预后】

及时正规治疗者预后较好。

第二节　卵巢肿瘤蒂扭转

【初诊依据】

（1）有盆腔或附件包块史。突发一侧下腹剧痛，若瘤壁血管破裂血液流入囊腔或腹腔内，患者全腹痛，伴有恶心、呕吐，重者休克。

（2）下腹部有压痛，肌紧张不明显，有时下腹可触到肿物。盆腔检查宫颈有举痛和摇摆痛。扭转程度轻时，可分清肿物与子宫的境界，扭转程度重时有明显压痛，但不易查清肿物与子宫的境界。扭转时间久，且有瘤内出血。继发感染时，体温达39℃左右，采用多种抗炎治疗不易退热。

（3）扭转早期，末梢血白细胞轻度增高；B超、CT检查可探及肿瘤位置、大小和形态，以明确诊断。

【并发症】

（1）卵巢肿瘤可发生缺血坏死，甚至破裂。

（2）腹腔镜手术，术中、术后可能出现的并发症有下肢静脉栓塞、血栓，严重感染，卵巢坏死，术后短暂吸收热等。

【鉴别诊断】

应与急性阑尾炎、尿路结石、卵巢囊肿破裂、异位妊娠、盆腔炎等鉴别。

【诊疗处方】

（1）全科医学科护理常规。

（2）一级护理。

（3）禁食水。

（4）腹部B超、CT和MRI。

（5）血常规，电解质，肝、肾功能，CO_2-CP，血气分析，血糖，血沉，血交叉配合试验，凝血四项（PT+APTT+TT+FIB），LDH、FDP、HCG、AFP。

【转诊】

明确卵巢肿瘤蒂扭转者，需紧急转诊进行手术治疗。

【注意事项】

（1）立即急诊手术：手术应在蒂扭转的下部正常组织处钳夹，切除肿瘤，钳夹前不可回复扭转，以免引起瘤蒂血管内栓子脱落，发生栓塞。

（2）术中探查：根据瘤体的颜色，初步判断有无坏死。

（3）病理切片：在切除肿瘤手术结束前，行病理快速冰冻切片检查，以确定病变性质（良性或恶性）。

【诊疗新进展】

卵巢肿瘤蒂扭转者采取经腹和腹腔镜下保守性手术治疗均是可行的，但腹腔镜手术由于具有微创特点，对符合手术适应证者应作为首选术式。

【预后】

卵巢肿瘤蒂扭转可导致囊肿破裂出血等，危及患者的生命，早期治疗可改善预后。

第三节　急性女性盆腔炎

【初诊依据】

（1）临床特点：发热、下腹痛、腰痛、白带增多或膀胱、直肠刺激症状，下腹压痛，严重时出现腹肌紧张、反跳痛，两侧附件可有压痛或触及包块等。

（2）妇科检查：阴道可有充血，宫颈举痛，宫颈口可有脓性分泌物流出，子宫增大、有压痛，附件压痛明显等。盆腔脓肿时，后穹窿穿刺出脓液有助诊断。

（3）B超、X线检查：对腹腔积液、盆腔脓肿、附件炎有一定的诊断意义。

（4）辅助检查：血常规、CRP、降钙素、病原体检查等。

【并发症】

（1）急性盆腔炎：可使机体发生急性子宫内膜炎及急性子宫肌炎、急性输卵管炎、输卵管积脓、输卵管卵巢脓肿、急性盆腔结缔组织炎、急性盆腔腹膜炎、败血症及脓毒血症等。

（2）慢性盆腔炎：使机体发生慢性输卵管炎与输卵管积水、输卵管卵巢炎、输卵管卵巢囊肿、慢性盆腔结缔组织炎、不孕、宫外孕等。

【鉴别诊断】

应与急性阑尾炎、异位妊娠、卵巢囊肿蒂扭转、卵巢囊肿破裂、输卵管妊娠破裂等相鉴别。

【诊疗处方】

（1）全科医学科护理常规。

（2）二级护理。

（3）普食。

（4）半卧位。

（5）血常规，血沉，HBsAg，抗-HCV，抗-HEV（IgG、IgM），抗-HIV，TPPA，CRP，降钙素。

（6）血培养+药敏（必要时）。

（7）后穹窿穿刺抽液检查（必要时）。

（8）腹部X线检查，盆腔B超检查。

（9）白带常规检查，宫颈拭子培养+药敏。

（10）尿常规，粪常规。

（11）0.9%氯化钠注射液100ml+氟氧头孢钠1.0～2.0g，bid。

（12）甲硝唑注射液200ml，静脉滴注，bid。

【转诊】

对于有脓肿形成，经抗生素治疗48～72小时无效，输卵管积液或输卵管卵巢脓肿以及脓肿破裂者宜及时转诊手术治疗。

【注意事项】

（1）根据药敏试验选用抗生素。在药敏试验结果出来前的治疗，可选联合应用抗生素，用药治疗2～3天后，如疗效显著，即使与药敏不符亦不必更换药物。若疗效不佳或病情加重，应即根据药敏用药。

（2）手术治疗可行局部切开或输卵管、卵巢切除术，必要时行全子宫及双侧附件切除。

【诊疗新进展】

头孢地尼联合奥硝唑在女性盆腔炎治疗中，安全性高、疗效好，值得在女性盆腔炎临床治疗中推广。

【预后】

急性盆腔炎经正规治疗多数能彻底治愈，急性期治疗不及时或延缓治疗，易演变成难以根治的慢性盆腔炎，影响生育能力。

第四节　女性生殖器官肿瘤

一、子宫颈癌

【初诊依据】

（1）早期可无症状或仅有接触性或不规则阴道流血，或阴道排液伴有腥臭味；年轻患者也可表现为经期延长、经量增多；晚期可有尿频、尿痛、血尿，或直肠坠痛、排便困难。

（2）宫颈糜烂外生型，宫颈可呈菜花样或溃疡，易脆易出血；内生型，宫颈肥大、质硬、宫颈管膨大。阴道壁受累时，阴道壁变硬可见赘生物。宫旁受累时，三合诊可扪及宫颈旁组织增厚、质硬、结节状。

（3）宫颈细胞学检查可见高度鳞状上皮细胞病变或癌细胞。多点活检或宫颈锥切或宫颈管搔刮组织病理检查可确诊。

【并发症】

本病可并发癌肿转移。手术并发症有邻近脏器损伤、血管损伤、尿潴留、淋巴囊肿、癌复发等相鉴别。

【鉴别诊断】

应与慢性宫颈炎、盆腔包块、子宫肌瘤、功能性子宫出血、宫颈糜烂等相鉴别。

【诊疗处方】

（1）全科医学科护理常规。

（2）二级或一级护理。

（3）高蛋白低脂普食。

（4）自动体位。

（5）血常规，血生化全项，凝血四项（PT+APTT+TT+FIB）、

HCG、CEA、AFP、LDH、CA125、FCM，HBsAg，抗–HCV、抗–HEV（IgG、IgM），抗–HIV，TPPA。

（6）白带常规。

（7）尿常规，粪常规+隐血。

（8）胸部X线检查。

（9）心电图检查。

（10）彩超探查肝、肾、脾、胰及子宫附件。

（11）宫颈活检（必要时）。

（12）心脏彩超检查。

（13）全腹、盆腔CT和MRI检查。

（14）膀胱镜、直肠镜检查（必要时）。

（15）宫颈搔刮或宫颈组织病理检查。

【转诊】

考虑或明确子宫颈癌者，需及时转诊治疗。

【注意事项】

临床分期

0期：原位癌或上皮内癌。

Ⅰ期：局限于子宫颈。Ⅰa临床前癌，即仅在显微镜下才能诊断；Ⅰa_1显微镜下见轻微间质浸润；Ⅰa_2显微镜下可测量的微小癌，其间质浸润的深度自上皮或腺体的基底膜向下不超过5mm，其水平播散范围不超过7mm；Ⅰb病变超过Ⅰa_2范围，但癌块的直径不超过4cm，Ⅰb_2肿瘤直径>4cm。

Ⅱ期：癌已超出宫颈，但未达盆壁。癌累及阴道，但未达阴道下1/3。Ⅱa无明显宫旁浸润；Ⅱb有明显宫旁浸润。

Ⅲ期：癌浸润达盆壁。直肠指诊时肿瘤与盆壁之间没有癌间隙。肿瘤累及阴道下1/3。凡有肾盂积水或肾无功能者均列入Ⅲ期，但非癌所致的肾盂积水及肾无功能者除外。Ⅲa宫旁浸润未达盆壁，但累及阴道下1/3。Ⅲb癌浸润达盆壁，或有肾盂积水或肾无功能。

Ⅳ期：癌扩散超出真骨盆或临床侵犯膀胱或直肠黏膜。

Ⅳa癌扩散到邻近器官；Ⅳb癌扩散到远处器官。

【预后】

根据临床分期、年龄、生育要求、全身情况、医疗技术水平及设备条件，综合考虑制定适当的个体化治疗方案。年轻患者尽可能保留卵巢功能。

二、子宫肌瘤

【初诊依据】

（1）月经过多，经期延长或周期缩短，或不规则出血，可引起继发性贫血，少数有疼痛或压迫症状；查体子宫增大、质硬。

（2）B超检查显示为实质性包块。诊刮时宫腔内可触及凸起面。宫腔镜检查可发现肿物向子宫内膜突出。

【并发症】

较大的子宫肌瘤容易引起妊娠孕妇先兆流产、早产、胎位异常、羊水异常、前置胎盘、胎盘早剥、脐带绕颈。子宫肌瘤可致蜕膜发育不良，胎盘前置或早剥，较大肌瘤的机械性压迫。使胎儿活动受限引起胎位异常，并且妨碍子宫的收缩而致产后出血。

【鉴别诊断】

本病应与卵巢肿瘤、宫内妊娠、子宫腺肌病、子宫内翻、子宫肥大症、盆腔炎性包块、子宫畸形、子宫颈癌或子宫内膜癌等相鉴别。

【诊疗处方】

（1）全科医学科护理常规。

（2）二级或三级护理。

（3）普食。

（4）血常规，血生化全项，凝血四项（PT+APTT+TT+FIB），TCT，HBsAg，抗−HCV，抗−HEV（IgG、IgM），抗−HIV，TPPA，AFP，CA19-9，CA125，CA15-3。

（5）尿常规，粪常规。

（6）白带检查。

（7）诊断性刮宫。

（8）宫颈筛查。

（9）宫腔镜检查（必要时）。

（10）心电图。

（11）盆腔B超。

（12）胸部X线检查。

（13）阴道冲洗，qd。

【注意事项】

有手术指征患者需转诊专科进一步治疗。

【注意事项】

（1）肌瘤小、无症状者，一般不需治疗，特别是近绝经期妇女。绝经后肌瘤多可萎缩或逐渐消失。建议每3～6个月随访一次，若肌瘤明显增大或出现症状，可考虑进一步治疗。

（2）肌瘤<2个月妊娠子宫大小，症状轻，近绝经年龄或全身情况不宜手术者，可给予药物对症治疗。

（3）子宫>10周妊娠大小，月经过多，继发贫血，有膀胱、直肠压迫症状或肌瘤生长较快，保守治疗失败，不孕或反复流产排除其他原因者宜手术治疗。手术方式，视患者年龄、肌瘤数量、肌瘤部位、有无生育要求、有无恶性等决定。

【预后】

据报道，子宫肌瘤剔除术患者复发率约19.1%，妊娠率约68%。

三、卵巢恶性肿瘤

【初诊依据】

（1）目前缺乏早期诊断的手段。早期除可扪及腹部肿块外，多无其他症状，或可有胃肠道症状，如腹胀、腹痛、食欲不振、消化不良等。晚期可有腹水。

（2）卵巢上皮性恶性肿瘤的3个70%：70%发现时即晚期；70%的死亡率；70%的3年复发率。

（3）可有锁骨上淋巴结肿大，盆腔实质性固定包块，形状不规则，表面呈结节感，子宫直肠窝有种植结节而又不能用炎症和子宫内膜异位症解释，腹水征可阳性。

（4）B超检查提示盆腔包块为实质性肿块，或有明显的乳头状突起，或为非实质性肿瘤者，均应高度怀疑。

（5）血清中肿瘤标记物如甲胎蛋白（AFP）、癌胚抗原（CEA）、癌抗原（CA125、CA19-9）乳酸脱氢酶（LD）增高等。

【并发症】

可并发肿瘤蒂扭转、肿瘤破裂、感染、转移等。

【鉴别诊断】

应与盆腔结核、子宫肌瘤等相鉴别。

【诊疗处方】

（1）全科医学科护理常规。

（2）二级或一级护理。

（3）高蛋白普食。

（4）自动体位。

（5）妇科双合诊、三合诊检查。

（6）白带常规。

（7）心电图。

（8）胸部、盆腔X线检查、CT或MRI检查。

（9）B超检查盆腔及肝、胆、脾、双肾。

（10）全消化道钡餐、肠镜、膀胱镜，腹腔镜检查（必要时）。

（11）阴道涂片。

（12）尿常规，粪常规。

（13）血常规，血生化全项，凝血四项（PT+APTT+TT+FIB），TCT，D-二聚体检测，性激素全项，血型（ABO+Rh），血交叉配合试验，CEA，AFP，乳酸脱氢酶（LDH），HBsAg，抗-HCV，抗-HEV（IgG、IgM），抗-HIV，TPPA。

（14）阴道冲洗，bid。

【转诊】

考虑或明确卵巢恶性肿瘤患者，需及时转诊治疗。

【注意事项】

（1）临床分期：①Ⅰ期：癌局限于卵巢。Ⅰₐ：单侧卵巢癌无腹水；Ⅰ_b：单侧或双侧卵巢癌有腹水，腹腔冲洗液中可见癌细胞。②Ⅱ期：单侧或双侧卵巢癌，有盆腔转移。Ⅱₐ：蔓延到子宫及（或）输卵管；Ⅱ_b：蔓延至其他盆腔组织。③Ⅲ期：单侧或双侧卵巢癌，有腹腔转移（腹膜、网膜、胃、肠、肝脏等）。④Ⅳ期：单侧或双侧卵巢癌，有腹腔以外的远处转移。

（2）手术治疗临床各期均以手术治疗为主，化疗、放疗为辅的综合治疗手段。Ⅱ期以上者术前3～5天进行肠道准备；术前阴道冲洗，放置妇炎平3～5天；术前1天无渣流质饮食。

【预后】

早期患者的预后明显优于晚期患者；综合治疗后5年生存率约30%。

第五节　子宫内膜异位症

【初诊依据】

（1）多发于高龄未孕女性，年龄30～45岁之间。表现为进行性痛经或持续下腹痛，常有月经失调、不孕、性交痛及粪便坠胀等。累及膀胱时可有周期性尿频、尿痛及血尿。

（2）子宫大小正常或稍大，多后倾固定，子宫直肠陷凹及宫骶韧带增厚，可触及痛性结节，或单侧、双侧附件区扪及囊性包块，与周围组织多有黏连，活动差，有压痛，有时阴道后穹窿部可见紫蓝色痛性结节。盆腔可有广泛黏连及压痛。

（3）应用孕激素或睾酮治疗后，痛经减轻。

（4）腹腔镜检查是确诊子宫内膜异位症的标准方法。

【并发症】

可并发囊肿破裂、继发性不孕、泌尿系统及肠道并发症等。

【鉴别诊断】

（1）与双侧附件炎症、囊腺瘤、功能性囊肿、多囊性病变相鉴别。

（2）与卵巢恶性肿瘤、盆腔炎性包块、子宫腺肌病、直肠癌相鉴别。

【诊疗处方】

（1）全科医学科护理常规。

（2）二级或三级护理。

（3）普食。

（4）白带常规。

（5）盆腔B超。

（6）妇科双合诊、三合诊检查。

（7）宫颈涂片检查。

（8）腹腔镜检查。

（9）血常规，肝、肾功能，血电解质，CA125，子宫内膜抗体（EM-Ab）测定，HBsAg，抗-HCV，抗-HEV（IgG、IgM），抗-HIV，TPPA。

（10）胸部X线检查。

（11）心电图检查。

（12）CT及MRI（必要时）。

（13）尿常规，粪常规。

（14）安宫黄体酮20～30mg，qd（自月经第5天开始）。

【转诊】

经药物治疗无效或复发，有手术指征者需转诊。

【注意事项】

1. 性激素治疗

（1）假孕疗法：甲地孕酮4mg或炔诺酮5～10mg，qd，同时每日加服炔雌醇 0.03～0.05mg，以防出现突破性出血。自月经第5天开始，连服3~6个月。

（2）高效孕激素疗法：安宫黄体酮20~30mg，qd，自月经第5天开始，连服3~6个月。

（3）假绝经疗法：达那唑1.4g，qd，自月经第5天开始，连服6个月。

（4）雄激素治疗：甲睾酮5mg舌下含化，qd，连服3~6个月。

（5）孕三烯酮2.5mg，2次/周，自月经第5天开始，连服6个月。

（6）经济条件好，迫切要求生育者，可给予亮丙瑞林，每月3.75mg；或戈舍瑞林，每月3.6mg。初次给药于月经第1~5天皮下注射，连用6个月。

2.手术治疗

经药物治疗无效或复发者，应手术治疗；病变重，Ⅱ期以上要求生育者，宜行保留生育能力手术；无生育要求的年轻患者，宜行保留卵巢功能手术；无生育要求的年长者，宜行根治性手术。

【预后】

据报道，腹腔镜术式治疗术后不良反应发生率约为3.77%，术后1年复发率约为7.55%。

第十四章　眼部疾病

第一节　眼睑疾病

一、睑腺炎

【初诊依据】

（1）外睑腺炎：①炎症在睑缘的睫毛根部，眼睑局部红肿、胀痛，扪之有明显触痛的硬结。②病变位于外眦时，可出现球结膜充血、水肿。③3～5天后感染局限，睑缘部出现黄色脓点，脓肿溃破后疼痛缓解，炎症减轻。④重症者同侧面部红肿，耳前或颌下淋巴结肿大，甚至引起发热、头痛、恶心、呕吐等全身中毒症状。

（2）内睑腺炎：①炎症浸润限制在睑板腺内。②肿胀较局限，有硬结、疼痛和触痛剧烈。③局限性结膜面充血、肿胀。④2～3天后形成黄色脓点，可溃破。

【并发症】

可并发睑蜂窝织炎、感染扩散、海绵窦脓栓等。

【鉴别诊断】

应与睑板腺囊肿、眼睑慢性肉芽肿、眼睑疖、眼睑蜂窝织炎、急性泪囊炎、急性泪腺炎、急性结膜炎相鉴别。

【诊疗处方】

（1）全科医学科护理常规。

（2）三级护理。

（3）普食。

（4）血常规，血糖，HBsAg，抗-HCV，抗-HIV，TPPA。

（5）尿常规，粪常规。

（6）视力检查。

（7）心电图，胸部X线检查。

（8）患眼湿热敷，tid。

（9）理疗，qd。

（10）0.15%氯霉素眼药水，滴患眼，qid。

（11）患处切开引流（脓肿成熟）。

【注意事项】

（1）早期局部热敷每次20～30min，bid～tid；或局部用超短波理疗。切忌挤压。

（2）局部红肿严重伴全身症状时，可给予抗生素口服或肌内注射，如琥乙红霉素0.15g，口服，qid；或复方新诺明1.0g，口服，bid。重症者可静脉滴注青霉素640万U～800万U，静脉滴注，qd。局部用0.3%的诺氟沙星或氧氟沙星眼药水，每2小时滴眼1次，结膜囊内涂抗生素眼药膏，每晚1次。

（3）脓肿成熟后，切开引流，外睑腺炎从皮肤面切开，切口与睑缘平行；内睑腺炎从睑结膜面切开，切口与睑缘垂直。每日换药。

【诊疗新进展】

据报道，高浓度左氧氟沙星滴眼液治疗麦粒肿，临床有效率约为98.70%。

【预后】

积极治疗可获痊愈，预后较好。轻者可自行消退，不遗留瘢痕；重者手术切口处可遗留瘢痕；处理不及时者，有可能引起败血症或海绵窦血栓而危及生命。

二、眼睑带状疱疹

【初诊依据】

（1）沿三叉神经眼支支配区的皮肤有剧烈疼痛，患侧皮肤或眼睑、鼻部出现成簇的小水疱，疱疹的分布不超过鼻中线。

（2）疱疹出现前可有怕光、流泪、局部红肿，伴有结膜炎，角膜炎和虹膜睫状体炎。

（3）实验室检查可行病毒培养、电镜观察辨认病毒，或用免疫荧光法检测血清中的特异性病毒抗体确定病毒。

【并发症】

可并发浅层角膜炎、虹膜睫状体炎、深层角膜炎、青光眼等。

【鉴别诊断】

（1）本病应与眼睑单纯疱疹、眼睑湿疹相鉴别。

（2）本病发疱前以疼痒为主，眼部并发症多，有疼痛、瘢痕、骚痒及视功能损害等后遗症，容易误诊，注意并发症鉴别，如一过性高眼压、角膜雾状水肿、虹膜萎缩、视力受损、虹膜炎、角膜炎、角膜溃疡、青光眼、病毒性脑炎等。

【诊疗处方】

（1）全科医学科护理常规。

（2）三级护理。

（3）普食。

（4）血常规，血糖，HBsAg，抗-HCV，抗-HEV（IgG、IgM），抗-HIV，TPPA。

（5）尿常规，粪常规。

（6）心电图，胸部X线检查。

（7）患眼滴0.5%典苷或3%阿昔洛韦，tid。

（8）阿昔洛韦750mg，静脉滴注，bid。

（9）去痛片1片，口服，qd。

（10）更昔洛韦眼用凝胶，涂患处。

【注意事项】

（1）必要时予镇静剂和镇痛药。疱疹未破时局部不需用药。

（2）病原治疗结膜囊内滴阿昔洛韦滴眼液预防角膜受累。疱疹已破无继发感染，可涂0.5%典苷或3%阿昔洛韦。有继发感染时加用0.5%新霉素溶液湿敷，bid～tid。对于重症患者，要全身应用阿昔洛韦、抗生素及皮质类固醇。

【诊疗新进展】

脉冲射频联合神经阻滞治疗眼睑带状疱疹神经痛，能迅速减轻疼痛，并减少并发症的发生，是眼睑带状疱疹神经痛的一种安全、有效的治疗方法。

【预后】

预后遗留永久性的皮肤凹陷性瘢痕。

第二节 结膜疾病

一、急性卡他性结膜炎

【初诊依据】

（1）发病急，多双眼同时或先后发病，常有接触史。

（2）初期患眼部有异物感、灼热刺痛感、发痒、流泪，如角膜受累，则出现角膜刺激症状。

（3）分泌物明显增多，呈黄色或脓性，可黏着睑缘及睫毛。

（4）眼睑肿胀，结膜充血，以睑结膜及穹窿附近最明显。有时可见点状或片状结膜下出血。

（5）乳头增生及滤泡形成，睑结膜面呈绒状增生外观。

（6）结膜囊分泌物涂片或结膜刮片常规检查和细菌培养可证实。

【并发症】

合并有卡他性边缘性角膜浸润或溃疡，并发角膜基质炎等。

【鉴别诊断】

应与病毒性结膜炎、急性虹膜睫状体炎、急性闭角型青光眼相鉴别。

【诊疗处方】

（1）全科医学科护理常规。

（2）三级护理。

（3）普食（清淡饮食）。

（4）眼分泌物涂片，细菌培养+药敏。

（5）结膜囊刮片检查（必要时）。

（6）血常规，尿常规，粪常规，HBsAg，抗–HCV，抗–HIV，TPPA。

（7）视力检查。

（8）心电图，胸部X线检查。

（9）结膜囊冲洗，立即。

（10）配戴黑色防护眼镜。

（11）0.3%诺氟沙星或妥布霉素眼药水，滴眼，qh。

【注意事项】

（1）睑结膜表面有时有假膜形成，但易用镊子剥离。如若强行剥离后露出溃疡面，则考虑白喉杆菌引起的膜性结膜炎。

（2）积极寻找病因，去除致病菌。

（3）用生理盐水或3%硼酸水冲洗结膜囊，以清除结膜囊内分泌物。

（4）局部应用抗菌药物眼药水，酌情选用0.15%氯霉素、0.3%诺氟沙星或氧氟沙星、10%磺胺醋酰钠等滴眼，qh。睡前涂抗菌药物眼药膏，如0.5%红霉素、氯霉素、妥布霉素等。

（5）急性期患者应隔离，防止传染，患者用过的手帕、洗脸用具和医疗器具应注意消毒。

【预后】

约两周痊愈。

二、淋菌性结膜炎

【初诊依据】

（1）患者同时患淋菌性尿道炎或新生儿母亲患有淋病。

（2）起病急，潜伏期短，仅数小时至2~3天。发展迅速，双眼常同时发病。

（3）症状明显，眼睑高度红肿，眼痛、烧灼感、畏光流泪，有大量脓性分泌物溢出。

（4）球结膜高度充血、水肿，呈堤状环绕角膜，重者可突出于睑裂之外，睑结膜水肿、充血，有小出血点及伪膜。

（5）严重患者可出现角膜溃疡、角膜穿孔，甚至眼球萎缩。

（6）耳前淋巴结肿大、压痛。

（7）分泌物涂片或结膜刮片均可检出淋球菌。荧光抗体染色法检查可进行快速诊断。

【并发症】

轻者角膜出现点状上皮病变，周边角膜实质浅层发生部分或环形浸润，遗留角膜云翳或并发角膜环形溃疡、角膜中央部溃疡、角膜弥漫混浊、角膜穿孔、粘连性角膜白斑、角膜葡萄肿、继发青光眼、继发眼内炎。

【鉴别诊断】

据报道，新生儿非典型淋菌性结膜炎易误诊为新生儿泪囊炎，注意鉴别。

【诊疗处方】

（1）全科医学科常规。

（2）三级护理。

（3）普食。

（4）眼分泌物涂片，细菌培养+药敏。

（5）结膜囊刮片检查（必要时）。

（6）血常规，HBsAg，抗-HCV，抗-HEV（IgG、IgM），抗-HIV，TPPA。

（7）视力检查。

（8）结膜囊冲洗，立即。

（9）尿常规，粪常规。

（10）心电图，胸部X线检查。

（11）0.3%诺氟沙星或妥布霉素眼药水，滴眼，qh。

（12）红霉素眼药膏，涂眼，qn。

（13）0.9%氯化钠注射液100ml+替卡西林3.0g，静脉滴注，q6h（0.5～1小时滴完）。

【注意事项】

（1）用生理盐水或1∶10000高锰酸钾溶液冲洗结膜囊，每10、15、30分钟一次，直至分泌物消失。

（2）抗菌治疗：新生儿用青霉素、头孢曲松钠、氨苄西林、头孢噻肟等。成人用青霉素G 1000万U，静脉滴注，qd。疗程5～7天。

（3）0.3%诺氟沙星或妥布霉素眼药水，滴眼，qh。睡前用红霉素或四环素眼药膏涂眼。

（4）有角膜病变时，用阿托品扩瞳。角膜溃疡穿孔时，行穿透性角膜移植。同时对患者或患儿父母进行泌尿生殖系检查与治疗。

【预后】

（1）不治疗或延迟治疗可发展为角膜穿孔、眼内炎，细菌播散可导致败血症，甚至死亡。

（2）新生儿淋菌性结膜炎患者，预后较差。

三、流行性角膜结膜炎

【初诊依据】

（1）潜伏期5～12天，常为双眼，可先后发病，有时为大流行。

（2）患眼有异物感、水样分泌物，眼睑水肿，睑球结膜显著充血，球结膜水肿，睑结膜和穹窿部大量滤泡。

（3）耳前淋巴结肿大并有压痛。在发病1～2周后，急性结膜炎症状逐渐消退，出现怕光、流泪、刺痛及视力下降等症状。角膜中央区可发生较大圆点状浅在性浸润，最后留下不同程度的点状瘢痕性薄翳。

（4）1～3周后，炎症消退，数月后角膜混浊逐渐吸收，但亦有长期不退者。对视力影响不大。

（5）儿童一般不发生角膜炎，但结膜炎往往较重，且有假膜，多伴体温升高。

【并发症】

可并发角膜云翳。

【鉴别诊断】

本病应与干眼症、浆液性眼筋膜炎相鉴别。

【诊疗处方】

（1）全科医学科护理常规。

（2）三级护理。

（3）普食。

（4）眼分泌物涂片，细菌培养+药敏。

（5）血常规，HBsAg，抗–HCV，抗–HEV（IgG、IgM），抗–HIV，TPPA。

（6）视力检查。

（7）心电图，胸部X线检查。

（8）尿常规，粪常规。

（9）0.1%阿昔洛韦眼药水，滴眼，qh。

（10）氯霉素眼药水，滴眼，qid。

【注意事项】

以局部治疗为主，主要为支持治疗，无特效药物。常用的抗病毒眼药水有0.1%阿昔洛韦、0.5%利巴韦林等。为预防细菌感染，选择用抗生素眼药水，如氯霉素眼药水，qid，10天为1个疗程。发热者及全身症状重者给予输液治疗。

【预后】

（1）及时治疗者，预后较好。

（2）持续数年反复发作者，可引起视力下降。

第三节　角膜疾病

一、细菌性角膜溃疡

【初诊依据】

（1）见于角膜上皮损伤或角膜异物剔除后。

（2）起病急，角膜刺激症状明显，如疼痛、怕光、流泪、分泌物增多。

（3）病变侵犯角膜中央时，视力下降。

（4）眼睑红肿，球结膜混合充血、水肿，角膜上可见灰黄色浸润灶，迅速扩大形成溃疡，溃疡区荧光素可染色。

（5）绿脓杆菌性角膜溃疡，进展快，1～2天内即可使整个角膜化脓、坏死、穿孔。前房内可有积脓。取溃疡区坏死组织培养或涂片，可发现致病菌。严重者可演变为狄氏膜膨出、角膜穿孔、虹膜脱出、眼内膜炎等。

【并发症】

若治疗不及时可导致角膜穿孔，引起眼内炎，甚至全眼球炎。

【鉴别诊断】

（1）病毒性角膜溃疡：多有发热感冒史，起病缓，病程长，有复发倾向，以睫状充血为主，水样分泌物，极少有前房积液。

（2）真菌性角膜溃疡：有植物性外伤史或配戴角膜接触镜，起病较慢，发展弛缓，病程较长，刺激症状相对较轻，分泌物呈黏液性，前房积脓较常见，脓多，色淡黄而黏稠，涂片及真菌培养可找到病原菌。

【诊疗处方】

（1）全科医学科护理常规。

（2）二级护理。

（3）普食。

（4）角膜病灶涂片检查，立即。

（5）角膜刮取物细菌培养+药敏，立即。

（6）血常规，血糖，肝、肾功能，HBsAg，抗-HCV，抗-HEV（IgG、IgM），抗-HIV，TPPA。

（7）视力检查。

（8）裂隙灯检查。

（9）尿常规，粪常规。

（10）心电图，胸部X线检查。

（11）0.3%氧氟沙星眼药水，滴患眼，30min一次（交替）。

（12）0.3%妥布霉素眼药水，滴患眼，30min一次（交替）。

（13）妥布霉素2万U，球结膜下注射，qd。

（14）1%阿托品眼药水，滴患眼，tid。

（15）0.2%环丙沙星100ml，静脉滴注，bid。

（16）10%葡萄糖注射液500ml+维生素C 2.0g+维生素B$_1$ 10mg+ATP 40mg+辅酶A 100U，静脉滴注，qd。

【注意事项】

（1）结合临床表现与刮片检查的结果，及早采用相应有效的抗生素治疗，尽可能促使溃疡早日愈合，防止角膜遗留疤痕或出现穿孔，减少对视力的影响。

（2）葡萄球菌感染，用头孢唑林或万古霉素、苯唑西林。

（3）变形杆菌、大肠埃希菌、克雷伯杆菌、不动杆菌等感染，用阿米卡星、妥布霉素。

（4）绿脓杆菌感染，用妥布霉素、替卡西林或头孢他啶、头孢哌酮。

（5）未获细菌培养前，用广谱抗生素眼药水频滴眼，如妥布霉素等。球结膜下注射广谱抗生素，每天或隔天1次，阿托品散瞳，补充维生素等。

【诊疗新进展】

对于药物治疗无效的难治性角膜溃疡，结膜瓣遮盖术是有效的治疗方法，为复明手术奠定了基础。

【预后】

病程越短疗效越好，早确诊、早治疗可改善预后。据报道，延误治疗者病程≤2周者，药物治愈率约30.0%；延误病程>2周者，药物治愈约15.4%。

二、真菌性角膜溃疡

【初诊依据】

（1）有植物性角膜外伤病史。常于植物性角膜外伤后迅速发病，但病情进展缓慢，病程长，易复发。

（2）眼部疼痛、畏光、流泪、眼睑痉挛等刺激症状相对较轻，视力明显下降，角膜上出现灰白色浸润灶或溃疡灶，溃疡边界较清楚，为不规则形，表面粗燥、干燥、微隆起，溃疡周围出现"卫星灶"。常伴有虹膜睫状体炎、多有黏稠的前房积脓，可发生后弹力层膨出，甚至角膜穿孔。

（3）坏死组织无粘连，易刮下，组织刮片可查到真菌菌丝，真菌培养有真菌生长。

【并发症】

可并发前房积脓、角膜混浊、角膜水肿、角膜薄翳、角膜斑翳、角膜白斑、角膜穿孔。

【鉴别诊断】

应与病毒性角膜炎和细菌性角膜炎相鉴别。

【诊疗处方】

（1）全科医学科护理常规。

（2）二级护理。

（3）普食。

（4）角膜病灶涂片检查、真菌培养，立即。

（5）视力检查。

（6）裂隙灯检查。

（7）血常规，血糖，肝、肾功能，HBsAg，抗-HCV，抗-HEV（IgG、IgM），抗-HIV，TPPA。

（8）尿常规，粪常规。

（9）心电图，胸部X线检查。

（10）0.3%两性霉素B，滴患眼，qh（交替）。

（11）2%氟康唑，滴患眼，qh（交替）。

（12）如溃疡面坏死物较多，清除坏死组织后用碘酒烧灼。

（13）1%硫酸阿托品滴眼液，滴患眼，tid。

【转诊】

角膜即将穿孔或已经穿孔者，需及时转诊手术治疗。

【注意事项】

（1）抗真菌治疗，可选用0.3%两性霉素B、1%咪康唑、2%氟康唑、5%那他霉素滴眼液，qh；1%两性霉素眼膏涂眼，qid。重症患者可用咪康唑5～10mg或0.1%氟康唑0.4ml，每天或隔天结膜下注射1次；咪康唑400～600mg或0.1%氟康唑10ml，静脉滴注，qd。

（2）充分扩瞳，至溃疡愈合、前房反应完全消退后仍需继续维持一段时间的扩瞳。

（3）清除病灶，用5%典酊或乙醚烧灼溃疡面，或刮除溃疡面的坏死组织，结膜囊内涂两性霉素B眼药膏后，加压包扎患眼。

（4）药物治疗无效而又有角膜穿孔危险者，可行治疗性角膜移植术或穿透性角膜移植术。

（5）有混合感染者，可联合应用抗生素或抗病毒药；有穿孔倾向者，可戴软性角膜接触镜或加压包扎。

【诊疗新进展】

两性霉素B联合自体血清结膜下注射能显著缓解真菌性角膜溃疡患者的临床症状，效果显著。

【预后】

真菌性角膜溃疡病程较长，常伴有前房炎症反应，用药治疗有效时自觉症状好转，病情开始转向稳定，溃疡面趋平，有少量新生血管长入，愈合后留有薄翳、斑翳或白斑，对视力有不同程度影响。发现晚、治疗不及时或中断治疗者，预后较差。

第四节　闭角型青光眼

【初诊依据】

（1）多见于中年以上女性，有家族史，多为双侧，但可先后发病。

（2）常有前房浅、房角狭窄、虹膜膨隆等表现。急性发作前，患者常感头部和眼眶周围胀痛，阵发性视力模糊，出现虹视。急性发作期眼压突然升高，可达50mmHg以上，扪之眼球坚硬如石，出现剧烈眼痛，恶心、呕吐，视力剧降等。由于血液回流障碍，眼睑及球结膜消肿，睫状体充血，角膜水肿，呈雾样混浊，瞳孔散大成竖椭圆形。

（3）前房角镜检查示前房极浅、房角狭窄或关闭。

【并发症】

可并发角膜水肿、房角粘连、虹膜粘连、白内障。

【鉴别诊断】

（1）与急性虹膜睫状体炎相鉴别。

（2）临床常易误诊的疾病有高血压并发症、胃肠感冒、胃肠炎、脑出血等。

【诊疗处方】

（1）全科医学科护理常规。

（2）二级护理。

（3）卧床休息。

（4）半流饮食（少饮水）。

（5）检查视力、视野、眼压、前房角镜检查。

（6）裂隙灯检查、视觉电生理检查、眼底镜检查。

（7）无创血压监测，bid。

（8）血常规，血脂，血糖，HBsAg，抗-HCV，抗-HEV（IgG、IgM），抗-HIV，TPPA。

（9）尿常规，粪常规。

（10）心电图，胸部X线检查。

（11）乙酰唑胺500mg，立即。之后乙酰唑胺250mg，bid。

（12）1%匹罗卡品眼药水点患眼，5min一次。（若瞳孔已缩小，点药间隔时间逐渐延长）。

（13）噻吗心胺滴眼液，滴眼，bid。

（14）地西泮2.5mg，口服，tid。

（15）三溴合剂10ml，口服，bid。

（16）吲哚美辛25mg，口服，bid。

（17）醋氮酰胺250mg，口服，tid。

（18）20%甘露醇250ml，静脉滴注，bid（快速）。

【转诊】

　　药物控制不佳或病情进一步加重，需要手术介入治疗者应转诊治疗。

【注意事项】

　　（1）临床前期：治疗目的是预防发作，主张及时做周边虹膜切除（或激光虹膜切开）术，解除瞳孔阻滞。对于暂时不能行手术治疗者，应给予预防性滴用缩瞳剂。

　　（2）先兆期：用缩瞳剂点眼，q2h，2～3次后多可缩小瞳孔，降低眼压。

　　（3）急性发作期：挽救视功能和保护房角功能是治疗的两个主要目的。应在最短时间内控制高眼压，常常是促进房水引流（缩瞳剂）、减少房水生成（β受体阻滞剂和碳酸酐酶抑制剂）和高渗脱水（甘露醇）3种手段联合应用；其次是及时应用保护视神经的药物。

　　（4）间歇期：因房角完全或大部分开放，宜及时行周边虹膜切开术，阻止病情进展。暂时不愿意进行手术治疗者，则应在滴用缩瞳剂的情况下加强随访。

　　（5）慢性期：由于房角已大部分粘连或全部粘连，只能选择眼外引流术，通常选做小梁切除术。

　　（6）绝对期：治疗的目的仅在于解除症状，多需手术治疗。应尽量避免眼球摘除给患者带来的精神痛苦。可选择睫状体光凝或冷冻术。

【诊疗新进展】

　　超声乳化联合房角分离术治疗闭角型青光眼合并白内障的疗效显著，安全性高。

【预后】

　　急性闭角型青光眼的治疗在于及时控制患者眼压，进而开放房角，恢复视功能，预后较好。

第五节 视网膜疾病

一、视网膜中央静脉阻塞

【初诊依据】

（1）突然发病，视力减退，若出血累及黄斑则视力锐减，可并发玻璃体积血，严重者看不清眼底。眼底检查见视网膜静脉各支或某一分支粗大扭曲，视网膜广泛大量火焰状出血、水肿、棉绒斑，出血遍布整个视网膜，重者可伴有视乳头水肿。晚期可出现虹膜红变、继发性青光眼、增殖性视网膜病变及牵引性视网膜脱离。并发青光眼时有眼痛、头痛。眼底荧光血管造影对该病的诊断、治疗有很大的帮助。

（2）视网膜电生理检查：缺血型b波降低，a波峰潜时延长，振荡电位振幅降低。非缺血型电生理正常或轻度改变。

（3）眼底荧光血管造影：早期无荧光、充盈迟缓，静脉血管内荧光素渗漏。晚期由于视网膜毛细血管扩张，形成微血管瘤。如有黄斑囊样水肿，可见荧光素渗漏呈花瓣状。

【并发症】

（1）各型视网膜静脉阻塞中，黄斑囊样水肿的发病率为最高；其次为视网膜新生血管、玻璃体积血和新生血管性青光眼，其中黄斑囊样水肿以总干阻塞的发病率为最高，视网膜新生血管以分支阻塞的发病率为最高。

（2）眼后节激光光凝术后并发症有角膜水肿及损伤、疼痛、虹膜炎症、眼压升高、视野受损等。

【鉴别诊断】

应注意与视网膜静脉周围炎、糖尿病视网膜病变合并视网膜静脉阻塞等相鉴别。

【诊疗处方】

（1）全科医学科护理常规。

（2）二级护理。

（3）半流质饮食。

（4）血常规，血糖，血电解质，肝、肾功能，凝血四项（PT+APTT+TT+FIB），HBsAg，HCV-RNA，抗-HIV，TPPA。

（5）尿常规，粪常规。

（6）视力、视野、瞳孔、眼压、眼底检查。

（7）视网膜电生理检查，眼底荧光血管造影。

（8）彩色多普勒成像检查眼动、静脉。

（9）心电图。

（10）胸部X线检查。

（11）心理护理。

（12）阿司匹林肠溶片50mg，口服，tid。

（13）乙酰唑胺0.15g，口服，bid。

（14）双嘧达莫25mg，口服，tid。

（15）5%葡萄糖氯化钠注射液250ml+复方丹参注射液16ml，静脉滴注，qd。

（16）10%葡萄糖注射液250ml+ATP 40mg+辅酶A 100U+维生素B_1 100mg，静脉滴注，qd。

【注意事项】

（1）查体：进行全身检查，发现可能的病因加以治疗，如高血压、糖尿病等。

（2）治疗：①全身病治疗：如合并高血压、糖尿病、高脂血症等。②中药或中成药，如复方血栓通胶囊。③皮质类固醇治疗：对视网膜血管炎者，可用皮质类固醇口服或静脉滴注。④激光治疗：已出现大面积毛细血管无灌注区或新生血管者，采用视网膜激光治疗。

【诊疗新进展】

高压氧治疗视网膜静脉阻塞及黄斑囊样水肿、中心性浆液性视网膜病变等眼疾安全可靠，效果明显，而且针对另一只眼还具有治疗潜力。但高压氧疗法对人体和眼睛有一定的副作用以及新的适应证，其确切效果和筛选需要继续进行研究。近年来，临床上使用玻璃体内注射抗血管内皮生长因子（VEGF）药物治疗黄斑水肿，疗效确切，但易复发，可与玻璃体腔内注射曲安奈德或地塞米松缓释剂联合应用。

【预后】

视网膜静脉阻塞的致盲率较高，影响视力预后的最重要因素是缺血型视网膜静脉阻塞。初诊视力水平、阻塞类型、阻塞程度和并发症等有关。黄斑囊样水肿、新生血管及新生血管性青光眼为致盲的重要原因。

二、视网膜中央动脉阻塞

【初诊依据】

（1）有动脉粥样硬化、风湿性心内膜炎、颞动脉炎、血液黏度高等病史。曾有一时性黑矇。

（2）中央动脉阻塞时，视力突然丧失，瞳孔散大，直接对光反射迟钝或消失，间接对光反射存在，仅存光感或失明。如是某一分支阻塞，视力可部分存在，但相应部位的视野丧失。

（3）眼底表现：视网膜呈青灰色水肿，动脉变细或呈银丝状，黄斑呈樱桃红点。眼底荧光血管造影可见视网膜动脉充盈时间延长，并可见荧光素充盈的前锋及阻塞的血管无荧光素灌注。

（4）视网膜电图检查：视网膜电图呈典型的负相波，β波降低，α波呈现负波型。

（5）眼底荧光血管造影，可显示动脉无荧光、充盈迟缓，动静脉血管内荧光素流变细或呈串珠状移动，视网膜动静脉循环时间延长。

【并发症】

应可合并颈内动脉狭窄、诱发新生血管、青光眼。

【鉴别诊断】

应与眼动脉阻塞、缺血性视乳头病变、急性视神经炎、视网膜中央静脉阻塞相鉴别。

【诊疗处方】

（1）全科医学科护理常规。

（2）二级护理。

（3）半流质饮食。

（4）血常规，血糖，血沉，电解质，肝、肾功能，凝血四项（PT+APTT+TT+FIB），HBsAg，HCV-RNA，抗-HIV，TPPA。

（5）尿常规，粪常规。

（6）视力、视野、瞳孔、眼压、眼底检查。

（7）头颅CT检查（必要时）。

（8）视网膜电图检查、眼底荧光血管造影。

（9）心电图。

（10）胸部X线检查。

（11）硝酸甘油0.3~0.6mg，舌下含服，立即。

（12）阿司匹林肠溶片50mg，口服，tid。

（13）地巴唑20mg，口服，tid。

（14）醋氮酰胺250mg，口服，q6h。

（15）碳酸氢钠0.5g，口服，q6h。

（16）妥拉苏林25mg，球后注射，qd。

（17）高压氧治疗，tid。

（18）心理护理。

（19）10%葡萄糖注射液250ml+罂粟碱30~60mg，静脉滴注，qd。

（20）低分子右旋糖酐500ml+山莨菪碱注射液20mg，静脉滴注，qd。

（21）10%葡萄糖注射液250ml+ATP 40mg+辅酶A 100U+维生素B$_1$ 100mg+维生素B$_{12}$ 250μg，静脉滴注，qd。

【转诊】

视网膜动脉阻塞为眼科急重症，需及时转诊至有条件的医院或专科治疗。

【注意事项】

（1）急性期溶栓可使用阿替普酶或尿激酶。

（2）用药禁忌证：①急性脑梗死或3个月前患脑梗死；②急性发作或已有颅内出血、血肿，蛛网膜下腔出血，血管瘤、颅内肿瘤；③动脉内有脓性血栓，或近期有过感染性心内膜炎；④2周内有手术史或3周内有脑挫伤史；⑤有严重全身性疾病、妊娠、颞动脉炎；⑥有出血性疾病和接受抗凝治疗者；⑦患者或其监护人不接受治疗。

【诊疗新进展】

马来酸桂哌齐特治疗视网膜中央动脉阻塞安全且有较好的临床疗效。

【预后】

发病时间超过3天的患者常常治疗效果不佳。早期发现，及时有效治疗者，视力尚有部分恢复的可能。

第六节　老年性白内障

【初诊依据】

（1）多见于50岁以上的老年人，为双侧性，可先后发生，从发病到成熟的时间可数月到数年不等，视力逐渐减退。

（2）老年性皮质性白内障的病程分期：①初发期：混浊先出现于周边部皮质层，呈扇形或楔形，灰白色。散瞳后裂隙灯检查示混浊在晶体赤道部呈辐射状或车轮状排列，瞳孔区透明，对视力无大影响，眼底可见。②膨胀期：晶体皮质混浊加重，体积变大，略显膨胀，虹膜被推向前，前房稍变浅，用斜照法检查可见半月状虹膜投影，裂隙灯检查皮质层可见水泡、水隙、板层分离等。视力显著减退。③成熟期：晶体完全混浊，膨胀消退，前房恢复正常，虹膜半月投影消失，视力可仅存手动或光感。④过熟期：晶体混浊纤维分解溶化，在前囊可见彩色的胆固醇结晶或白色的钙质沉着，黄色硬核下沉，前房加深，虹膜震颤。

（3）老年性核性白内障裂隙灯下，胚胎核呈黄色粉尘样混浊，对视力无影响。扩及成年核，呈棕黑色，视力减退。扩大瞳孔时，彻照法检查，红光背景下可见瞳孔中央有圆形黑影，周边透明区可见部分眼底。

【并发症】

手术并发症有角膜水肿、前房出血、前房渗出、虹膜炎等。

【鉴别诊断】

老年人眼睛除结构上的变化外，也发生各种功能性障碍，其中特别是调节及屈光的改变更为多见，常常被误诊为结构上的变化，要注意鉴别。

【诊疗处方】

（1）全科医学科护理常规。

（2）二级或一级护理。

（3）普食。

（4）血常规，血糖，肝、肾功能，血电解质，凝血三项（PT+APTT+TT）.TPPA，HBsAg，抗-HCV，抗-HIV。

（5）尿常规，粪常规。

（6）心电图，胸部X线检查。

（7）双眼前房深度检查。

（8）双眼浅表组织B超。

（9）双眼角膜内皮镜检查。

（10）双眼角膜曲率。

（11）裂隙灯检查。

（12）普通视力检查。

（13）眼底检查。

（14）双眼视诱发电位。

（15）双眼视网电流图。

（16）双眼光学相干断层成像（OCT）。

（17）双眼人工晶体度数测量。

（18）双眼非接触性眼压。

【转诊】

老年性白内障患者视力下降影响工作生活时，需手术治疗，应转诊。

【注意事项】

目前无确切的有效药物治疗方法。人工晶体植入要注意掌握适应证及禁忌证，术前查角膜表面曲率半径，A型超声测眼轴长度，计算人工晶体度数，严格选择合适的人工晶体度数。

【预后】

老年性白内障的预后取决于临床治疗决策。

第十五章　耳鼻咽喉疾病

第一节　急性扁桃体炎

【初诊依据】

（1）发病急，咽部肿胀、疼痛，语言含糊，可有反射性耳痛，严重者畏寒高热、全身不适、头痛、四肢酸痛、食欲不振、疲乏无力。小儿可有呕吐、抽搐、吞咽困难。

（2）急性病容，面色潮红，口臭，舌有白苔，发热，咽黏膜呈弥漫性充血，腭扁桃体肿大，两腭弓红肿明显。

（3）急性隐窝性：在双侧扁桃体隐窝有散在白点，晚期融成片状，形似假膜，不超过扁桃体范围，表面黏膜无粘连，易被拭脱，拭脱后无创面渗血。

（4）急性滤泡性：主要病变在扁桃体淋巴滤泡，可化脓，形成散在小脓肿。颈下颌下淋巴结肿大压痛。白细胞计数升高，中性粒细胞增多。细菌检查有致病菌存在。

（5）急性卡他性：除咽痛外，常有急性鼻炎各项症状。

（6）注意与咽白喉、白血病性咽峡炎、粒细胞缺乏症性咽峡炎相鉴别。

【并发症】

本病并发症较多，有全身并发症和局部并发症，如颈深部感染扁桃体周围脓肿、咽后脓肿及咽旁脓肿、急性中耳炎、急性鼻窦炎、急性喉气管炎、急性支气管炎、急性关节炎、肾小球肾炎及IgA肾病、急性睾丸炎及附睾炎、风湿热、急性心包炎、急性心内膜炎、脓毒血症、亚急性甲状腺炎等。

【鉴别诊断】

本病应与上呼吸道感染、急性咽炎、急性喉炎、扁桃体周围脓肿、扁桃体肿瘤继发感染等鉴别。急性隐窝性扁桃体炎还须与某些全身性疾病引起的咽峡炎相鉴别，如咽白喉、白血病性咽峡炎、粒细胞缺乏症性咽峡炎等。

【诊疗处方】

（1）全科医学科护理常规。

（2）二级护理。

（3）呼吸道隔离。

（4）卧床休息。

（5）半流饮食（多饮水）。

（6）血常规，血电解质，EB病毒抗体，免疫球蛋白，肝、肾功能，血沉，HBsAg，抗-HIV，TPPA。尿常规，粪常规。

（7）胸部X线检查，心电图检查。

（8）咽拭子细胞涂片（必要时）。

（9）咽拭子细菌培养+药敏。

（10）口腔护理，bid。

（11）1：5000呋喃西林溶液漱口，q2h。

（12）1%～2%碘甘油涂咽部，tid。

（13）复方草珊瑚含片2片，口服，q6d。

（14）应用抗生素，如青霉素类或头孢菌素类，成人可用拉氧头孢钠0.5～1.0g，肌内注射，bid（深部肌内注射）。

【转诊】

需手术切除扁桃体患者，应转诊治疗。

【注意事项】

（1）卧床休息、多饮水、通便、进软食、保持口腔清洁，进食前后用复方硼砂溶液或1：5000呋喃西林液漱口。咽痛较剧或高热时，可口服解热镇痛药。

（2）抗生素治疗：如拉氧头孢钠肌内注射，疗程为4～7天。

（3）激素治疗：对高热者可短期使用地塞米松，成人10mg，加入葡萄糖注射液静脉滴注，有助于水肿的消退。

（4）手术治疗：如反复急性发作，待炎症消退后，可行扁桃体切除术。

【预后】

经正规治疗者一般预后良好。

第二节 急性化脓性中耳炎

【初诊依据】

（1）疼痛：初期耳内有堵塞感，在鼓膜穿孔前，耳深部搏动性跳痛或刺痛，可放射到枕部或颞部、顶部。打喷嚏、咳嗽、吞咽时加重。婴儿表现为哭闹不安、拒食。鼓膜穿孔后脓液排出，疼痛骤减。

（2）耳聋、耳鸣：中耳炎期，传音部位受到影响，出现低调耳鸣及传导性耳聋。鼓膜穿孔后听力则有提高。

（3）发热：在鼓膜穿孔前，患者恶寒、发热，体温达 $38 \sim 39℃$，并伴头痛、食欲减退，重者有恶心、呕吐、疲乏。

（4）耳镜检查：鼓膜穿孔前见鼓膜标志消失，因充血呈鲜红色，显著外凸，中心有小黄点，鼓膜穿孔之初仅有针尖大小，渗出物呈闪烁搏动的亮点，有脓液溢出。

（5）听力检查：鼓膜穿孔前，听力曲线的变化呈传导性耳聋，听力损失可达 $40 \sim 50dB$，穿孔后听力有所改善。

（6）触诊：患耳乳突尖部可有压痛，在鼓膜穿孔后逐渐消失。

【并发症】

可并发急性乳突炎、耳后骨膜下脓肿、面瘫、脑膜炎等。

【鉴别诊断】

应与外耳道疖、分泌性中耳炎相鉴别。

【诊疗处方】

（1）全科医学科护理常规。

（2）二级或三级护理。

（3）普食或半流饮食。

（4）血常规，血电解质，肝、肾功能，HBsAg，抗-HIV，TPPA。

（5）尿常规，粪常规。

（6）耳分泌物细菌培养+药敏。

（7）血培养（必要时）。

（8）乳突、胸部X线检查。

（9）耳镜检查，听力检查。

（10）心电图检查。

（11）颞骨CT检查（必要时）。

（12）1%过氧化氢洗患耳，qid（脓多者）。

（13）2%酚甘油滴患耳，qid（鼓膜未穿孔）。

（14）氧氟沙星滴耳剂滴患耳，tid。

（15）早期用足量抗生素，如青霉素类或头孢菌素类等药物。

（16）理疗，qd。

【转诊】

全身或局部症状较严重、治疗1周后效果不佳、可疑伴有颅脑并发症者，需转诊。

【注意事项】

（1）鼓膜穿孔前局部治疗：①滴耳：用2%酚甘油滴耳，3～5次/日，2～3滴/次，一般使用4～5天，当鼓膜穿孔流脓后即停用；②鼓膜切开：当治疗不能有效地控制炎症，鼓膜膨出明显，全身和局部症状严重，及鼓膜已穿孔但引流不畅时，用70%乙醇消毒外耳道，1%普鲁卡因行外耳道麻醉，行鼓膜切开术，以促使鼓室内脓液排出。

（2）鼓膜穿孔后局部治疗：①滴耳：用0.3%氧氟沙星滴耳液6～10滴/次，滴耳，tid。滴耳后应进行10分钟的耳浴。脓液较多者可在滴药前先用3%过氧化氢清洁外耳道脓液，然后滴药；②干燥疗法：急性炎症末期，脓液减少，可用3%硼酸乙醇、3%硼酸乙醇甘油、5%氯霉素甘油等滴耳，禁止使用粉剂。

（3）全身疗法：注意休息，多饮水，饮食宜清淡，排便宜通畅。用1%麻黄素液滴鼻，tid，每侧鼻腔3～4滴/次。口服青霉素或头孢菌素类抗生素。全身症状严重者可静脉大量给药。高热患者可视情况给予退热药。

【预后】

若治疗及时正确，炎症消退后鼓膜穿孔多可自行愈合，听力大多能恢复正常。治疗不当或病情严重者，可遗留鼓膜穿孔、中耳粘连、鼓室硬化或转变为慢性化脓性中耳炎，引起各种并发症。

第三节 鼻出血

【初诊依据】

（1）由于局部原因，如外伤、溃疡、异物、肿瘤、鼻炎或全身性疾病，如血液病、心血管病、中毒、维生素缺乏、内分泌失调、急性传染病等引起。

（2）确定出血侧鼻腔或首先出血侧鼻腔，然后寻找出血点。重点检查鼻中隔前方情况，注意有无活动性出血、血管扩张、糜烂、溃疡及血痂附着等。鼻腔后方出血者，前鼻镜检查多不能发现出血部位，可做鼻内镜检查或电子鼻咽镜检查。确认出血源于鼻腔或相邻组织，排除咯血和呕血。

（3）鼻出血量可少或为鼻涕中带血，亦可为动脉性大量出血，甚至发生休克。鼻出血可为间歇反复出血，亦可持续出血。

（4）鼻出血大多数为一侧性，很少为两侧性。两侧性出血时，多为一侧出血后血经鼻咽部流到另一侧后鼻孔，然后从对侧前鼻孔流出。

（5）出血多发生在鼻腔前方，血从前鼻孔滴出。少数后方出血者，血可经鼻咽部从口吐出或咽下，患者可出现呕血或咯血。

（6）鼻窦X线检查、CT检查、MRI检查有助于鼻窦肿瘤等疾病的诊断。头部外伤后反复剧烈出血，应做血管造影，排除颈内动脉假性动脉瘤。

【并发症】

可并发失血性贫血、急性失血性休克、心血管系统并发症、脑血管意外、窒息等。

【鉴别诊断】

应与咯血、呕血相鉴别。

【诊疗处方】

（1）全科医学科护理常规。

（2）二级护理。

（3）半坐头前倾位或去枕侧卧位。

（4）半流质饮食。

（5）血常规，肝、肾功能，凝血四项（PT+APTT+TT+FIB），HBsAg，抗–HIV，TPPA，AFP。

（6）鼻内镜检查或电子鼻咽镜检查。

（7）鼻窦X线检查、CT检查、MRI检查（必要时）。

（8）观察并记录出血量。

（9）局部止血，立即。

（10）尿常规，粪常规。

【转诊】

出血量大或止血无效、反复出血需手术治疗者，需转诊。

【注意事项】

（1）局部压迫止血：出血不严重者，用拇指、示指捏住鼻翼两侧向鼻中隔方向加压止血，同时鼻额部冷敷。

（2）局部用1%麻黄素液棉片或肾上腺素液棉片压迫出血处，或明胶海绵或止血纤维素压迫出血区。

（3）全身用药：卡巴克洛5mg肌内注射；或酚磺乙胺0.25~0.5g加入葡萄糖注射液或生理盐水中静脉滴注。

（4）填塞止血：用无菌凡士林纱条或碘仿纱条上撒云南白药，填塞出血部位或气囊压迫止血。

（5）根据出血量及血压情况，进行补液及血液代用品，改变全身状态，积极治疗原发病，如高血压、肾病、血液病、高热等病因治疗。当局部止血方法和全身治疗达不到止血目的时，可行血管栓塞术或动脉结扎止血。

【预后】

常规鼻出血者预后较好；难治性鼻出血如鼻咽癌侵犯颈内动脉引起的鼻出血，可导致严重贫血、休克，甚至死亡。

第四节　突发性耳聋

【初诊依据】

（1）病情发展迅速，在数分钟、数小时，最长不超过72小时内发生的耳聋。可有过度疲劳、较大精神刺激等诱因，发病前有上呼吸道感染、高血压、糖尿病、动脉硬化等病史。

（2）听力突然下降，多为单侧性，80%伴有耳鸣、耳阻塞感、耳周麻木感，约1/3患者伴有眩晕、恶心、呕吐等，耳内可有胀满感或压迫感，外耳及鼓膜检查无异常发现，无其他颅神经症状。感音性耳聋，听力检查>50dB。

（3）音叉检查呈感音性聋改变。前庭功能测试可正常、减退、完全消失，此项检查不宜在急性期进行。

【并发症】

（1）高压氧治疗突发性耳聋并发症：中耳气压伤、氧中毒、减压病成为突发性耳聋患者治疗过程中常见的并发症。

（2）耳后注射治疗和鼓膜穿刺给药治疗可并发鼓膜穿孔不愈、中耳感染、头痛、眩晕、耳痛等并发症。

【鉴别诊断】

注意与鼓膜破裂、梅尼埃病、听神经瘤、自身免疫性耳聋、功能性耳聋、爆震聋、药物中毒性耳聋、颈椎病、头部外伤以及颅内原发或转移瘤等可致突发耳聋的病症相鉴别。

【诊疗处方】

（1）全科医学科护理常规。

（2）三级护理。

（3）普食。

（4）血常规，血糖，血沉，血免疫球蛋白检查，抗-HIV，TPPA。

（5）尿常规，粪常规。

（6）内耳MRI检查，颞骨薄层CT检查（必要时）。

（7）心电图。

（8）胸部X线检查。

（9）听力检查、纯音测听、声导抗。

（10）泼尼松，成人1mg/（kg·d），7天后逐渐减量，疗程2周，注意用药禁忌证。

（11）甲钴胺500mg，肌内注射，qod。

（12）巴曲酶、银杏叶提取物、倍他司汀、氟桂利嗪等酌情使用。

（13）10%右旋糖酐500ml+山莨菪碱注射液20～30mg，缓慢静脉滴注，qd（需皮试），疗程3～5天。

（14）5%葡萄糖注射液250ml+复方丹参注射液16ml，静脉滴注，qd。

（15）10%葡萄糖注射液250ml+ATP 40mg+辅酶A 100U，静脉滴注，qd。

【转诊】

治疗效果不佳、病因不明者，需转诊治疗。

【注意事项】

（1）扩张血管及改善微循环：低分子右旋糖酐500ml静脉滴注，qd，14天为1个疗程。5%葡萄糖注射液500ml+复方丹参注射液16ml静脉滴注，qd，山莨菪碱注射液20～30mg+葡萄糖注射液250ml静脉滴注，或罂粟碱90mg，稀释后静脉滴注，qd。口服地巴唑、盐酸氟桂利嗪等。

（2）维生素类药物治疗：维生素B_1注射液100mg、维生素B_{12}注射液250μg，肌内注射，qd。

（3）促进内耳细胞代谢：ATP注射液40mg、辅酶A注射液100U+葡萄糖注射液250ml，静脉滴注。

（4）激素治疗：泼尼松10mg，口服，tid；或地塞米松稀释后静脉滴注。配合高压氧治疗。

【预后】

许多因素影响着突发性耳聋的预后，如年龄、发作至就诊的时间、听力损失的类型及严重程度、是否伴发眩晕等。一般认为，内耳微循环障碍导致的听力下降预后较差；高刺激听觉脑干诱发电位（ABR）异常的患者，治疗有效率低，预后较差。

第十六章　皮肤疾病

第一节　病毒性皮肤病

一、水痘

【初诊依据】

（1）多见于儿童，有与水痘患者接触史，或胎儿母亲分娩前不久感染过水痘。

（2）起病较急，发热等全身症状较轻。发病1～2天发疹，初为红色丘疹，渐发展为绿豆大小发亮的水疱，有红晕，随后干涸、结痂脱落，口腔黏膜、眼结膜亦可累及。可有瘙痒及邻近淋巴结肿大。皮疹呈向心性分布，躯干多，四肢较少，皮损分批出现，偶见大疱型、坏疽型和出血型水痘，可继发感染，极少数有系统性损害，如病毒性脑炎、肺炎等。

（3）取疱疹基底部刮取物染色镜检，有助诊断。

【并发症】

可并发败血症、皮肤继发性细菌感染、肺炎、脑炎、脊髓炎、神经根炎、心肌炎、肾炎等。

【鉴别诊断】

与弥漫性单纯疱疹、脓疱疮、带状疱疹、药疹、丘疹样荨麻疹等相鉴别。

【诊疗处方】

（1）全科医学科护理常规。

（2）二级或三级护理。

（3）呼吸道隔离。

（4）半流质饮食或普食（多饮水）。

（5）血常规，肝、肾功能，水痘抗体测定，抗–HIV，TPPA。

（6）尿常规，粪常规。

（7）心电图，胸部X线检查。

（8）脑脊液检查（必要时）。

（9）伐昔洛韦0.3g，bid（儿童10～15mg/kg，5次/日）。

（10）板蓝根颗粒5g，冲服，tid。

（11）维生素C 0.1g，口服，tid。

【转诊】

免疫力低下者、6月龄以下患儿、出疹后1周体温不降者需转诊。

【注意事项】

（1）早期注意隔离，直至全部皮疹结痂。与水痘接触过的儿童应隔离观察3周。

（2）全身症状明显、高热者卧床休息，加强护理，保持皮肤清洁，给予退热降温。

（3）治疗以止痒和预防感染为主，瘙痒明显者用抗组胺药；乳酸依沙吖啶溶液、阿昔洛韦滴眼液等外用。继发感染者可加用莫匹罗星软膏、头孢氨苄等治疗。

【预后】

水痘多为自限性疾病，10天左右自愈。一般预后较好，愈后不留瘢痕。继发严重细菌感染，如水痘肺炎、水痘脑炎等病死率高。水痘脑炎的幸存者还可能留下神经系统的后遗症。

二、带状疱疹

【初诊依据】

（1）可有发热、倦怠及食欲不振等前驱症状。

（2）皮疹发于身体一侧，沿周围神经呈带状分布，以沿肋间神经和三叉神经分布多见。多为单侧，一般不超过中线，区域性淋巴结大，有压痛。

（3）神经痛为本病特征之一。先感局部皮肤灼热、感觉过敏或神经痛，继而出现皮肤潮红，在潮红区的基础上出现簇集性粟粒大小丘疹，迅速变为水疱，水疱壁紧张发亮，随后疱液可混浊或合并感染成脓疱，各群皮疹之间皮肤正常。数日后水疱干涸结痂。愈后有暂时性淡红色或色素沉着。皮疹偶为丘疹、大疱、血疱或坏疽。

（4）儿童可无疼痛，青少年疼痛轻，年老者重。当皮损完全消退后，可遗留神经疼痛，持续数月或更久（疱疹后神经痛）。

（5）特殊临床类型有眼带状疱疹、耳部带状疱疹、疱疹性脑膜炎、运动性麻痹及内脏带状疱疹等，并出现相应的临床症状。

【并发症】

神经痛为主要并发症。本病并发症较多且较严重，根据侵及部位不同所产生的并发症各异。如细菌感染眼部，可引起角膜炎、角膜溃疡、结膜炎、全眼球炎；发生在耳郭、耳道的带状疱疹，会出现内耳功能障碍；病毒性脑炎和脑膜炎时有后遗症危险等。

【鉴别诊断】

本病需与单纯疱疹、接触性皮炎、肋间神经痛、胸膜炎、急性阑尾炎等急腹症相鉴别。

【诊疗处方】

（1）全科医学科常规。

（2）二级或三级护理。

（3）普食。

（4）血常规，肝、肾功能，抗-HIV，TPPA。

（5）尿常规，粪常规。

（6）心电图，胸部X线检查。

（7）疱底刮取物涂片（必要时）。

（8）阿昔洛韦800mg，口服，5次/日；或万乃洛韦0.3g，口服，bid；或泛昔洛韦0.15g，口服，bid～tid。

（9）甲钴胺0.5mg，口服，tid。

（10）治疗神经痛：普瑞巴林75mg，口服，bid，根据疼痛缓解情况递增剂量；或多塞平25mg，口服，bid～tid。

（11）紫外线或红外线局部照射，qd。

【注意事项】

（1）三叉神经带状疱疹若出现顽固后遗神经痛，可行神经节阻滞封闭治疗。

（2）合并细菌感染时，用头孢氨苄0.15g，qid；或头孢呋辛酯0.15g，qid。

【预后】

一般预后良好。带状疱疹临床治愈后疼痛可持续超过1个月。

第二节　细菌性皮肤病

一、疖与疖病

【初诊依据】

（1）以毛囊及皮脂腺为核心的圆形硬结，红、肿、疼痛，顶端可有黄白色小点，破溃后有少量脓液，区域淋巴结可肿大。

（2）多见于头、面、颈、腋下、臀部等受摩擦和皮脂腺丰富的部位。

（3）全身多处同时或反复发生疖者称为疖病。

（4）单一疖肿一般无全身症状，疖病则常有发热、食欲不振等全身症状。

【并发症】

鼻周三角区疖肿如受挤压，可导致海绵窦血栓性静脉炎，甚至脑脓肿。

【鉴别诊断】

需与汗腺炎及痈相鉴别。

【诊疗处方】

（1）全科医学科护理常规。

（2）三级或二级护理。

（3）普食。

（4）血常规，血糖，肝、肾功能，抗-HIV，TPPA。

（5）尿常规，尿糖，粪常规。

（6）心电图，胸部X线检查。

（7）脓液细菌学检查和药敏试验（脓肿形成者）。

（8）热敷或理疗（早期）。

（9）20%鱼石脂软膏，贴患处（疖未破）。

（10）可使用β-内酰胺类抗生素，如头孢地尼0.1g，口服，tid；或大环内酯类抗生素，如罗红霉素0.15g，口服，bid。

【注意事项】

（1）疖以局部治疗为主，早期未溃破时切忌挤压，可热敷或外敷20%鱼石脂软膏。对已有脓头尚未溃破者，可做切开引流，面部疖应尽量避免切开。

（2）唇、鼻周围及耳部疖肿切忌挤压、挑刺，否则易引起海绵窦血栓形成和脑膜炎，如患者突然出现面及眼部进行性肿胀、头痛、眼角压痛、寒战、高热等症状，则应考虑上述可能，应按细菌性脑膜炎紧急抢救治疗。

（3）糖尿病患者并发疖和疖病者，应有效地控制血糖。

【预后】

炎症逐渐消退后，创口会自行愈合。但若处理不当则可能导致炎症扩散，愈合延迟。

二、皮肤痈

【初诊依据】

（1）为多个相邻毛囊和皮脂腺大片炎症浸润区，局部暗红、坚硬、水肿、剧痛，中心部位有多个尖粒状脓头及脓血性分泌物，皮肤组织坏死溃烂，似蜂窝状。

（2）好发于皮肤韧厚的颈、背腰部，常见于体质较弱和糖尿病患者。

（3）常伴有畏寒、发热、头痛、乏力、食欲不振等症状，区域淋巴结肿大、压痛。

（4）血白细胞及中性粒细胞增多。

【并发症】

反复发作，迁延难愈，容易诱发脏器感染，如肺脓肿、肝脓肿，有时可引起败血症或脓毒血症。

【鉴别诊断】

需与蜂窝织炎、脓癣相鉴别。

【诊疗处方】

（1）全科医学科护理常规。

（2）二级护理。

（3）普食。

（4）血常规，血糖，肝、肾功能，血电解质，HBsAg，HCV–RNA，抗–HIV，TPPA。

（5）尿常规，尿糖，粪常规。

（6）心电图，胸部X线检查。

（7）脓液细菌学检查和药敏试验（脓肿形成者）。

（8）可使用β–内酰胺类抗生素，如头孢地尼0.1g，口服，tid；或大环内酯类抗生素，如罗红霉素0.15g，口服，bid。

（9）50%硫酸镁或高效碘湿敷，tid（早期）。

（10）脓肿切开引流术（脓肿形成者）。

（11）创面换药，bid。

【注意事项】

（1）早期可用50%硫酸镁或高效碘湿敷。少部分患者经上述处理，坏死组织脱落，伤口可逐渐愈合。大部分痈因病变范围较大，引流不畅而需切开引流，一般采用"十字"或"双十字"切开，长度要超过炎症范围，深达筋膜，将皮瓣向四周剥离，清除所有坏死组织。伤口可用高效碘溶液、3%过氧化氢溶液、含氯石灰硼酸溶液湿敷。若皮肤切除过多，待肉芽组织形成后进行植皮，以加速愈合。

（2）糖尿病患者并发痈者，应有效控制血糖。

（3）鼻、唇部痈并发海绵窦血栓或脑膜炎应按细菌性脑膜炎紧急救治。

【预后】

积极治疗者预后较好。

三、丹毒

【初诊依据】

（1）多见于下肢和面部的皮内网状淋巴管炎症，局部有烧灼感，伴有头痛、畏寒、发热。

（2）局部稍肿胀，呈鲜红色，界限清楚，边缘似"地图样"，指压褪色，去压复原，有时伴有水疱，病变向四周扩大迅速而逐渐褪色、脱屑。

（3）下肢丹毒反复发作应考虑有丝虫感染。丹毒反复发作可造成象皮肿。

（4）血白细胞及中性粒细胞增多。

【并发症】

可并发肾炎、心肌炎及海绵窦血栓形成。严重时可能出现化脓性淋巴管炎、败血症，甚至脓毒血症。日久可继发"象皮肿"。

【鉴别诊断】

（1）与接触性皮炎、类丹毒、蜂窝织炎相鉴别。

（2）与面部不典型复发性带状疱疹、急性发热性嗜中性粒细胞性皮肤病、成人风湿热、复发性多软骨炎、下肢动脉硬化性闭塞症相鉴别。

（3）还应与上呼吸道感染、痛风、化学性烧伤与接触性皮炎、环状红斑、手癣、药疹、湿疹等相鉴别。

【诊疗处方】

（1）全科医学科护理常规。

（2）接触隔离。

（3）二级或一级护理。

（4）普食或半流质饮食。

（5）血常规，肝、肾功能，血电解质，血糖，血沉，HBsAg，抗-HCV，抗-HIV，TPPA。

（6）尿常规，粪常规。

（7）心电图，胸部X线检查。

（8）微丝蚴检查（必要时）。

（9）青霉素480万U，静脉滴注，bid ～ tid；或 β－内酰胺类抗生素。

（10）50%硫酸镁，患外湿敷，qd。

（11）He-Ne激光。

【注意事项】

注意休息，抬高患肢，局部用 50% 硫酸镁湿敷。对下肢丹毒，如有足癣者，应治好足癣。注意防止接触性传染。

【诊疗新进展】

中医使用油膏、箍同药、掺药、草药等外敷疗法，中药煎剂的渍渍法、火针烙法、砭镰法及其相结合的火针刺络放血、刺络拔罐等外治方法在临床上应用广泛。金黄膏、金黄散、金黄酊外敷、火针刺络放血、刺络拔罐在丹毒急性期疗效较好；黄连液外敷、三棱针刺络在丹毒恢复期疗法甚佳；对于严重丹毒，传统中医外治法也有一定疗效。

【预后】

本病愈后易复发；个别治疗后留有患处皮肤红肿退之不尽、按之僵硬的后遗症状。

第三节　血管性皮肤病

过敏性紫癜

【初诊依据】

（1）好发于双下肢，尤其双小腿。有时四肢甚至躯干也可发生，一般分布对称。

（2）皮疹为瘀点或瘀斑，密集分布，发红或鲜红，逐渐变暗红，消退时由淡红、淡黄到色素沉着，逐渐消退。皮疹成批出现，一批消退或未消退时可出现第二批。反复发作严重者可出现水疱、风团，甚至血疱。

（3）无内脏改变者称为单纯性紫癜；伴有腹痛、腹泻、便血者为腹型紫癜（胃肠型）；伴有关节肿胀和疼痛者为关节型紫癜；伴有血尿、蛋白尿、腰酸者为肾型紫癜。临床出现多型时称为混合性紫癜。

（4）大多数患者无自觉症状或偶有微痒，病程一般为4～6周，但易复发。

（5）发病初期血沉增快。束臂试验阳性。

【并发症】

本病可并发心血管系统受损、肝脏损害，重症患者可并发肠套叠、肠穿孔、急性肾损伤、中枢神经系统病变或肺出血而死亡。

【鉴别诊断】

（1）对少数以腹痛起病的患者，应与急腹症相鉴别。

（2）有便血者应与出血性肠炎相鉴别。

（3）有蛋白尿及肾功能变化时，应与其他肾小球肾炎及肾病综合征相鉴别。

【诊疗处方】

（1）全科医学科护理常规。

（2）二级或一级护理。

（3）普食。

（4）血常规，血沉，凝血因子I，凝血酶原时间，血免疫球蛋白（IgG、IgA、IgM、IgE），蛋白电泳，补体C_3、C_4，HBsAg，抗-HCV，抗-HIV，TPPA。

（5）尿常规、尿蛋白，粪常规+隐血。

（6）束臂试验。

（7）心电图，胸部X线检查。

（8）10%葡萄糖注射液250ml+10%葡萄糖酸钙注射液20ml+维生素C 2.0g，静脉滴注，qd。

（9）10%葡萄糖注射液250ml+甘草酸二铵注射液

40～80ml，静脉滴注，qd。

（10）泼尼松10～15mg，口服，tid；或10%葡萄糖注射液
250～500ml+地塞米松5～10mg+维生素C 2.0～3.0g，静脉滴
注，qd（必要时）。

（11）环磷酰胺2mg/（kg·d），或硫唑嘌呤2mg/（kg·d），
口服，qd（肾型过敏性紫癜）。

【转诊】

合并严重血管系统受损、肝肾损害等需及时转诊。

【注意事项】

（1）尽可能寻找和去除病因（如感染性或药物性等）。避
免服用可致敏的药物和食物。积极治疗呼吸道感染，注意防止
外伤。

（2）为增进局部血液循环，促进瘀斑吸收，可用10%樟
脑霜、10%鱼石脂软膏外搽；炎症明显，伴有瘙痒者，可选用
皮质类固醇激素制剂外涂，如氢化可的松软膏、氟轻松软膏及
地塞米松霜等。

【预后】

本病多呈自限性，一般6周内可自愈，多数预后良好。
少数迁延数年，少数肾炎型可发展为慢性，死于急性肾损伤者
罕见。

第四节　结缔组织病

红斑狼疮

【初诊依据】

（1）多发于青、中年妇女，对日光和紫外线照射有较高
敏感性。

（2）关节痛或关节炎及肌痛，但无关节畸形，伴不规则、
不定型发热。

（3）特征性皮损，如面部蝶形红斑、甲周皮肤红斑、指

远端甲下弧形斑、指尖红斑和出血或盘状损害、雷诺现象等。

（4）黏膜红斑、糜烂及溃疡，或各种浆膜炎，尤其是胸膜炎、心包炎。

（5）多器官受累，尤以肾、心、脾等损害常见。肾脏损害可发生肾炎或肾病综合征；心脏损害可发生心包炎和心肌炎，严重时可致心力衰竭；肺脏损害可发生胸膜炎和间质性肺炎，严重时可致呼吸衰竭。

（6）全血细胞减少，血沉增快，丙种球蛋白增多，IgG增高，狼疮细胞阳性，抗核抗体阳性，抗双链DNA抗体及ENA抗体阳性，SM抗体阳性，补体下降；尿检有蛋白、管型、红细胞及白细胞；肝、肾功能异常。

（7）肾组织病理活检：①可正常；②间质性狼疮性肾炎；③膜性狼疮性肾炎；④增殖性狼疮性肾炎；⑤肾硬化。

（8）直接免疫荧光检查皮肤狼疮带试验阳性，肾脏免疫荧光试验阳性。

【并发症】

（1）可并发光敏、弥漫性脱发、黏膜溃疡、雷诺现象、血管炎、紫癜、网状青斑、指端硬化。

（2）可有肾功能衰竭、中枢神经系统并发症；急性狼疮肺炎，可并发肺出血或发展为成人呼吸窘迫综合征；狼疮性腹膜炎和狼疮性肠系膜血管炎，可出现肠穿孔或肠麻痹、出血性回肠炎和肠套叠，重时还可有肠段坏死。

【鉴别诊断】

（1）本病应与类狼疮综合征、新生儿红斑狼疮综合征、皮肤型红斑狼疮与脂溢性皮炎鉴别。

（2）播散性盘状红斑狼疮（DLE）应与多中心网状组织细胞增生症鉴别。

（3）需与寻常型银屑病鉴别。

（4）冻疮样狼疮需与冻疮、多形红斑鉴别。

（5）系统性红斑狼疮应与浆膜炎、急腹症、全血细胞减少、肿瘤性疾病、风湿热、风湿性关节炎、类风湿关节炎、肾脏疾病、心包炎、心肌炎、胸膜炎、肺炎、肺结核、肝炎相鉴别。

【诊疗处方】

（1）全科医学科护理常规。

（2）二级或一级护理。

（3）低盐普食或半流质饮食。

（4）血常规，ESR，RF，CRP，ENA，ANA，ANCA，dsDNA，C_3、C_4、CH_{50}，肝、肾功能，心肌酶学，HBsAg，抗HAV-IgM、抗HBc-IgM、HBV-DNA、抗-HDV、HDVAg，抗-HEV（IgG、IgM）检测，AFP，抗-HCV，抗-HIV，TPPA，PPD-IgG、IgM。

（5）尿常规，24小时尿蛋白定量，尿肌酸、肌酐测定，粪常规。

（6）胸部X线检查，心电图检查。

（7）腹部B超（肝、胆、肾、脾、胰）。

（8）眼底检查（必要时）。

（9）羟氯喹0.2～0.4g，口服，qd。

（10）泼尼松，轻者30～40mg，中度者50～80mg，重者100～200mg，口服，qd。

（11）硫唑嘌呤50～100mg，口服，bid。

（12）雷公藤20mg，口服，tid。

【转诊】

建议红斑狼疮患者转诊至专科进一步治疗。

【注意事项】

（1）避免日晒、过劳、受凉、感冒及精神刺激。解除思想顾虑，补充各种维生素，加强营养，多食新鲜蔬菜和水果，增强机体抵抗力。病情严重者应卧床休息。

（2）对易于诱发本病的药物，如青霉素、链霉素、磺胺及口服避孕药等均应避免使用；同时应避免长期外用有刺激性的药物，以防癌变。

【预后】

（1）新生儿红斑狼疮，多数预后良好，少数有发展为其他自身免疫性疾病的可能。

（2）儿童头皮深在性红斑狼疮又称狼疮性脂膜炎，治疗后预后良好。

（3）系统性红斑狼疮影响预后的因素有发病至确诊时间长、贫血、白细胞尿、血浆低白蛋白、低补体、心电图异常、超声心动图异常、合并肺动脉高压（PAH）、系统性红斑狼疮（SLE）活动性指数（SLEDAI），其中合并PAH、发病至确诊时间长、血浆低白蛋白是独立的预后不良影响因素，肾功能衰竭、肺动脉高压和感染是最常见的死亡原因，其次是神经精神狼疮和多系统器官衰竭。

参考文献

［1］万学红，卢雪峰.诊断学[M].9版.北京：人民卫生出版社，2019.

［2］葛均波，徐永健，王辰.内科学[M].9版.北京：人民卫生出版社，2018.

［3］陈孝平，汪建平，赵继宗.外科学[M].9版.北京：人民卫生出版社，2018.

［4］王卫平，孙锟，常立文.儿科学[M].9版.北京：人民卫生出版社，2018.

［5］谢幸，孔北华，段涛.妇产学[M].9版.北京：人民卫生出版社，2018.

［6］孙虹，张罗.耳鼻咽喉头颈外科[M].9版.北京：人民卫生出版社，2018.

［7］杨培增，范先群.眼科学[M].9版.北京：人民卫生出版社，2018.

［8］张学军，郑捷.皮肤性病学[M].9版.北京：人民卫生出版社，2018.

［9］李兰娟，任红.传染病学[M].9版.北京：人民卫生出版社，2018.

［10］张诚华，胡团敏，辛军.住院医师首诊手册[M].北京：人民军医出版社，2013.

［11］祝墡珠.全科医生临床实践[M].2版.北京：人民卫生出版社，2017.

［12］中华医学会，中华医学会杂志社，中华医学会全科医学分会等.甲状腺功能减退症基层诊疗指南（2019年）[J].中华全科医师杂志，2019，18（11）：1022-1028.

［13］中华医学会，中华医学会杂志社，中华医学会全科医学分会等.2型糖尿病基层诊疗指南（实践版·2019）[J].中华全科医师杂志，2019，18（9）：810-818.

［14］中华医学会，中华医学会杂志社，中华医学会全科医学分会.咳嗽基层诊疗指南(2018年)[J].中华全科医师杂志，2019，18（3）：207-219.